整形外科

日常診療の
エッセンス
下肢

編集
石橋恭之
弘前大学大学院医学研究科整形外科学講座教授

MEDICAL VIEW

本書では，厳密な指示・副作用・投薬スケジュール等について記載されていますが，これらは変更される可能性があります。本書で言及されている薬品については，製品に添付されている製造者による情報を十分にご参照ください。

Essentials of the orthopaedic clinic: lower limbs
(ISBN978-4-7583-1863-1 C3347)

Editor: Yasuyuki Ishibashi

2018. 11.10 1st ed

©MEDICAL VIEW, 2018
Printed and Bound in Japan

Medical View Co., Ltd.
2-30 Ichigayahonmuracho, Shinjyukuku, Tokyo, 162-0845, Japan
E-mail ed @ medicalview.co.jp

序 文

　超少子高齢社会を迎えたわが国において，人口構成の変化とともに疾患構成も大きく変化しています。整形外科領域においては，今も骨折・脱臼などの外傷治療が基本ではありますが，骨粗鬆症に伴う脆弱性骨折や変形性関節症といった退行性疾患を扱う機会が増えています。

　その一方，内反足のような小児疾患を一般診療で診る機会は減少しましたが，スポーツの低年齢化や高度化により，小児のスポーツ障害は増加しています。先天性疾患であれスポーツ障害であれ，小児疾患の初期治療の重要性は変わるものではありません。2016年から運動器検診が学校検診に取り入れられ，整形外科疾患も予防の時代に入ってきました。

　また，近年の競技スポーツから健康スポーツの興隆は，競技選手から中高齢者のスポーツ損傷（外傷と障害）も増加させています。その治療のゴールは単に疾患を治すだけではなく，競技復帰から再発予防までが求められております。

　このように，社会の変化によって，整形外科疾患が増加するばかりではなく，求められる整形外科医の役割がますます多様化することになり，結果として，整形外科医に求められる技術は高度なものとなっていきます。日本の整形外科医は運動器の専門家として，初期診断，保存治療から手術治療，そして疾患の予防にまで広く携わっていかなければなりません。2018年度から日本専門医機構による専門医制度が開始されましたが，整形外科専門医を目指す専攻医，またわれわれ専門医も，学ばなければならない知識は膨大です。

　本書は，運動器のなかでも下肢疾患を中心に日常診療のエッセンスをまとめました。単に疾患の診断と治療の解説にとどまらず，各分野の専門の先生方から診察の基本姿勢から診断，保存治療，そして手術治療に至る過程をわかりやすく解説していただきました。またI章には，専門医にとって必要な運動器の解剖からバイオメカニクスのエッセンスもまとめてあります。主に整形外科専門医を目指す先生方を対象に企画された本書ではありますが，医学部学生や理学療法士，専門医の先生方にも本書をご活用いただければ幸いです。

　最後になりましたが，本書発刊のためにご執筆にご協力いただいた先生方や矢部涼子様をはじめとしたメジカルビュー社の方々に深謝いたします。

2018年10月

弘前大学大学院医学研究科整形外科学講座教授

石橋恭之

Contents

I 診察の進め方

問診と診察 ....津田英一　2

主訴　2　年齢・性別　3　家族歴　4　既往歴　4　職業歴・スポーツ歴　5
現病歴　5　診療の手順　5

股関節の診察

■ 股関節・大腿の解剖 ....池　裕之，稲葉　裕，齋藤知行　8

寛骨　8　大腿骨　8　血管　9　神経　10　筋肉　12　靱帯　13
単純X線　14　CT　16　MRI　17

■ バイオメカニクス ....池　裕之，稲葉　裕，齋藤知行　18

股関節の合力に関する動力学的検討　18　大腿骨近位部骨折　18

■ 診察の実際 ....三谷　茂　20

視診　20　触診　22　理学所見　23

膝関節の診察

■ 膝関節の解剖 ....石橋恭之　29

骨構造　29　半月板　30　靱帯　32　筋肉　34　神経　36　血管　37

■ バイオメカニクス ....石橋恭之　38

解剖軸と機能軸　38　運動軸と運動　40　膝蓋骨　41　半月板　41

■ 診察の実際 ....津田英一　43

問診　43　視診　43　触診　45　関節運動の診察　45　身体計測　45
筋力評価　47　膝蓋跳動　47　関節動揺性・安定性　47
疼痛誘発テスト　51　全身関節弛緩性　52　筋タイトネス　53

整形外科 日常診療のエッセンス ● 下肢

足関節・足部の診察

▮ 下腿，足関節・足部の解剖 ……………………… 黒川紘章，田中康仁 54

足関節（距腿関節） *54* 足部 *60*

▮ バイオメカニクス ……………………………… 黒川紘章，田中康仁 64

足部アーチ構造 *64* 足部の関節 *65*

▮ 診察の実際 …………………………………………… 仁木久照 66

診察の進め方 *66* 医療面接，問診 *66* 診察 *67*

検査 …………………………………………………… 池内昌彦 74

画像検査 *74* 関節液検査 *80* 血液検査 *81*

再診時の注意点 …………………………………… 池内昌彦 82

診断に関する注意点 *82* 経過観察時の注意点 *84*

患者への接し方 …………………………………… 池内昌彦 86

患者の理解・納得を導くためのコツ *86*
コミュニケーションエラーを防ぐためのコツ *87*

Ⅱ 疾患別治療法

下肢（全体）

▮ 関節リウマチ ……………………………………… 猪狩勝則 90

関節リウマチ *90*

▮ 肉ばなれ，筋挫傷 ………………………………… 武冨修治 95

肉ばなれ *95* 筋挫傷 *98*

▮ 外側大腿皮神経障害，伏在神経障害 ……………… 尾鷲和也 101

外側大腿皮神経障害 *101* 伏在神経障害 *105*

▮ その他 ……………………………………… 和田簡一郎，石橋恭之 108

腰部脊柱管狭窄症 *108* 腰椎椎間板ヘルニア *114*

v

股関節

■ 乳児股関節疾患 .... 三谷　茂　118

発育性股関節形成不全　118　化膿性股関節炎　127

■ 小児股関節疾患 .... 遠藤裕介　131

単純性股関節炎　131　Perthes病　134　大腿骨頭すべり症　139

■ 股関節周囲のスポーツ損傷 .... 高平尚伸　144

大腿骨寛骨臼インピンジメント　144　関節唇損傷　149　弾発股　152
疲労骨折　155　鼡径部痛症候群　158

■ 関節症・炎症性疾患 .... 難波良文　161

関節リウマチ　163　変形性股関節症　164
大腿骨寛骨臼インピンジメント　165　臼蓋形成不全　169
大腿骨頭壊死症　171　急速破壊型股関節症　173

■ 骨盤・股関節部の外傷 .... 神田章男　175

寛骨臼骨折　176　骨盤輪骨折，脆弱性骨盤輪骨折　178　股関節脱臼・脱臼骨折　181
大腿骨近位部骨折　184　大腿骨インプラント周囲骨折　188

膝関節

■ 小児膝関節疾患 .... 中前敦雄，安達伸生　192

くる病　192　Blount病　195

■ 発育期膝疾患，スポーツ障害 .... 武冨修治　198

Osgood-Schlatter病　198　Sinding Larsen-Johansson病　201
有痛性分裂膝蓋骨　202　離断性骨軟骨炎　204　ジャンパー膝　207
腸脛靱帯炎　209　鵞足炎　210　滑膜ひだ障害　211

■ 半月板損傷 .... 武冨修治　214

外傷性半月板損傷　214　円板状半月板損傷　219　変性半月板損傷　222

■ 膝靱帯損傷 .... 石橋恭之　224

前十字靱帯損傷，脛骨顆間隆起骨折　224　内側側副靱帯損傷　230
後十字靱帯損傷　233　外側側副靱帯損傷，後外側複合体損傷　236

■ 骨折，脱臼ほか .... 土田芳彦　240

大腿骨遠位部骨折　240　脛骨プラトー骨折　245　膝蓋骨骨折　249
膝関節脱臼と血管損傷，複合靱帯損傷　252

◼ 関節症・炎症性疾患 ……………………………………… 新井祐志, 井上裕章 256

変形性膝関節症 256　特発性骨壊死 261　ステロイド性関節症 264
Charcot関節 266　血友病性関節症 269　関節リウマチ 272
痛風・偽痛風 275　化膿性膝関節炎 278

◼ 膝関節周囲の腫瘍および腫瘍類似疾患 ………………… 古田太輔 282

骨・軟部腫瘍, 腫瘍類似疾患 282

足関節・足部

◼ 小児足部障害 ……………………………………………… 生駒和也 294

先天性内反足 294　先天性内転足 296　先天性垂直距骨 298
多趾症, 合趾症, 多合趾症 300　足根骨癒合症 301　先天性下腿偽関節症 304

◼ 骨端症・副骨・種子骨障害 ……………………… 森田成紀, 田中康仁 307

Freiberg病 307　Sever病 309　第1 Köhler病 310
三角骨障害 312　外脛骨障害 313　母趾種子骨障害 315
os subfibulare障害 317　os subtibiale障害 319　os peroneum障害 320

◼ 足関節・足部のスポーツ障害 …………… 小久保哲郎, 須田康文 322

疲労骨折 322　足関節インピンジメント症候群 326
アキレス腱炎・周囲炎 329　腓骨筋腱脱臼 331　足底腱膜炎 333

◼ 後天性変形 ………………………………………………… 仁木久照 336

変形性足関節症 336　扁平足（後脛骨筋腱機能不全） 339
外反母趾 343　リウマチ性足関節・足部障害 347

◼ 外傷① ……………………………………………………… 野坂光司 353

下腿骨幹部骨折 353　脛骨天蓋骨折（Pilon骨折） 357　果部骨折 360
距骨骨折 363　距骨骨軟骨損傷 365　踵骨骨折 367

◼ 外傷② ……………………………………………… 森本将太, 高尾昌人 370

アキレス腱断裂 370　足関節捻挫・靱帯損傷 374　Lisfranc関節脱臼骨折 377
中足骨骨折 381　趾骨の骨折・脱臼 384

◼ 末梢神経障害 ……………………………………… 東山一郎, 熊井 司 388

足根管症候群 388　前足根管症候群 390　Morton病 393
腓骨神経・腓腹神経障害 394

索引 ……………………………………………………………………… 396

執筆者一覧

■ 編集

石橋恭之
弘前大学大学院医学研究科整形外科学講座教授

■ 執筆(掲載順)

津田英一
弘前大学大学院医学研究科
リハビリテーション医学講座教授

池 裕之
横浜市立大学整形外科

稲葉 裕
横浜市立大学整形外科教授

齋藤知行
横浜市立脳卒中・神経脊椎センター病院長

三谷 茂
川崎医科大学骨・関節整形外科学教授

石橋恭之
弘前大学大学院医学研究科整形外科学講座教授

黒川紘章
奈良県立医科大学整形外科学

田中康仁
奈良県立医科大学整形外科学教授

仁木久照
聖マリアンナ医科大学整形外科学教授

池内昌彦
高知大学医学部整形外科学教授

猪狩勝則
東京女子医科大学整形外科・
膠原病リウマチ痛風センター准教授

武冨修治
東京大学大学院医学系研究科整形外科学講師

尾鷲和也
日本海総合病院副院長

和田簡一郎
弘前大学大学院医学研究科整形外科学講座講師

遠藤裕介
岡山大学大学院医歯学総合研究科整形外科講師

高平尚伸
北里大学医療衛生学部リハビリテーション学科/
大学院医療系研究科整形外科教授

難波良文
川崎医科大学骨・関節整形外科学特任教授

神田章男
順天堂大学医学部附属静岡病院整形外科准教授

中前敦雄
広島大学病院整形外科講師

安達伸生
広島大学大学院医歯薬保健学研究科整形外科学教授

土田芳彦
湘南鎌倉総合病院外傷センター長

新井祐志
京都府立医科大学大学院医学研究科
スポーツ・障がい者スポーツ医学准教授

井上裕章
京都府立医科大学大学院医学研究科
運動器機能再生外科学

古田太輔
広島大学大学院医歯薬保健学研究科整形外科学

生駒和也
京都府立医科大学大学院医学研究科
運動器機能再生外科学准教授

森田成紀
奈良県立医科大学整形外科学

小久保哲郎
立川病院整形外科医長

須田康文
国際医療福祉大学塩谷病院病院長

野坂光司
秋田大学大学院医学系研究科整形外科学

森本将太
兵庫医科大学整形外科学

高尾昌人
重城病院CARIFAS足の外科センター所長

東山一郎
松倉病院副院長

熊井 司
早稲田大学スポーツ科学学術院スポーツ医学
(整形外科学)教授

I 診察の進め方

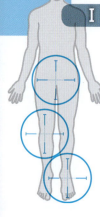

I 診察の進め方

問診と診察

主訴

　主訴は患者が医療機関を受診するきっかけとなった自覚症状である．下肢の疾患で受診するのは全体の1/3であり，脊椎・脊髄疾患とほぼ同等である（**図1**）．下肢の運動器疾患における主な主訴には，疼痛，しびれ，知覚異常，脱力，腫脹，熱感，変形，不安定感，歩行障害などがある．疼痛は外傷性疾患，変性疾患を問わず多くの運動器疾患で出現する症状であり，日常診療で最も高頻度に聞かれる訴えである．従って，それのみで原因疾患を特定することは困難であるが，通常は「○○の痛み」など部位を伴って訴えることが多いため，診断を進めるうえで参考となる．また主訴を明らかにすることにより，罹患部位や障害組織を大まかに推測することが可能なこともある．しびれや知覚異常，脱力であれば神経系，変形であれば骨，不安定感であれば関節支持組織の疾患が疑われる．部位別で最も多いのは膝関節であり約4割を占め，以下は足関節・足部，股関節の順である（**図2**）．

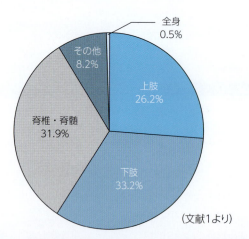

図1 整形外科外来新患における疾患の基本領域別内訳
（文献1より）

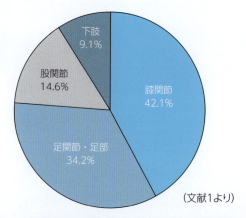

図2 整形外科外来新患における下肢疾患の部位小分類別内訳
（文献1より）

股　膝　足

年齢・性別

　　各年代における特徴として，乳幼児期では先天性疾患，学童期・思春期ではスポーツ損傷，中高年以降は変性疾患が他の年代に比較して比率が高い。また膝関節周囲は小児期に発生する原発性骨軟部悪性腫瘍の好発部位であることも忘れてはならない。外傷は各年代で発生するが，発育期では幼弱な骨端や骨端線の存在により力学的脆弱部位は成人と異なり，また骨粗鬆症の影響を受ける高齢者ではより軽微な外傷でも重大な損傷が生じる。各疾患別の性差をみると，脊椎疾患では腰椎椎間板ヘルニア，頚椎椎間板ヘルニアは男性に多く，関節疾患では変形性股関節症，変形性膝関節症は女性に多い。高齢者が転倒により受傷することの多い大腿骨近位部骨折，橈骨遠位端骨折，腰椎骨折は女性に多い（**表1**）。

I

問診と診察

表1　整形外科外来新患における診断小分類

No	外傷／疾患	診断小分類	部位	新患件数		性比	保存	手術
				(件)	(%)	(%)	(%)	
1	疾患	変形性脊椎症	腰椎	9,822	11.4	98.3	94.3	5.7
2	疾患	変形性関節症	膝関節	6,000	6.9	45.7	91.0	9.0
3	疾患	変形性脊椎症	頚椎	4,068	4.7	113.7	95.5	4.5
4	疾患	椎間板ヘルニア	腰椎	3,316	3.8	151.8	90.3	9.7
5	疾患	肩関節周囲炎	肩関節	2,141	2.5	95.5	99.6	0.4
6	外傷	靱帯損傷	頚椎	1,759	2.0	112.7	99.9	0.1
7	外傷	靱帯損傷	足関節	1,755	2.0	109.2	98.5	1.5
8	疾患	変形性関節症	股関節	1,332	1.5	28.4	74.5	25.5
9	外傷	靱帯損傷	膝関節	1,176	1.4	138.5	74.1	25.9
10	外傷	皮膚・皮下組織損傷	手	1,013	1.2	156.5	83.9	16.1
11	外傷	皮膚・皮下組織損傷	膝関節	992	1.1	108.4	97.2	2.8
12	外傷	骨折	大腿骨 – 近位	950	1.1	27.3	18.5	81.5
13	外傷	骨折	橈骨 – 遠位	937	1.1	77.1	63.3	36.7
14	疾患	椎間板ヘルニア	頚椎	885	1.0	149.3	95.3	4.7
15	外傷	骨折	腰椎	862	1.0	48.4	98.0	2.0
・・・ 省略 ・・・								
合計				86,353	100.0	98.5	89.4	10.6

（文献1より）

3

家族歴

　遺伝性疾患，家族性に発生する疾患では家族歴の聴取が不可欠である。血友病A，BはともにX染色体潜性(劣性)遺伝のため多くは男性に発症する。下肢では腸腰筋，大腿四頭筋，膝関節が血腫の好発部位である。明らかな誘因のない同部への血腫形成では，血友病の存在を疑い家族歴の聴取が必要である。他の筋骨格系に異常をきたす遺伝性疾患としては，

　①多くの骨系統疾患
　②Marfan症候群[常染色体顕性(優性)遺伝]
　③Recklinghausen病[常染色体顕性(優性)遺伝]
　④遺伝性多発性外骨腫症[常染色体顕性(優性)遺伝]
　⑤Nail-patella症候群[常染色体顕性(優性)遺伝]

などがある。また，

　⑥筋ジストロフィー[X染色体潜性(劣性)遺伝，常染色体潜性(劣性)遺伝]
　⑦筋強直性ジストロフィー[常染色体顕性(優性)遺伝]
　⑧脊髄小脳変性症[常染色体顕性(優性)遺伝]

などの神経筋疾患も，初診で整形外科を受診することが少なくなく，家族歴の聴取が診断の手がかりとなることがある。

既往歴

　乳幼児であれば，胎生期から周産期，その後の発育状況まで聴取する。股関節周囲の症状を主訴として受診した患者に対しては，発育性股関節形成不全(developmental dysplasia of the hip；DDH)への治療歴の有無を聴取する。反復性に移行しやすい膝蓋骨脱臼，再発を繰り返すことが多い肉ばなれや足関節捻挫，両側性に発生することがある膝蓋骨脱臼，外側円板状半月，前十字靱帯損傷では過去の受傷歴を詳細に聴取する。中高齢者はさまざまな併存症を有しているため，漏れのないようできるだけ時間をかけて聴取する。重症度や治療内容によっては，治療に先立って専門科への受診が必要な場合もあるため，家族が同席する場合には本人以外からも確認をとる。服薬手帳などを持参している場合には，本人の同意を得たうえでコピーなどをとり，診療録とともに保管する。

> **POINT** 特に手術療法が見込まれる場合には，休止や変更が必要な薬剤を服用していないかを確認する。

職業歴・スポーツ歴

運動器疾患は特定の部位への力学的ストレスの集中によって生じることが多い。一定の動作を繰り返すような職業に従事したり，スポーツ活動を行っている場合は，その頻度や経験年数を記録する。嗜好についても，喫煙は末梢循環を阻害し，創傷治癒や骨癒合の成績不良因子，飲酒は大腿骨頭壊死の発生危険因子であるため聴取が必要である。

現病歴

成人の場合は，主訴となる症状の発現およびその後の経過について詳細に聴取する。症状発現時に関しては時期，外傷の有無，誘因となるようなきっかけ，動作や姿勢・肢位などの状況を記録する。症状の発現に関しては，非外傷性の場合は間欠的なのか持続的なのか，特定の時間帯に出現するのか，安静時なのか活動時なのかを記録する。下肢の場合は特に移動に関する動作，つまり立ち上がり時，平地歩行時，階段昇降時，疾走時について症状の有無を聴取する。外傷の場合は瞬時に発生することが多いため，受傷時の記憶があいまいであったり，患者本人の思い込みがあったりするため，真の受傷機転とは異なることも少なくない。最近では撮影機器の普及により，スポーツ活動中の外傷などでは受傷場面のビデオ映像が記録されていることもあり参考となる。

症状発現後の経過については，可能な限り経時的に記録する。すでに他の医療機関での治療や代替医療を受けている場合は，その内容や効果についても記録する。

> **POINT** 具体的な口述が得られなくても患者の表情や言葉遣いなどから，症状が軽快傾向にあるのか，逆に増悪傾向にあるのかを漠然とでもよいので把握する。正確で詳細な現病歴が得られれば，その後の診察や検査も的確に効率よく行うことができる。

診療の手順

他の部位同様，視診，触診，徒手検査で得られる理学所見は正しい診断を得るための基本である。前項の問診からいくつかの鑑別疾患を想定し，理学所見により確定診断にたどり着くのが理想であり，その後の画像を含めた各種検査はあくまでも確認のための補助診断とすべきである。

> **POINT** 四肢の診察において他の部位と比較して圧倒的に有利な点は，症状が片側性の場合は非症状側との比較が可能なことである。比較することによって初めて軽微な変化に気付くこともあり，必ず両側とも診察する。また同時に非症状側にも無症候性の変化が生じていないか，常に疑いの目をもって診察することも重要である。

視診

視診ではどうしても症状の発現部位に目がいきがちであるが，まずは下肢全体を眺め腫脹，筋萎縮，変形，アライメント異常の有無，下肢長差などを観察にて把握する。その後，症状発現部位に移り触診も含めて局所の所見を得る。腫脹では発赤，熱感の有無，範囲，関節との位置関係を評価する。波動の有無を確認し，内容物（関節液，膿，血腫）の特定が必要な場合は穿刺を行う。筋や腱の断裂では腫脹のなかに断裂部を陥凹として触れることがある。一方，充実性の腫瘤が触れる場合には，その局在（表在か深部か），サイズ，硬さ，可動性，Tinel徴候を確認する。筋萎縮では，それがびまん性に生じているのか，特定の支配神経領域あるいは単一の筋に限局するのかを明らかにする。変形があれば骨性のものか軟部組織によるものか，アライメント異常は関節で生じているのか関節以外で生じているのか，可動性はあるのかを明らかにする。

触診

主訴が疼痛の場合，触診で最も重要な所見は圧痛点の同定である。症状発現部位の圧痛を漫然と調べるのではなく，触診可能なランドマークを目印に圧痛点の解剖学的局在を可能な限り同定する。血流障害が疑われる場合には，体表面に近い位置を走行する部位（鼡径部−大腿動脈，膝窩−膝窩動脈，足背−足背動脈，内果後方−後脛骨動脈）で動脈の拍動を触知する。

機能評価

疾患部位がある程度特定されたら，その機能評価も行う。関節であれば可動域を測定し，記録する。自動および他動の両方で測定し，制限がある場合はその性状，運動時の症状がある場合はその肢位や角度を記録する。膝関節，足関節では徒手検査により安定性の評価も行う。筋の機能評価は徒手筋力検査で評価を行うが，筋自体の損傷では疼痛のため正確な評価は困難である。筋力の評価は脊椎疾患による下肢症状が疑われる場合にも重要である。その場合は深部腱反射や知覚を合わせて神経学的所見の精査が必要である。またスポーツによるoveruse障害では筋タイトネスが誘因となっていることが多く，症状発現動作に関連する筋の評価を行う。関節以外での異常可動性は骨の支持性喪失，つまり骨折の存在を疑う。外傷歴が不明の場合は，高齢者であれば骨粗鬆症による骨脆弱性骨折を，若年者であれば骨腫瘍などによる病的骨折を疑う。

下肢の最も重要な機能はいうまでもなく立位，歩行である。診察も可能であれば臥位に加え立位でも行う。立位ではまず体幹も含めた姿勢に注目し，脊柱の前・後弯の増強，側弯の有無，骨盤の傾斜，股関節・膝関節の伸展制限などを観察する。椅子からの立ち上がり動作で，上肢の支持や上体の反動を要する場合は下肢の筋力低下を疑う。限られたスペースの診察室で，歩行を詳細に評価するのは困難である。ただしParkinson病でみられるすくみ足，失調性歩行でみられる歩隔拡大，疼痛による逃避性跛行，股関節外転筋不全によるTrendelenburg徴候，変形性膝関節症にみられるlateral thrust，下垂足による鶏歩など特徴的なものは短距離でも観察可能である。

（津田英一）

文献

1) 整形外科新患調査2012概要報告：日本整形外科学会ホームページ．https://www.joa.or.jp/media/comment/pdf/investigation_2012.pdf

2) 井上　一．病歴の取り方．運動器の診断学．最新整形外科学体系．東京：中山書店；2008．p2-8.

3) 小谷野康彦，丸毛啓史．診察の基本．運動器の診断学．最新整形外科学体系．東京：中山書店；2008．p9-22.

I 診察の進め方

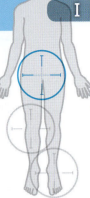

股関節の診察
股関節・大腿の解剖

　股関節は寛骨臼と大腿骨頭から構成される球関節であり，屈曲-伸展，外転-内転，外旋-内旋の3軸方向に自由度を有する。

　体表から触知可能な骨ランドマークとして，恥骨結合，上前腸骨棘，腸骨稜，坐骨結節，大転子が挙げられる（図1）。恥骨結合は鼠径部の内側に位置する。腸骨稜は腸骨上縁の骨隆起であり，その前方に上前腸骨棘が位置する。坐骨結節は股関節屈曲位で触知しやすい。大転子は股関節外側で触知可能であり，内転や内・外旋を行うことによって触知が容易になる。

　Scarpa三角は，鼠径靱帯，縫工筋内側縁，長内転筋外側縁で構成される（図2）。Scarpa三角内には大腿骨頭，大腿動脈，大腿静脈，大腿神経が位置しており，同部位に圧痛を認める場合は変形性股関節症，大腿骨頭壊死症などの股関節疾患の可能性が高い。

寛骨（図3）

　腸骨，坐骨，恥骨が癒合して寛骨が形成される。癒合前はY軟骨により結合しており，15歳ごろに癒合する。左右の寛骨は前方で恥骨結合により結合し，後方では仙骨と仙腸関節を形成している[1]。骨盤の解剖学的基準面として，左右の上前腸骨棘と恥骨結合を通る平面で構成される前骨盤平面（anterior pelvic plane）が重要である。上前腸骨棘には縫工筋と大腿筋膜張筋が，下前腸骨棘には大腿直筋が付着する。

　寛骨臼の月状面は関節軟骨で覆われており，大腿骨頭と接触する。寛骨臼底に位置する陥凹部は寛骨臼窩とよばれ，滑膜と脂肪組織で満たされている。寛骨臼縁には線維軟骨である関節唇が付着している。関節唇は内側で関節軟骨に移行し，寛骨臼切痕部では寛骨臼横靱帯と連続する。寛骨臼の下方には恥骨および坐骨に囲まれる閉鎖孔が位置する。閉鎖孔には閉鎖膜が張り，前下方部の閉鎖膜にある裂孔（閉鎖管）を閉鎖動静脈，閉鎖神経が通過する[2]。

大腿骨（図4）

　大腿骨頭は関節軟骨で覆われており，大腿骨頭窩に大腿骨頭靱帯が付着している。大腿骨頚部と大腿骨骨幹部のなす角度を頚体角とよび，成人では通常125〜135°である。125°未満を内反股，140°以上を外反股とすることが多い[3]。頚体角は小児期で大きく，成長とともに減少する。前捻角は，大腿骨軸に垂直な平面に内側顆および外側顆の後縁を結ぶ線

I 股関節の診察 ■ 股関節・大腿の解剖

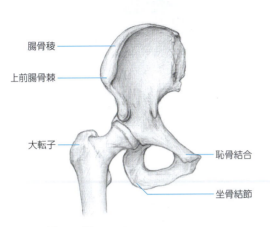

図1 骨ランドマーク

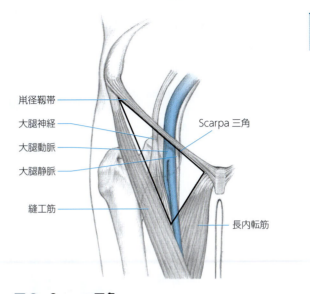

図2 Scarpa三角
内側から大腿静脈，大腿動脈，大腿神経が位置する。

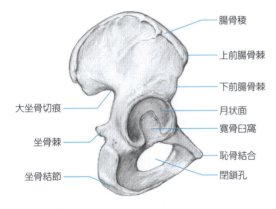

図3 寛骨

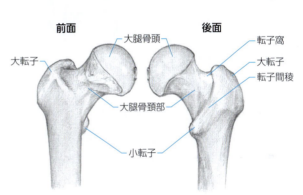

図4 大腿骨

と頸部軸とを投影し，その2線のなす角度と定義され，成人男性で約20°，成人女性で約25°である[1,4]。大腿骨頸部と大腿骨骨幹部との移行部に大転子と小転子があり，大転子には中殿筋と小殿筋が，小転子には腸腰筋が付着する。大転子と小転子を結ぶ前面の隆起は転子間線，後面の隆起は転子間稜とよばれ，それぞれに内側広筋，大腿方形筋が付着する。大転子の後下方に位置する殿筋粗面には大殿筋が，小転子の下方に位置する恥骨筋線には恥骨筋が付着する[2]。関節包は大腿骨前方では転子間線に，後方では転子間稜の近位部に付着する。

血管（図5）

外腸骨動脈は腸骨筋，大腰筋の前方内側を走行し，鼠径靱帯の下を通過して大腿動脈となり，大腿前面内側を走行する。大腿動脈は大腿骨頸部レベルで大腿深動脈を分枝し，内

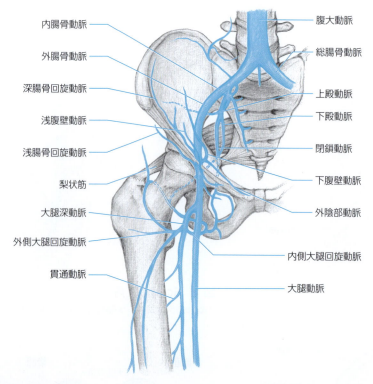

図5 股関節周囲の血管

転筋の腱裂孔を通過して膝窩動脈となる。大腿骨頭および大腿骨頸部の栄養血管として，大腿深動脈から分枝する内側・外側大腿回旋動脈が重要である。

　内腸骨動脈は骨盤内で多くの枝を出し，上殿動脈と下殿動脈は大坐骨孔を通過して殿筋に分布する。また，閉鎖動脈は閉鎖孔を通過して大腿骨頭靱帯動脈となる。

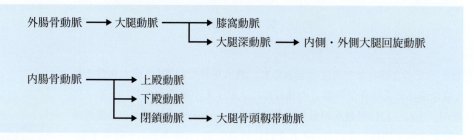

神経(図6)

　腰神経叢由来と仙骨神経叢由来に大別される。腰神経叢からは外側大腿皮神経，大腿神経，閉鎖神経が，仙骨神経叢からは坐骨神経，上殿神経，下殿神経が分枝する。
　外側大腿皮神経は第2・第3腰神経根から起こり，鼠径靱帯をくぐり，大腿筋膜を貫いて皮下に分布する感覚神経である。外側大腿皮神経の障害により大腿前外側部の疼痛や知覚障害が生じる。大腿神経は第2〜4腰神経からなり，股関節屈筋群の運動および大腿前面の知覚を支配する。大腿神経の障害により，膝の伸展が障害され大腿四頭筋の萎縮がみ

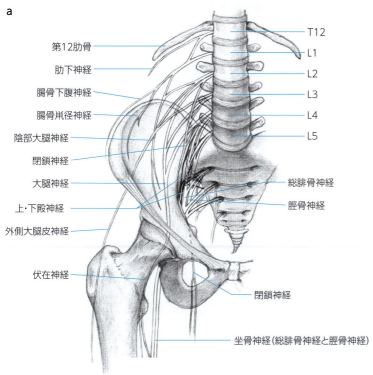

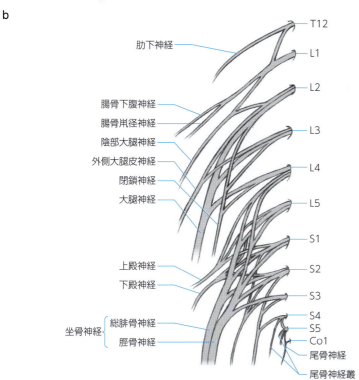

図6 股関節周囲の神経
a：腰仙骨神経叢枝の走行
b：腰仙骨神経叢の構成

られる．閉鎖神経は第2〜4腰神経から起こり，内転筋群の運動および大腿内側面の知覚を支配する．閉鎖神経の障害によって大腿の内転が障害され，鼠径部から大腿内側部の知覚障害を認める．

坐骨神経は第4腰神経〜第2仙骨神経からなり，寛骨の大坐骨切痕を通過し，梨状筋と上双子筋の間を通る．同部位での坐骨神経の絞扼性神経障害が梨状筋症候群であり，殿部痛と大腿後面から下腿のしびれや知覚障害がみられる．坐骨神経が損傷されると足関節の背屈が障害され，重篤な場合には足関節の底屈と膝の屈曲も障害される．上殿神経は第4腰神経〜第1仙骨神経からなり，梨状筋上孔を通過して，中殿筋と小殿筋の間を走行する．中殿筋，小殿筋，大腿筋膜張筋を支配する．上殿神経が損傷されると外転筋不全による跛行が出現する．下殿神経は第5腰神経〜第2仙骨神経から起こり，梨状筋下孔を通過して，大殿筋に分布する．下殿神経が損傷されると大腿の伸展が障害される[5]．

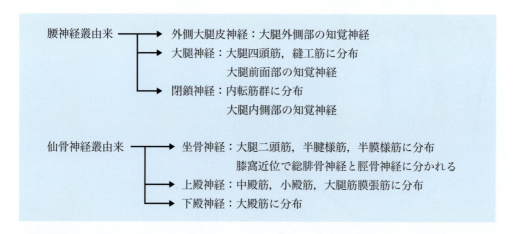

筋肉（図7）

股関節周囲の筋肉は，歩行時のバランスと安定性を維持する際に重要な役割を果たしている．股関節の屈筋群は大腿神経支配であり，伸筋群は坐骨神経支配である．屈筋群である大腰筋は，第12胸椎および第1〜5腰椎から，腸骨筋は腸骨窩から起始し，腸腰筋として大腿骨小転子に停止する．伸筋群である大殿筋は腸骨翼後方および仙骨外側から起始し，腸脛靱帯と大腿骨の殿筋粗面に停止する．外転筋群は上殿神経支配，内転筋群は閉鎖神経支配である．外転筋群である中殿筋・小殿筋は腸骨翼外面から起始し，大腿骨大転子に停止する．外転筋の筋力低下がある場合には遊脚側の骨盤が沈下するTrendelenburg徴候を呈する．内転筋群は恥骨および坐骨から起始し，主に大腿骨後面に停止する．

屈筋群：大腰筋，腸骨筋
伸筋群：大殿筋，ハムストリング（大腿二頭筋長頭，半腱様筋，半膜様筋）
外転筋群：中殿筋，小殿筋，大腿筋膜張筋
内転筋群：大内転筋，長内転筋，短内転筋
外旋筋群：梨状筋，上双子筋，下双子筋，内閉鎖筋，大腿方形筋
内旋筋群：中殿筋，小殿筋，大腿筋膜張筋

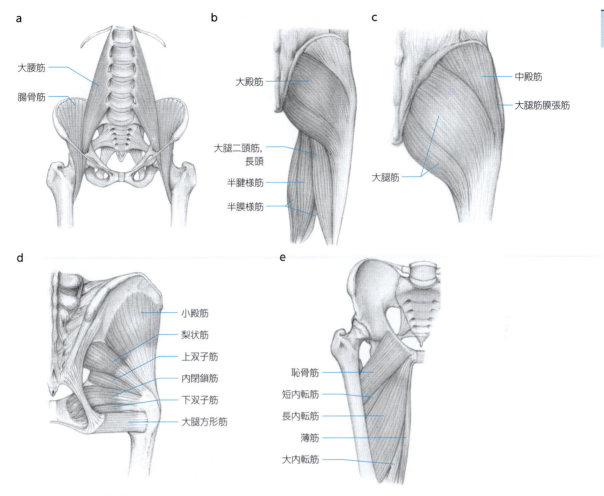

図7　股関節周囲の筋肉
a：屈筋群（前面）
b：伸筋群（右側，後面）
c：中殿筋，大腿筋膜張筋（右側，後面）
d：小殿筋，外旋筋群（右側，後面）
e：内転筋群（右側，前面）

靱帯（図8）

　関節包靱帯は前方の腸骨大腿靱帯（iliofemoral ligament）と恥骨大腿靱帯（pubofemoral ligament），後方の坐骨大腿靱帯（ischiofemoral ligament）の3つの靱帯により構成される。このなかでも腸骨大腿靱帯が最も強靱であり，下前腸骨棘下方の腸骨前縁から大腿骨前方の転子間線および大転子に付着する。恥骨大腿靱帯は恥骨体，恥骨上枝から小転子近位へ，坐骨大腿靱帯は寛骨臼縁後下方から転子間稜の近位部および転子窩に付着する。

　大腿骨頭靱帯（ligament of the femoral head）は円靱帯（round ligament of the femur）ともよばれ，寛骨臼窩および寛骨臼横靱帯から大腿骨頭窩に付着する。以前は胎生期の遺残構造と考えられていたが，近年では屈曲・外旋・内転時の制動性に関与すると報告されている[6]。

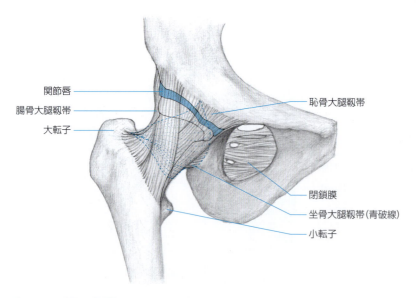

図8 股関節の靭帯

単純X線(図9)

　股関節疾患の検査では股関節単純X線2方向撮影(正面と側面もしくは軸射)が基本である。体位を背臥位，両下肢を伸展，内旋位とし，恥骨結合の上方2～3cmを中心にX線を入射して両側を含めて正面像を撮影する[7]。正面像では股関節とともに大腿骨，腸骨，恥骨，坐骨，仙腸関節，仙骨などが描出される。恥骨結合と仙骨との位置関係や，骨盤腔，閉鎖孔の形状により，正確な正面像が撮影できているかどうかを確認する。寛骨は複雑な立体構造をしており，①寛骨臼前縁，②寛骨臼後縁，③寛骨臼荷重部，④涙滴(teardrop)，⑤腸坐骨線(ilioischial line)，⑥腸恥分界線(iliopectineal line)の6つの解剖学的ランドマークが立体構造の把握に有用である(図10)[8]。

　股関節単純X線正面像では，脚長差，臼蓋(寛骨臼)形成不全の有無，大腿骨頭と寛骨臼の位置関係，寛骨臼と大腿骨頭の適合性，骨頭変形の有無，関節裂隙幅，大腿骨寛骨臼インピンジメント(femoroacetabular impingement；FAI)における大腿骨頸部のピストルグリップ変形などを評価する。臼蓋形成不全や骨頭外方化の程度を評価するために，以下に示す指標が用いられる[9]。

Sharp角(図11a)

　寛骨臼外側縁と涙滴先端を結ぶ線と，両側涙滴を結んだ線とのなす角である。正常値は45°以下とされ，45°より大きい場合を臼蓋形成不全とする。日本人の平均値は成人男性36～39°，成人女性35～42°である。

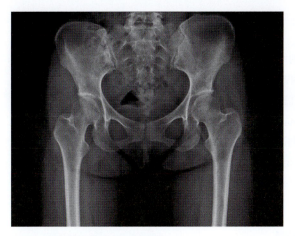

図9 股関節単純X線正面像

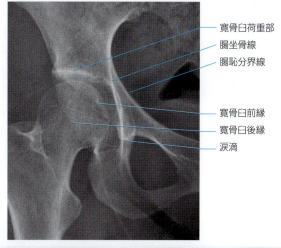

図10 股関節単純X線正面像における解剖学的ランドマーク

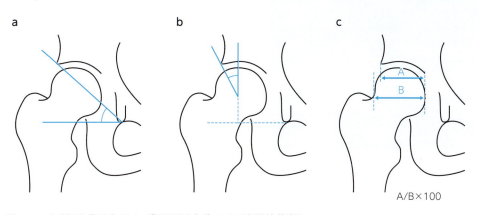

図11 臼蓋形成不全および骨頭外方化のX線学的指標（文献11より）
a：Sharp角，b：Center-edge angle（CE角），c：Acetabular-head index

Center-edge angle（CE角）（図11b）

　骨頭中心を通る垂線と，骨頭中心と寛骨臼外側縁を結んだ線とのなす角である。25°より大きい場合を正常，20〜25°をボーダーライン，20°未満を臼蓋形成不全とするのが一般的である。日本人の平均値は成人男性30〜35°，成人女性27〜34°である。

Acetabular-head index（AHI）（図11c）

　大腿骨頭横径に対する，大腿骨頭内側端から寛骨臼外側端までの距離の割合である。80％未満を臼蓋形成不全とする。日本人の平均値は成人男性82〜88％，成人女性81〜89％である。

CT（図12）

　CTでは，単純X線検査では評価が困難な三次元的な骨形態解析が可能であり，骨折形態や骨片転位，関節面の評価，小骨片の描出や関節内遊離体，石灰化の描出に有用である。また，人工股関節全置換術（total hip arthroplasty；THA）や骨切り術の術前計画に用いることも可能である。作成する多断面再構成（multiplanar reconstruction；MPR）像は，横断，矢状断，冠状断の3方向が基本である[10]。また，寛骨臼の形態，大腿骨頸部前捻角，骨棘，軟骨下骨硬化像などの詳細な評価が可能であり，変形性股関節症の病態把握においても有用である。

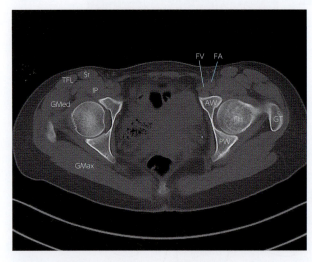

図12 股関節CT横断面（大腿骨頭中心レベル）

AW：寛骨臼前壁
FA：大腿動脈
FH：大腿骨頭
FV：大腿静脈
GMax：大殿筋
GMed：中殿筋
GT：大転子
IP：腸腰筋
PW：寛骨臼後壁
Sr：縫工筋
TFL：大腿筋膜張筋

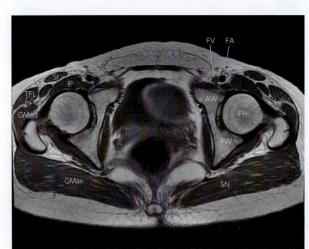

図13 股関節MRI T1強調横断像（大腿骨頭中心レベル）

AW：寛骨臼前壁
FA：大腿動脈
FH：大腿骨頭
FV：大腿静脈
GMax：大殿筋
GMed：中殿筋
GT：大転子
IP：腸腰筋
PW：寛骨臼後壁
SN：坐骨神経
Sr：縫工筋
TFL：大腿筋膜張筋

MRI (図13)

　MRIでは，単純X線検査では検出不可能な軟骨や靱帯組織の異常，関節唇損傷，骨髄浮腫，滑膜炎などが評価可能である。T1強調像は血腫や腫瘍性病変，骨髄の評価に，T2強調像は関節液貯留や骨折線の描出に有用である[10]。軟骨の評価法として，遅延相軟骨造影MRI (delayed gadolinium-enhanced MRI of cartilage；dGEMRIC)，T1rho mapping，T2 mappingなどの手法が用いられる。関節リウマチ (rheumatoid arthritis；RA)，大腿骨頭壊死症，色素性絨毛結節性滑膜炎 (pigmented villonodular synovitis；PVS) や滑膜性骨軟骨腫症などの股関節疾患の鑑別に有用である。

（池　裕之，稲葉　裕，齋藤知行）

文献

1) 古賀大介，神野哲也. 骨形態. 股関節学. 久保俊一編. 京都：金芳堂；2014. p19-28.
2) 金子丑之助原著. 下肢骨. 日本人体解剖学 上巻. 第19版. 東京：南山堂；2000. p78-104.
3) Delaunay S, Dussault RG, Kaplan PA, et al. Radiographic measurements of dysplastic adult hips. Skeletal Radiol 1997；26：75-81.
4) Cibulka MT. Determination and significance of femoral neck anteversion. Phys Ther 2004；84：550-8.
5) 金子丑之助原著. 脊髄神経前枝. 日本人体解剖学 上巻. 第19版. 東京：南山堂；2000. p561-617.
6) Bardakos NV, Villar RN. The ligamentum teres of the adult hip. J Bone Joint Surg Br 2009；91：8-15.
7) 堀尾重治著. 骨・関節X線写真の撮りかたと見かた. 東京：医学書院；2012.
8) 古賀大介，神野哲也. 股関節の解剖と画像. 股関節学. 久保俊一編. 京都：金芳堂；2014. p14-8.
9) 日本整形外科学会，日本股関節学会監，日本整形外科学会診療ガイドライン委員会，変形性股関節症診療ガイドライン策定委員会編. 変形性股関節症診療ガイドライン2016 改訂第2版. 東京：南江堂；2016.
10) 日本医学放射線学会編. 画像診断ガイドライン2016年版. 第2版. 東京：金原出版；2016.
11) 伊藤　浩，松野丈夫. 股関節. MB Orthop 2009；22 (12)：59-66.

I 診察の進め方

股関節の診察
バイオメカニクス

　バイオメカニクスとは生体（＝バイオ）と，力学（＝メカニクス）の互いの働きかけを調べ，生体や生物がどのように力を利用し，また，力に影響されているかを調べる学問である。「生体力学」や「生物力学」と訳され，生体自身の力学的挙動，すなわち生体に働く力と変形の様子を解明するのが主眼である[1]。

　荷重関節である股関節においては，力学的負荷の増大が変形性股関節症の発症や進行に深くかかわっており，肥満や重量物作業の職業，過度のスポーツは変形性股関節症の危険因子と考えられている。大腿骨頭壊死症においては，壊死骨の力学的強度の低下が骨頭圧潰の原因である。大腿骨頚部骨折や大腿骨転子部骨折の発生には，転倒などによる外力が大きく関与している。このように股関節疾患の病態と力学とは密接な関係にあり，バイオメカニクス的な視点から疾患を理解することが重要である[2]。股関節は荷重を支持・伝達することによって歩行時や運動時の重要な機能を担っている関節であり，静力学および動力学を用いたさまざまな解析が行われている。

股関節の合力に関する動力学的検討

　Pauwelsは，てこ理論に基づき，片脚立位時の大腿骨頭への合力は，体重とこれにつり合う外転筋群との筋力との合計であり，体重の約3倍に及ぶとした（**図1**）[3,4]。また，歩行時にかかる股関節の合力に関しても動力学的な検討がされており，Bergmannら[5]はひずみゲージを埋入した人工股関節での生体内計測を行い，歩行時には体重の2.8〜4.8倍の合力がかかるとした。Rydell[6]はひずみゲージを埋入した人工骨頭での生体内計測を行い，歩行時にかかる股関節の合力は体重の3.3倍であると報告した。

大腿骨近位部骨折

　大腿骨近位部骨折の発生には外力が大きく関与しており，転倒様式が重要である。側方に転倒して大転子部を強く打った場合には，その他の転倒と比較して骨折リスクが6〜20倍に上昇する[7,8]。もう1つの骨折の危険因子として，転倒時の位置エネルギーが挙げられる。これは転倒者の身長と体重に関連し，身長が高く体重が重い場合には位置エネルギーが大きくなる。

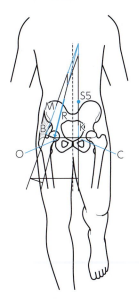

K：片脚を除いた体重
M：外転筋力
R：大腿骨頭への合力
S5：片脚を除いた体の重心
BO：外転筋力のレバーアーム
OC：片脚を除いた体重の
　　レバーアーム

（文献2, 3より）

図1　股関節の合力におけるPauwelsのてこ理論
片脚立位での大腿骨頭への合力は，体重と体重につり合う外転筋力との合計であり，体重の約3倍である。

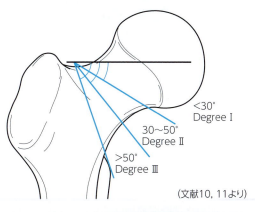

（文献10, 11より）

図2　Pauwelsによる大腿骨頚部骨折の分類
骨折線と水平線のなす角度により，Degree Ⅰ：30°未満，Degree Ⅱ：30～50°，Degree Ⅲ：50°より大きい，の3型に分類される。角度が増加するにつれて骨折面の剪断力が増加し，圧縮力が減少する。

　大腿骨頚部骨折を引き起こすのに必要なエネルギーは実験的に5.9Jであるが，50kgの体重の人が転倒する際に生じる運動エネルギーは372Jにも達し，骨折を引き起こすのに十分なエネルギーである。実際には四肢の軟部組織や床表面によってこのエネルギーが吸収されるため，骨折を防いでいる[9]。

　大腿骨頚部骨折では骨折線の角度が治療成績・治療法に大きく影響する。Pauwels[10]は骨折線の水平線となす角度をDegree Ⅰ：30°未満，Degree Ⅱ：30～50°，Degree Ⅲ：50°より大きい，の3型に分類し，角度が増加するにつれて骨折面の剪断力が増加して圧縮力が減少することを報告している（図2）。また，骨折線と骨頭中心との距離が遠ざかるにつれて骨折周囲にかかる力が大きくなる。

（池　裕之，稲葉　裕，齋藤知行）

文献

1) 立石哲也著．バイオメカニクス～機械工学と生物・医学の融合～．東京：オーム社；2010. p1-2.
2) 稲葉　裕，池　裕之，齋藤知行．臨床への応用 股関節領域に応用する．骨のバイオメカニクス解析．稲葉　裕，東藤　貢編．東京：メジカルビュー社；2017. p114-25.
3) Pauwels F, author. Biomechanics of the Locomotor Apparatus. Berlin：Springer-Verlag；1980.
4) 立石哲也著．バイオメカニクス～機械工学と生物・医学の融合～．東京：オーム社；2010. p115-7.
5) Bergmann G, Graichen F, Rohlmann A. Hip joint loading during walking and running, measured in two patients. J Biomech 1993；26：969-90.
6) Rydell NW. Forces acting on the femoral head-prosthesis. A study on strain gauge supplied prostheses in living persons. Acta Orthop Scand 1966；37：1-132.
7) Greenspan SL, Myers ER, Maitland LA, et al. Fall severity and bone mineral density as risk factors for hip fracture in ambulatory elderly. JAMA 1994；271：128-33.
8) Hayes WC, Myers ER, Morris JN, et al. Impact near the hip dominates fracture risk in elderly nursing home residents who fall. Calcif Tissue Int 1993；52：192-8.
9) 立石哲也著．バイオメカニクス～機械工学と生物・医学の融合～．東京：オーム社；2010. p49-63.
10) Pauwels F, author. Biomechanics of the Normal and Diseased Hip. Berlin：Springer；1976.
11) 稲葉　裕，池　裕之，齋藤知行．有限要素解析のための基礎知識 骨の構造・疾病とバイオメカニクスの関係．骨のバイオメカニクス解析．稲葉　裕，東藤　貢編．東京：メジカルビュー社；2017. p7.

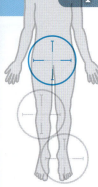

I 診察の進め方

股関節の診察
診察の実際

患者が股関節痛を訴えた場合，Perthes 病や変形性股関節症などの股関節内に原因がある股関節内障だけでなく，股関節周囲に原因が存在する場合がある．スポーツ損傷による股関節周囲痛を訴える場合は groin pain syndrome と称され，股関節以外に原因が存在することのほうが多い．

股関節および股関節周囲疾患は年齢により好発疾患が異なっている（**図1**）．また疼痛を感じる部位によっても原因となる疾患が違ってくる．後述する groin triangle[1] を想定して，この三角形のどの部位に疼痛が存在するかで判断する（**図2**）．受診時の年齢と疼痛部位によって好発疾患を念頭に置き，そのうえで診察を行う必要がある．

どの年齢においても痛みを生じうる診察手技は最後にして，まず患者の観察から開始する．コミュニケーションがとれない年齢では，機嫌のよい状態で診察を行わないと正確に診断することは困難となる．股関節開排制限や跛行など，疼痛が軽度か，ない場合は，患児の機嫌を最優先したうえで診察に臨むことが重要となる．感染や骨折などの疼痛を伴う緊急性を要する疾患は，早急にかつ適切に診断を行うことが優先される．

視診

歩容や姿勢，局所の状態について観察する．股関節付近の視診は，特に患者のプライバシーに配慮して行う必要がある．性別の違う複数の医療関係者で診察することが望ましい．

歩容の観察

入室時にまず観察するのは歩行の状態である．跛行に関しては**表1**のように分類されるが，股関節疾患に関しては，①〜⑥が重要となる．股関節痛が荷重時に生じる場合は，患肢での立脚期が短くなる疼痛回避性跛行を呈する．下肢に短縮がある場合は硬性墜下性跛行を呈する．股関節疾患では発育性股関節形成不全（developmental dysplasia of the hip；DDH）や化膿性股関節炎後では脚短縮を示すことがある．未治療の股関節脱臼では大腿骨頭は殿筋内に存在し，軟性墜下性跛行を呈する．DDH 加療後や Perthes 病などで大転子高位となった場合は中殿筋機能不全を生じることがあり，この場合は立脚期に骨盤が反対側に傾く Trendelenburg 徴候に伴う跛行を呈する（**図3**）．変形性股関節症が進行すると屈曲・内転拘縮が生じやすく，高度となると機能的脚短縮が生じて跛行を呈する．単純性股関節炎や Perthes 病の初期など股関節水症がある場合は，股関節内旋・内転制限が出現し

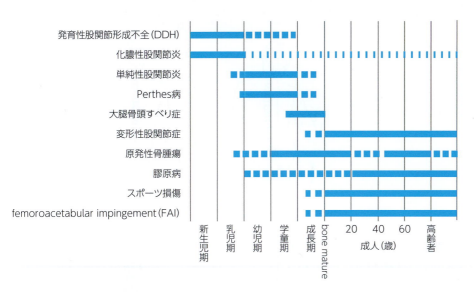

図1 股関節周囲疾患と好発年齢

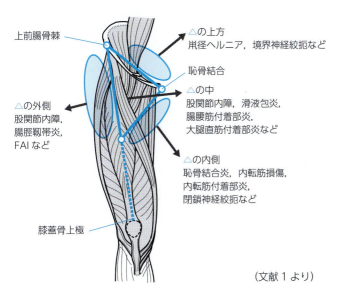

（文献1より）

図2 Groin triangle に対する痛みの位置と考えうる疾患
上前腸骨棘，恥骨結節，上前腸骨棘と膝蓋骨上極の中点の3点で構成される三角形が"groin triangle"である．三角形に対してどの位置に疼痛が生じるかで判定する．

表1 主な跛行の種類

①疼痛回避性跛行
②硬性墜下性跛行
③軟性墜下性跛行
④筋力低下による跛行
⑤関節変形による跛行
⑥関節不安定性や動揺性による跛行
⑦末梢神経麻痺による跛行
⑧痙性跛行
⑨失調性跛行

ていることが多い．そのため，そとわ歩行（toe-out gait）となる．DDHで特に全身的な関節弛緩が強い場合は，うちわ歩行（toe-in gait）となる．その他，脳性麻痺や脊髄髄膜瘤，小脳変性など神経疾患に伴う跛行は鑑別に挙げておく必要がある．杖を使用している場合には，杖の種類，左右のどちらに使用しているかを確認する．

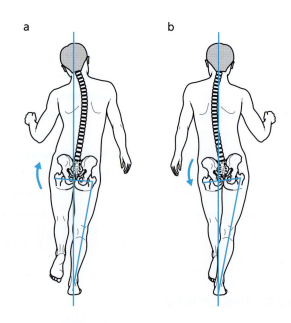

図3　Trendelenburg 徴候
a：正常では片脚立位の際に反対側の骨盤が上がる。
b：中殿筋機能不全があると片脚立位の際に反対側の骨盤が下がり，体幹が患側に傾く。

姿勢

　立位で静止した際に，まず前方からの視診では骨盤の傾きに注目する。脚短縮があるとウエストラインが下がっていることがわかる。下肢アライメント（O脚かX脚か）を確認する。後方からは脊柱側弯の有無，殿部や大腿部の筋萎縮に左右差がないかを確認する。変形性股関節症などで長期罹患の場合には，患側の筋萎縮が認められる。側方からは骨盤と脊柱の矢状面アライメントに着目する。若年者の変形性股関節症では股関節屈曲拘縮のために骨盤前傾となりやすく，それに伴って腰椎前弯が増強していることが多い。高齢者で骨粗鬆症，脊椎圧迫骨折により円背となっている場合は，骨盤が後傾していることが多い。
　背臥位で安楽時の姿勢も重要である。股関節に内旋制限があり，外旋・外転位となっている場合は股関節水症や股関節炎を疑う。スポーツ損傷などで筋損傷や筋付着部炎を生じている場合は，罹患した筋が弛緩する肢位をとる。股関節屈曲外旋位となる腸腰筋肢位は，脊椎カリエスで腸腰筋に沿って膿瘍が生じた場合に生じることで有名だが，腸腰筋外傷や付着部炎でも同肢位をとる。

触診

　触診は，患者に恐怖を与えないよう丁寧に行う。女性ではもちろんのこと，男性においてもプライバシーに配慮して行う必要がある。熱感は左右を比較して判断する。腫脹がある部位に圧痛が存在することが想定される骨折などの急性の疾患では，触診を強く行ってはならない。
　疼痛部位の特定と圧痛部位の存在は重要な所見である。患者は漠然と「股関節が痛い」としか表現しないことが多いために，触診を行って疼痛部位を特定する必要がある。

Groin triangle

上前腸骨棘，恥骨結節，上前腸骨棘と膝蓋骨上極を結ぶ線の中点で構成されるgroin triangle（**図2**）に対して，どの部分に痛みを生じるかで内側，上方，外側，中の4群に分けられる[1]。

Groin triangleの内側に痛みを生じるものとして，内転筋群の損傷や付着部炎，恥骨結合炎，閉鎖神経絞扼などがある。上方に痛みを生じるものとして鼡径管前壁障害・後壁障害などのいわゆる鼡径ヘルニアや境界神経絞扼がある。外側に痛みを生じるものとしては腸脛靱帯炎，femoroacetabular impingement（FAI），股関節内の障害，大腿骨近位部骨折，上前腸骨棘裂離骨折などがある。Groin triangleの中に痛みを生じるものとしては，股関節内の障害に加えて股関節周囲の滑液包炎，腸腰筋および大腿直筋の障害がある。

股関節後方の疼痛

後方に疼痛部位が存在している場合もあるので，腹臥位での触診も重要である。その際には，脊椎疾患や仙腸関節炎，梨状筋症候群などを念頭に置いて，腰椎，仙腸関節部，大転子部などを評価する。

小児の場合

疼痛部位の特定は神経系が未発達な小児においては，特に注意を要する。股関節の神経支配は前方は大腿神経，後方は坐骨神経，内側は閉鎖神経が司っている。Perthes病や大腿骨頭すべり症で閉鎖神経領域の関連痛を訴えることが多い。すなわち小児期に膝周囲の痛みを訴える場合は，股関節疾患を念頭に置く必要がある。

理学所見

下肢長，周径

下肢長として上前腸骨棘から足関節内果までの距離（spina-malleolar distance；SMD）を測定し，左右差を検討する（**図4a**）。SMDで左右差を認めた場合は，大腿骨近位部の変形の有無の確認のために，大転子部から足関節外果までの距離（trochanter-malleolar distance；TMD）を測定しておく（**図4b**）。

下腿および大腿の周径を計測する。大腿周径（circumference of thigh；COT）は膝蓋骨上縁から10cm近位で計測されることが多く，下腿周径（circumference of lower leg；COLL）は最も太くなる位置で計測されることが多い。筋萎縮や腫脹がある場合に左右差を認める。

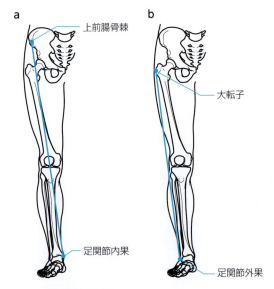
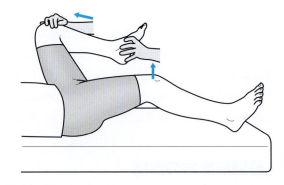

図4 下肢長の計測
a：Spina-malleolar distance (SMD)
b：Trochanter-malleolar distance (TMD)

図5 Thomas test
股関節屈曲拘縮があると反対側の股関節を深屈曲した際に患側下肢が挙上されてくる。

股関節可動域

　日本整形外科学会，日本リハビリテーション学会が制定した方法[2, 3]で股関節可動域を測定する（表2）。評価には角度計を用いて行い，10°単位で記載する。まず背臥位で膝を屈曲位として股関節を屈曲させていく。伸展の評価は腹臥位で行うことが望ましい。疼痛などで体位変換が困難であれば，反対側の股関節を深屈曲させて屈曲拘縮がないことを確認しておく（Thomas test, 図5）。内・外転は背臥位で膝伸展位として計測する。内転は反対側の下肢を屈曲挙上して計測する。内・外旋については，股関節90°屈曲位で計測する。FAIの影響が考慮される場合には股関節伸展位での計測を追加する。その際は腹臥位で膝屈曲位にて計測する（図6）。腹臥位とするだけで，得られる股関節に関する情報は増えるので，手間を惜しまないようにすることが肝要である。
　股関節を屈曲していくと，外転・外旋位となるDrehmann徴候（図7）を認めた場合は，大腿骨頭すべり症やFAIのcam型の存在を疑う。
　診察の際に強く疼痛を訴える場合は，炎症性疾患や骨折の可能性があり，無理に検査は行わない。

股関節開排制限

　小児期，特に乳児期にDDHのスクリーニングに用いられる指標である。両側の下肢を持ちながら股関節を90°屈曲位とし，この状態から外転させていく（図8）。鉛直線と大腿骨軸とのなす角度（開排角）が70°以上の場合は正常とされる。70°未満の場合は，開排制限がありと判定し，DDHを疑う。開排した際の鼠径皺の非対称は，強くDDHを疑う所見である。

表2 股関節可動域測定法（日本整形外科学会，日本リハビリテーション医学会制定）

運動方向	参考可動域角度(°)	基本軸	移動軸	測定肢位および注意点	参考図
屈曲 flexion	125	体幹と平行な線	大腿骨（大転子と大腿骨外顆の中心を結ぶ線）	骨盤と脊柱を十分に固定する。屈曲は背臥位，膝屈曲位で行う。伸展は腹臥位，膝伸展位で行う。	
伸展 extension	15				
外転 abduction	45	両側の上前腸骨棘を結ぶ線への垂直線	大腿中央線（上前腸骨棘より膝蓋骨中心を結ぶ線）	背臥位で骨盤を固定する。下肢は外旋しないようにする。内転の場合は，反対側の下肢を屈曲挙上してその下を通して内転させる。	
内転 adduction	20				
外旋 external rotation	45	膝蓋骨より下ろした垂直線	下腿中央線（膝蓋骨中心より足関節内外果中央を結ぶ線）	背臥位で，股関節と膝関節を90°屈曲位にして行う。骨盤の代償を少なくする。	
内旋 internal rotation	45				

（文献2，3より）

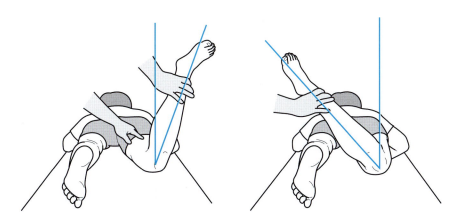

図6 腹臥位での内・外旋検査
膝関節を90°屈曲し，下腿と鉛直線のなす角度を測定する。

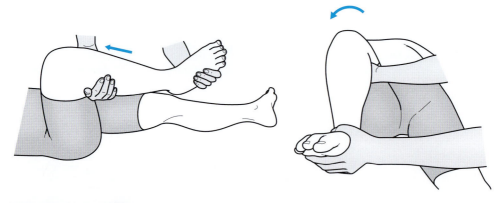

図7 Drehmann徴候
股関節を屈曲していくと，外転・外旋位となる。

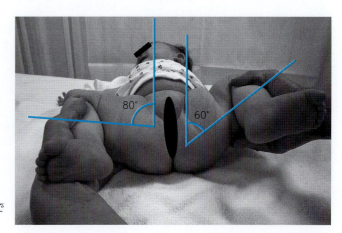

図8 股関節開排制限
右は80°開排できている（正常）。左は60°の開排で開排制限を認める。

クリックと股雑音

　股関節を動かしていく際にクリックを感じることがある。関節外型弾発股ではクリックを感じるだけでなく，股雑音を聴取する場合がある。比較的多いものとして，外側型弾発股と内側型弾発股がある。外側型は股関節の内・外旋時に大転子の部分で腸脛靱帯による弾発現象が生じる。内側型は腸恥隆起の部分で腸腰筋により生じるもので，股関節開排位から中間位に戻す際に生じることが多い。習慣性股関節脱臼，亜脱臼や股関節唇損傷などによる関節内型弾発股で股雑音を聴取することは少ない。

　乳児期にDDHのスクリーニングに用いられるOrtolaniのクリックテスト[4]がある。股関節90°屈曲位，膝屈曲位として大腿部を持って大転子を押しながら開排を強くしていくと，脱臼している場合には骨頭が整復されることによりクリックを感じる。次いで大腿長軸に牽引しながら股関節の開排を減らすと，骨頭が再度脱臼位に戻るので第2のクリックを感じる。ただし日本小児股関節研究会では無理に行わないように指導している。

インピンジメントテスト[5]

　股関節を屈曲90°として内転・内旋を加えていく（前方インピンジメントテスト）と，疼痛が誘発される場合は前方インピンジメントサイン陽性とする（図9）。大腿骨近位部前面と寛骨臼前方がインピンジメントすることで症状が出現するFAIの症例や，股関節唇損傷が同部に存在する場合に陽性となる。股関節を伸展位として，外旋を加える（後方インピンジメントテスト）ことで，疼痛が誘発される場合は後方インピンジメントサイン陽性とし（図10），やはりFAIや股関節唇損傷を疑う所見となる。

FABER test [6] (Patrick sign)

　股関節を屈曲（flexion），外転（abduction），外旋（external rotation）位で行うテストで頭文字をとって，FABER testとよばれる（図11）。足部を反対側の膝に乗せて，上からおさ

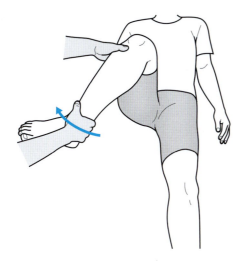
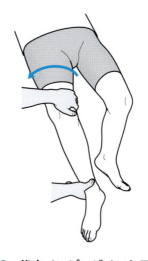

図9　前方インピンジメントテスト
股関節を屈曲90°として内転・内旋を加えていく。

図10　後方インピンジメントテスト
股関節を伸展位として外旋を加えていく。

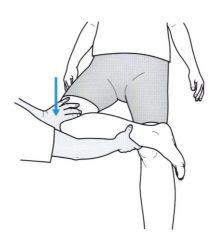

図11　FABER test（Patrick sign）
股関節を屈曲（flexion），外転（abduction），外旋（external rotation）位として，上からおさえる。

えることで疼痛が再現された場合は，股関節疾患もしくは仙腸関節疾患を疑う。腰椎疾患との鑑別に有用な手技である。

徒手筋力検査

　股関節周囲筋の徒手筋力評価（manual muscle test；MMT）は，股関節外転筋，股関節屈筋に対して行うことが多い。Normal(5)，good(4)，fair(3)，poor(2)，trace(1)，zero(0)の6段階で評価する。神経筋疾患だけでなく，長期罹患による廃用の程度の評価，股関節脱臼による股関節周囲筋の機能評価に用いる。L5神経根障害で股関節痛を生じる場合があるので，足関節背屈の筋力は評価しておくべきである。

（三谷　茂）

文 献

1) Falvey EC, Franklyn-Miller A, McCrory PR. The groin triangle：a patho-anatomical approach to the diagnosis of chronic groin pain in athletes. Br J Sports Med 2009；43：213-20.

2) 日本整形外科学会. 関節可動域表示ならびに測定法. 日整会誌 1995；69：240-50.

3) 日本リハビリテーション医学会. 関節可動域表示ならびに測定法. リハビリテーション医学 1995；32：207-17.

4) Ortolani M. Frühdiagnose und Freühbehandlung der angeborenen Hüftgelenkverrenkung. Kinderärzt Praxis 1951；19：404-7.

5) Tannast M, Siebenrock KA, Anderson SE. Femoroacetabular impingement：radiographic diagnosis—what the radiologist should know. AJR Am J Roentgenol 2007；188：1540-52.

6) Philippon MJ, Maxwell RB, Johnston TL, et al. Clinical presentation of femoroacetabular impingement. Knee Surg Sports Traumatol Arthrosc 2007；15：1041-7.

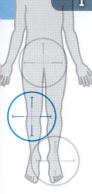

I 診察の進め方

膝関節の診察
膝関節の解剖

　膝関節は，大腿骨，脛骨および膝蓋骨からなる人体最大の関節で，屈曲・伸展に加え回旋運動も許容する。この複雑な運動を可能としているのが，骨形態，関節内・外の靱帯や半月板，膝周囲筋である。ここでは膝関節の解剖について概説する。

骨構造

大腿骨遠位端

　大腿骨遠位端は内側顆と外側顆からなり，外側顆が形態的に大きく，内側顆は広い関節面をもっている。両顆の間には大腿骨滑車(膝蓋骨溝)があり，その後方に顆間窩が続いている。大腿骨遠位前方部分は膝蓋大腿関節を，大腿骨遠位から後方部分は内・外側の大腿脛骨関節を構成している(図1，2)。

膝蓋骨

　膝蓋骨は大腿四頭筋腱内の種子骨であり，その関節軟骨の厚さは人体中最大である。大腿骨滑車との間で膝蓋大腿関節を形成し，中心稜(central ridge)を境とし，約2/3を占める外側関節面(lateral facet)と，小さい内側関節面(medial facet)に分かれている(図2c)。屈伸時に膝蓋大腿関節の接触面は膝蓋骨の遠位から近位に移動し，屈曲45～60°で接触面積が最大となる。

脛骨近位端

　脛骨近位端(脛骨プラトー)は内側顆と外側顆からなり，その骨性形状は大腿骨とは適合していない。内側顆は大きくほぼ平坦であるが，外側顆は凸面の形状をしており(図3d,e)，両顆ともに脛骨長軸に対し約10°後傾している(脛骨後方傾斜角)。脛骨プラトーの中央部には顆間隆起があり，大腿骨の側方安定性に寄与している。正面X線像では内側結節のほうが外側より大きく，顆間隆起間に前十字靱帯(anterior cruciate ligament；ACL)と半月板が付着している。

29

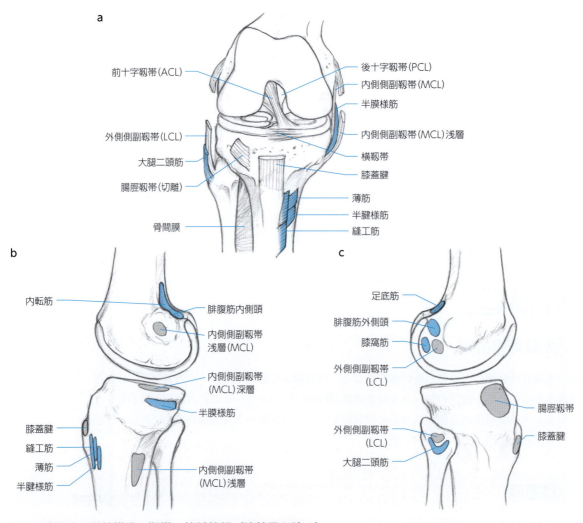

図1 膝関節の骨性構造と靱帯，筋付着部（膝蓋骨を除く）

腓骨

　腓骨は膝関節外であるが，脛骨と近位脛腓関節を形成している．腓骨頭部には外側側副靱帯（lateral collateral ligament；LCL）のほか，大腿二頭筋腱，膝窩腓骨靱帯（popliteofibular ligament）などが付着し，膝関節外側部の支持性に寄与している．

半月板

　半月板は三日月型の線維性軟骨であり，C字状でやや大きな内側半月板とO字状に近い外側半月板からなる（図3, 4）．その断面は辺縁が厚い楔状となっており，脛骨上で大腿脛骨関節面を安定化させ，荷重を分散する機能を担っている．半月板の外縁約1/3には血行があるが，中央部は無血行野であり，関節液から栄養を受けている．半月板は前後に可動性があり，その動きは外側半月板で大きく，膝屈伸時の大腿脛骨関節面の適合性を維持している（図3d, e）．

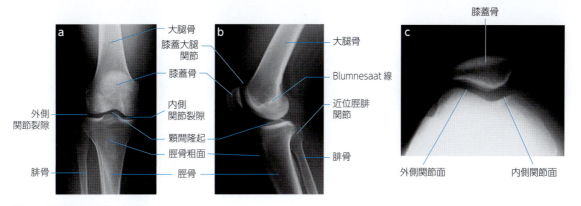

図2 膝関節単純X線像
a：正面像
b：側面像
c：軸射像

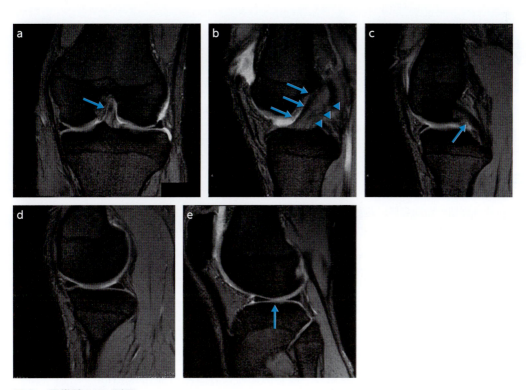

図3 正常膝MRI所見
a：冠状断像。顆間部にACLが描出されてる（矢印）。
b：矢状断像。本症例ではACLの前内側線維束（矢印）と後外側線維束（矢頭）が明瞭に描出されている。
c：PCL（矢印）は正常では後方凸の弧状を呈する。
d：内側半月板（矢状断像）。
e：外側半月板（矢状断像）。外側プラトーは凸型（矢印）を呈する。

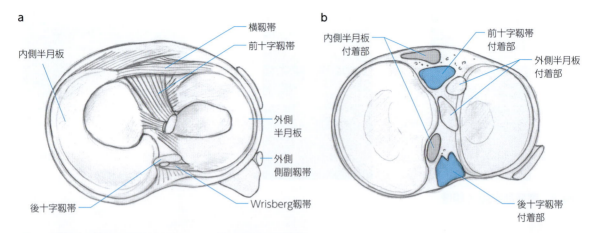

図4　内側・外側半月板と半月板，十字靱帯脛骨付着部
a：内側半月板は内側プラトーの約1/2を，外側半月板は外側プラトーの約3/4を被覆する。
b：内側半月板前角・後角付着部（グレー），外側半月板前角・後角（白），および前十字・後十字靱帯（青）の付着部。

靱帯

靱帯は膝関節の静的安定性と関節の動きを誘導する役割を担っている。関節内に存在するACLと後十字靱帯（posterior cruciate ligament；PCL），関節外靱帯である内側側副靱帯（medial collateral ligament；MCL）やLCLなどからなる。

前十字靱帯（ACL）

ACLは大腿骨外側顆の顆間窩側に起始し，顆間窩を斜め前方に走行して脛骨顆間隆起部に付着している。脛骨前方制動とともに回旋を制御しているが，機能的に前内側線維束（anteromedial bundle）と後外側線維束（posterolateral bundle）の2つの線維束に分けられる。伸展位で両線維束はほぼ並行に走行し，全体的に緊張するが，屈曲位で後外側線維束は弛緩する（図5a，b）。

後十字靱帯（PCL）

PCLは，大腿骨内側顆の顆間窩側に起始し，脛骨関節面後方の陥凹部（posterior intercondylar fossa）に付着している。前外側線維束と後内側線維束からなり，ACLの約2倍の強度をもち，主に脛骨の後方制動を担っている（図5c，d）。

内側側副靱帯（MCL）

MCLは幅の広い靱帯で，浅層と深層から構成され，浅層が主に外反制動性を担っている。MCL浅層は大腿骨内側上顆から始まり，鵞足下層で関節裂隙より遠位4〜5cmの部位に

付着する．ACL線維と同様に，伸展位では線維全体が平行に走行するが，屈曲位では後方部分が弛緩する（図6a, b）．MCLの後方には半膜様筋付着部より広がる後斜靱帯（posterior oblique ligament）が存在し，膝の後内側支持機構として重要である．

外側側副靱帯（LCL）

LCLは，大腿骨外側上顆から始まり腓骨頭に付着し，脛骨の内反制動性と回旋制動を担っている．内反・回旋制動性に関しては，膝窩筋腱複合体や大腿二頭筋腱，弓状靱帯なども関与しており，外傷時にはこれらが複合して損傷することが多いため，まとめて後外側支持機構とよばれることが多い（図6c）．

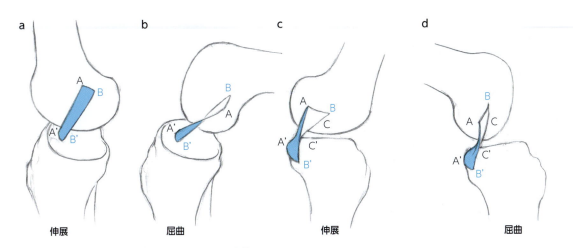

図5　伸展屈曲時における ACL と PCL の走行
a, b：ACLの後外側線維束（B－B'）は屈曲位で弛緩する．
c, d：PCLは伸展位で弛緩し，屈曲で緊張する．

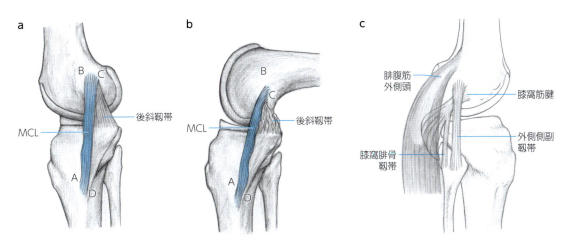

図6　MCL および後外側支持機構
a, b：MCLは幅広い靱帯で，後方線維（C－D）は屈曲位で弛緩する．
c：後外側支持機構

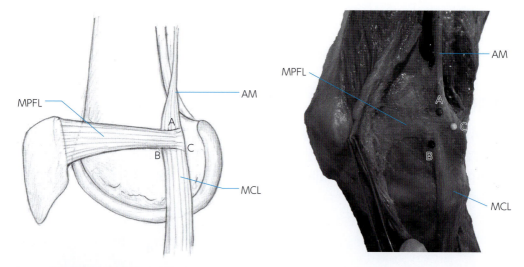

図7　内側膝蓋大腿靱帯（MPFL）
MPFLは，大内転筋結節（A），内側上顆（B）と腓腹筋内側頭付着部（C）に囲まれた位置から始まり，膝蓋骨内縁に付着する。
AM：大内転筋腱，MCL：内側側副靱帯

> **トピックス−内側膝蓋大腿靱帯（MPFL）**
> 　内側膝蓋大腿靱帯（medial patello-femoral ligament；MPFL）は，膝関節の支持機構ではないが，膝蓋骨（亜）脱臼時に損傷されることから臨床的に重要な靱帯である。大内転筋結節とMCL付着部間から始まり，内側広筋の深層を通り膝蓋骨内側面に付着する靱帯で，膝蓋骨外側移動の第一の制御機構である（**図7**）。

筋肉

　筋肉は膝関節の動的安定性に寄与している（**図8**）。大腿前面には，①大腿直筋，②内側広筋，③外側広筋，④中間広筋からなる大腿四頭筋（quadriceps）がある。4つの筋腱は大腿四頭筋腱となり膝蓋骨を経由し，膝蓋腱が脛骨粗面に停止する。この部分を総称して膝伸展機構とよんでいる。内側には縫工筋，薄筋，半腱様筋が鵞足となり脛骨前内側部に付着する。その後内側部には半膜様筋が付着している。外側は，大腿筋膜張筋と大殿筋の腱様部分である腸脛靱帯がGerdy結節に停止している。腸脛靱帯の後方には大腿二頭筋があり，腓骨頭に付着している。ハムストリング（hamstrings）は坐骨結節を起始とする大腿二頭筋と，半膜様筋，半腱様筋の総称である。後方の大腿骨内側顆より腓腹筋内側頭が，大腿骨外側顆から腓腹筋外側頭が起始している。伸筋群は大腿神経に，屈筋群は坐骨神経や脛骨神経によって支配されている（**表1**）。

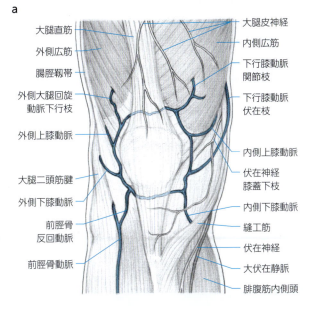
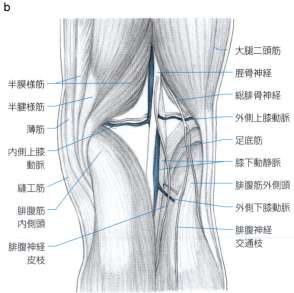
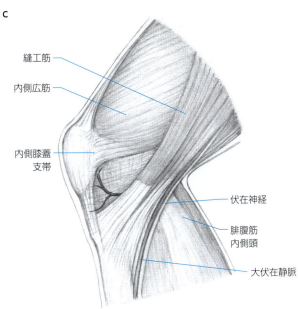
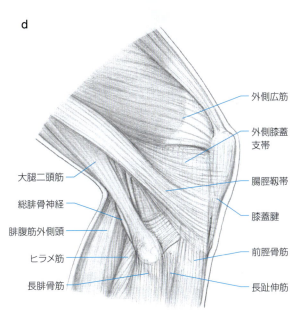

図8　膝関節周囲筋と表層の神経・血管
a：大腿前面
b：大腿後面
c：内側面
d：外側面

神経

膝関節の主要な神経は，大腿神経（femoral nerve），脛骨神経（tibial nerve）と総腓骨神経（common peroneal nerve）である。

大腿神経

大腿神経は大腿前面で大腿四頭筋と縫工筋に筋枝を出し，大腿前内側の皮膚に分枝する前皮枝と伏在神経（saphenous nerve）に分かれる（**図8a**）。伏在神経は膝関節の下内側の皮膚に膝蓋下枝（infrapatellar branch）を分枝する。本神経は，ハムストリング腱の採取時に損傷されることがある。

表1　膝関節の運動に関与する筋と支配神経

大腿伸筋群		起始部	停止部	神経支配
大腿四頭筋	大腿直筋	下前腸骨棘，寛骨臼上方	脛骨粗面	大腿神経
	外側広筋	大腿骨粗線外側	脛骨粗面	大腿神経
	内側広筋	大腿骨粗線内側	脛骨粗面	大腿神経
	中間広筋	大腿骨前面と両側面	脛骨粗面	大腿神経
縫工筋		上前腸骨棘	脛骨粗面内側	大腿神経
大腿筋膜張筋		上前腸骨棘，中殿筋膜	腸脛靱帯	上殿神経
大腿屈筋群		**起始部**	**停止部**	**神経支配**
大腿二頭筋		短頭：大腿骨粗線の外側唇 長頭：坐骨結節	腓骨頭	坐骨神経 短頭：総腓骨神経 長頭：脛骨神経
半腱様筋		坐骨結節	脛骨内側鵞足	脛骨神経
半膜様筋		坐骨結節	脛骨内側鵞足	脛骨神経
薄筋		恥骨結節の外側	脛骨内側鵞足	閉鎖神経
下腿屈筋群		**起始部**	**停止部**	**神経支配**
腓腹筋		内側頭：大腿骨内側上顆 外側頭：大腿骨外側上顆	踵骨腱	脛骨神経
ヒラメ筋		ヒラメ筋線	踵骨腱	脛骨神経
膝窩筋		大腿骨外側上顆	脛骨後面	脛骨神経
足底筋		大腿骨外側上顆	踵骨隆起	脛骨神経

（文献4より）

脛骨神経，総腓骨神経

　脛骨神経と総腓骨神経は，大腿中央部で坐骨神経から分かれ，膝窩部に存在する。脛骨神経は膝窩部では膝窩動静脈の後方を下行し，下腿に至る。総腓骨神経は大腿二頭筋の内側縁に沿って下行し，腓骨頭部をまわり，浅・深腓骨神経へと分かれる。腓骨神経は腓骨頭部に密に接して走行し，可動性に乏しく麻痺をきたしやすい。

血管

　膝関節に分布する動脈として，膝窩動脈から分枝する内側・外側上膝動脈，内側・外側腓腹動脈，内側・外側下膝動脈がある。膝窩動脈は，膝窩部でこのように多くの分枝を出していることに加え，近位は内転筋管（内転筋腱裂孔），遠位はヒラメ筋に固定され，可動性に乏しく膝関節脱臼の際にしばしば膝窩動脈損傷が合併する。

　膝関節内側には脛骨内果から上行する大伏在静脈（great saphenous vein）が存在し，近位で大腿静脈に合流する。小伏在静脈（small saphenous vein）は，腓腹筋内側頭と外側頭の間を膝窩部に向かい上行して膝窩静脈に合流するため，膝関節後方アプローチの際のランドマークとして有用である。

（石橋恭之）

文献

1) Girgis FG, Marshall JL, Monajem A. The cruciate ligaments of the knee joint. Anatomical, functional and experimental analysis. Clin Orthop Relat Res 1975；106：216-31.
2) Warren LA, Marshall JL, Girgis F. The prime static stabilizer of the medical side of the knee. J Bone Joint Surg Am 1974；56：665-74.
3) LaPrade RF, Ly TV, Wentorf FA, et al. The posterolateral attachments of the knee：a qualitative and quantitative morphologic analysis of the fibular collateral ligament, popliteus tendon, popliteofibular ligament, and lateral gastrocnemius tendon. Am J Sports Med 2003；31：854-60.
4) 押田　翠. 外科的解剖学. 膝関節の外科. 廣畑和志，ほか編. 東京：医学書院；1996. p5-10.

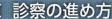
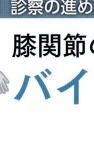

I 診察の進め方

膝関節の診察
バイオメカニクス

　膝関節は荷重関節のなかでも可動範囲が大きい一方，その骨性支持はきわめて不良である．さらに最長の長管骨である大腿骨と，2番目に長い脛骨というレバーアームを介して大きな介達外力が加わりやすいことから，靱帯損傷などの外傷をきたしやすい．また，膝蓋骨を中心とした膝伸展機構は運動時に過大な負荷を受けるため，overuse障害の好発部位でもある．膝関節のバイオメカニクスを理解することは，疾患の病態と治療を理解するうえで必須である．

解剖軸と機能軸

大腿脛骨角（FTA）

　荷重関節である膝関節では，下肢アライメントを評価することが重要である．大腿骨長軸と脛骨長軸のなす角度（解剖軸）が大腿脛骨角（femorotibial angle；FTA，膝外側角）であり，その正常値は175～178°である（図1a）．

Mikulicz線

　股関節中心（大腿骨頭中心）と足関節中心を結ぶ荷重線がMikulicz線（機能軸）である．正常では，関節裂隙のレベルで膝関節の内・外側幅の中心から約10％内側の位置を通過する（図1b）．荷重軸の偏位を表す方法に％MAが用いられており，これは荷重線が脛骨プラトー最内側点から通過する位置をパーセント表示するものである（図2）．機能軸が内側に偏位すると内側モーメントが増大して内側コンパートメントの圧迫負荷が増大し，外側へ偏位すると外側コンパートメントの負荷が増大する．

Q角

　Q角（Q-angle）は，大腿四頭筋（quadriceps）の"Q"であり，上前腸骨棘と膝蓋骨中央を結ぶ線と，膝蓋骨中央と脛骨粗面を結ぶ線がなす角度である（図1c）．Q角の増大は，膝蓋骨を外側へシフトさせる力が増大することを意味し，その平均値は14°で，20°以上が異常とされる．

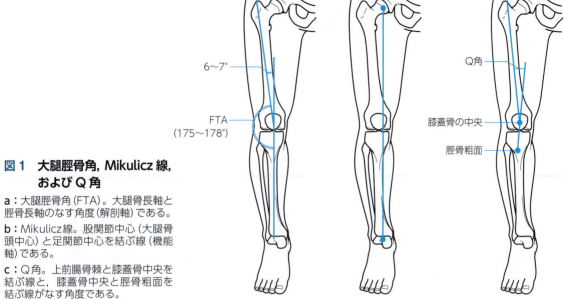

図1 大腿脛骨角，Mikulicz線，およびQ角

a：大腿脛骨角(FTA)。大腿骨長軸と脛骨長軸のなす角度(解剖軸)である。
b：Mikulicz線。股関節中心(大腿骨頭中心)と足関節中心を結ぶ線(機能軸)である。
c：Q角。上前腸骨棘と膝蓋骨中央を結ぶ線と，膝蓋骨中央と脛骨粗面を結ぶ線がなす角度である。

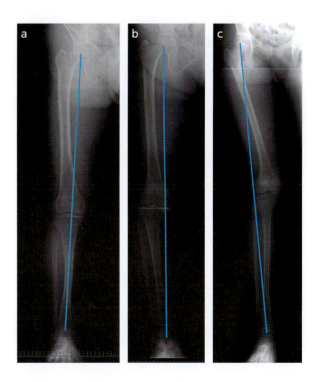

図2 正常，内反，外反の各下肢アライメント

a：正常下肢アライメント(％MA：41％)
b：内反下肢アライメント(％MA：8％)
c：外反下肢アライメント(％MA：100％)

運動軸と運動

　膝関節の運動は，転がり運動（rolling）とすべり運動（gliding）に回旋が加わった多中心性（polycentric）の動きである．膝屈曲20°前後まではすべり運動が主体であり，屈曲するにつれ転がり運動の割合が大きくなる（図3）．60°以上の屈曲となると，大腿骨外側顆の転がりが内側顆より大きくなるために脛骨は徐々に内旋するが，この複合運動により深屈曲が可能となる．膝伸展位では，靱帯などの軟部組織の緊張に加え，関節面適合性の変化により，大腿骨内側顆の転がり運動が外側に比べて大きくなるため，完全伸展位で脛骨が外旋するscrew home movement（終末伸展回旋）が生じる（図4）．

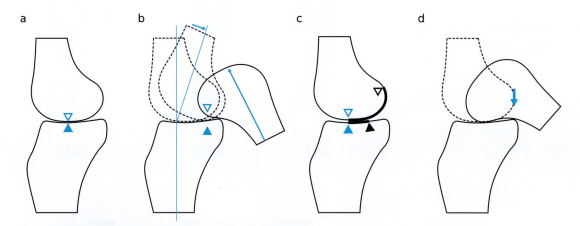

図3　膝関節の運動
a，b：大腿骨と脛骨の接触部位は，屈曲するにつれて転がりとすべりを生じ，接触点は後方に移動する．
c：大腿骨と脛骨の接触点は大腿骨側で長いことから，大腿骨は転がり運動にすべり運動が組み合わさっていることがわかる．
d：Rollbackがないと深屈曲が得られない．

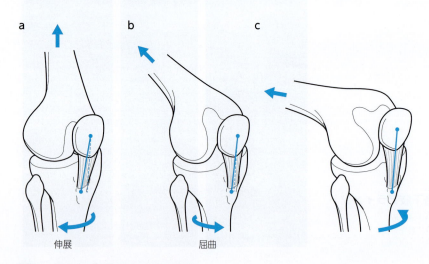

図4　Screw home movement
a：伸展位で脛骨は大腿に対して外旋する．
b，c：屈曲すると大腿骨外側顆の転がりが内側顆より大きくなるため，脛骨は徐々に内旋する．

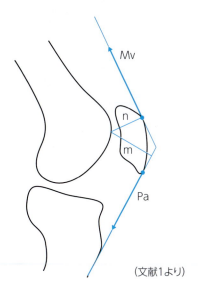

図5 膝伸展機構
大腿四頭筋の力（Mv）は膝蓋骨により膝関節の伸展力（Pa）に転換される。

(文献1より)

膝蓋骨

　膝蓋骨の機能はいくつかあるが，バイオメカニクス的に重要な機能は，膝伸展機構のレバーアームを増やすことにより四頭筋の効率を高めることである[2]（**図5**）。膝蓋骨が存在することにより，伸展モーメントは50％近く増大するといわれている。膝蓋骨は人体で最も厚い軟骨をもっているが，歩行時に膝蓋大腿関節に加わる力は体重の0.5倍，階段昇降時には3.3倍にも達するとされ，日常生活において体重の数倍の力が膝蓋大腿関節に加わるとされている。

半月板

　半月板は適合性の不良な大腿脛骨関節面の接触面を広げ，荷重を分散し安定性を高める機能をもっている。組織学的にみると，Ⅰ型コラーゲンが円周状に配列するcircumferential fiberと，それらを束ねるように存在する少量のradial fiberからなる（**図6a**）。前者はhoop構造を形成し，半月板前角および後角で脛骨に強固に付着している。

　大腿骨顆部から半月板へかかる荷重は，垂直方向のベクトルと半月板を放射方向に逸脱させるベクトルとに分けられる。前者は脛骨プラトーからの反力で打ち消され，放射方向のベクトルは，半月板のhoop構造において引っぱり力（hoop stress）に変換され，半月板前角および後角を介して脛骨に伝達される（**図6b**）。大腿脛骨間接触圧の50％以上が半月板を介し伝達されているとされており，半月板全切除により接触面積は50％以上減少し，より大きな応力集中が生じる。また，半月板の付着部損傷やradial tearが生じるだけでもhoop機構が破綻し，応力集中が生じる。このように半月板切除や損傷は，軟骨変性を進行させる要因となる。

（石橋恭之）

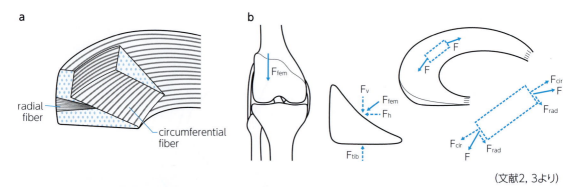

(文献2, 3より)

図6　半月板の組織構造と荷重分散

a：半月板のコラーゲン配列は円周状に配列する線維（circumferential fiber）と，それらを束ねるように存在する放射状の線維（radial fiber）からなる[2]。
b：垂直方向の力は半月板のhoop構造において引っぱり力（hoop stress）に変換される[3]。

文献

1) Fulkerson JP, Hungerford DS. Imaging of the patella-femoral joint. Disorders of the patellafemoral joint. Fulkerson JP, editor. Baltimore：Williams & Wilkins；1990. p.25.
2) Petersen W, Tillmann B. Collagenous fibril texture of the human knee joint menisci. Anat Embryol（Berl）1998；197：317-24.
3) Setton LA, Guilak F, Hsu EW, et al. Biomechanical factors in tissue engineered meniscal repair. Clin Orthop Relat Res 1999；367 Suppl：S254-72.

I 診察の進め方

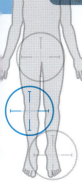

膝関節の診察
診察の実際

問診

　問診を開始するにあたっては，患者の年齢，性別から発生頻度の高い，あるいは注意すべき疾患を想起する（**表1**）。他の運動器疾患と同様に主訴，既往歴，家族歴，職業，スポーツ歴，現病歴の順に聴取する。膝関節疾患においても疼痛を主訴として医療機関を受診する患者が圧倒的に多く，それ以外では腫脹，変形，可動域制限，膝くずれ，腫瘤の触知などがある。既往歴では主な疾患の治療歴に加え，治療の有無を問わず過去の主だった外傷歴も聴取する。血友病の合併や抗血栓薬の服用がある場合には，誘因なく出現した腫脹は関節血腫を疑う。関節リウマチや膝蓋骨不安定症では家族歴の聴取が有用なことがある。スポーツに関連した損傷ではスポーツ種目，競技歴，プレーポジション，競技レベルの聴取が不可欠である。

　疼痛を主訴とする場合，現病歴を聴取するにあたっては，その部位を可能な限り具体的に特定する。これにより推定される疾患をある程度絞り込むことが可能となる（**表2**）。小児や高齢者では疼痛部位を正確に答えることが必ずしも容易ではない。問診票に図示するか，部位を直接身体上で示してもらう。次いで疼痛の発現機序を明らかにする。明らかな外傷歴があったのか，誘因となるエピソードはなかったか，以前にも同様の症状はなかったか，などは医師側から積極的に問う。スポーツ活動中の外傷では靱帯損傷や膝蓋骨脱臼を，さらに高エネルギーによる外傷では骨折，複合靱帯損傷，膝関節脱臼を疑う。スポーツに関連する外傷歴のない疼痛ではoveruse障害を疑い，学童期では骨端症，思春期以降では腱症，疲労骨折を疑う。中高齢者における慢性疼痛では変形性膝関節症を第一に考えるが，軽微な外傷を契機として発症した高齢者の疼痛では特発性骨壊死も疑う。疼痛の発現時期（安静時痛，動作時痛，夜間時痛など）やその性状（持続性，間欠性，激痛，鈍痛など）も忘れずに聴取する。疼痛の程度をうまく表現できない場合には，visual analogue scaleやnumerical rating scaleなどを使用することも有用である。

視診

　視診では，まず腫脹や発赤，変形，筋萎縮の有無，アライメントを患・健側で比較しながら観察する。腫脹の局在，範囲を観察し，局所的か，膝関節全体に及ぶのか，膝関節を越えて拡大しているのか判断する。外傷後急性期であれば関節血腫を疑う。慢性疾患で膝蓋上嚢を中心とした腫脹であれば関節水腫を第一に疑う。まれに膝蓋骨前面に局在する腫

表1 各年代で発生頻度の高い膝関節疾患

年代	疾患名
幼児期	円板状半月，習慣性膝蓋骨脱臼，Blount病
学童期	Osgood-Schlatter病，Sinding Larsen-Johansson病，有痛性分裂膝蓋骨，円板状半月，反復性膝蓋骨脱臼，離断性骨軟骨炎，悪性骨腫瘍
思春期	膝靱帯損傷，半月損傷，ジャンパー膝，有痛性分裂膝蓋骨，反復性膝蓋骨脱臼，腸脛靱帯炎，離断性骨軟骨炎，疲労骨折
成人期	膝靱帯損傷，ジャンパー膝，膝蓋大腿関節障害，腸脛靱帯炎，関節リウマチ
中高年期	変形性膝関節症，特発性骨壊死症

表2 疼痛の部位から推定される膝関節疾患

部位	疾患名
膝前面	Osgood-Schlatter病，Sinding-Larsen-Johansson病，ジャンパー膝，有痛性分裂膝蓋骨，膝蓋骨不安定症，膝蓋大腿関節障害
内側	内側側副靱帯損傷，内側半月損傷，鵞足滑液包炎，変形性膝関節症
外側	外側半月損傷，腸脛靱帯炎，膝窩筋腱炎
膝窩	後十字靱帯損傷，半月損傷，Baker嚢腫

脹で，膝蓋前皮下滑液包の水腫の場合があり関節水腫との鑑別が必要である。中高齢者で膝窩に限局する腫脹の場合はBaker嚢腫を疑う。発赤を伴う腫脹であれば炎症の存在を疑い，化膿性関節炎・滑液包炎を念頭に置いて診察を進める。外傷後に生じた腫脹を伴う変形では，骨折，膝関節脱臼，複合靱帯損傷を疑う。膝蓋骨脱臼では膝蓋骨が自然整復されず脱臼位のまま受診する症例もあり，外側に偏位した膝蓋骨を観察することができる。スポーツに関連したoveruse障害では，脛骨粗面の突出はOsgood-Schlatter病，膝蓋骨外上方の隆起は分裂膝蓋骨を疑う所見である。

筋萎縮は膝関節周囲に限局するのか，下肢全体に及ぶのかをまず観察する。内側広筋や外側広筋は厚い筋腹が膝関節に近い部位に存在するため，比較的筋萎縮を観察しやすい。一方，ハムストリングの筋萎縮を観察するためには大腿中央部からさらに近位まで観察する必要がある。膝関節疾患に伴う筋萎縮は二次性のものがほとんどであるが，中高齢者では脊椎疾患が合併していることも少なくないため神経学的検索も必要である。

アライメントの評価は仰臥位と立位の両方で行う。乳幼児の膝は生理的内反アライメントを示すが，歩行開始後より徐々に外反アライメントに転じ4歳前後で最大となり，その後は思春期までに外反は減少する。思春期以前に生じたアライメント異常では，骨端線障害が生じ骨の変形をきたしたものと考え原因の精査が必要である。一般的に中高齢者で内反アライメントを示す場合は変形性膝関節症を第一に疑い，外反アライメントを示す場合

は変形性膝関節症以外に関節リウマチの可能性も考慮する。

　膝蓋骨はその輪郭が比較的明瞭に観察可能なため，視診にて偏位や位置異常に気付くことがある。つま先を中間位として両足をそろえて立位をとった際に，膝蓋骨が内側に寄る所見はsquinting patellaとよばれ，大腿が内捻し大腿骨滑車面が内側を向くことに起因する（**図1**）。一方，下腿下垂位で座位をとらせた際に膝蓋骨前面が外上方を向く所見はgrasshopper eyeとよばれ，膝蓋骨高位のため膝蓋骨の滑車溝への収まりが不十分なために生じる。膝関節を側面から観察した際に，膝関節屈曲30°で膝前面の隆起が二峰性となることをcamel back signとよび，膝蓋骨高位のため膝蓋骨と膝蓋下脂肪体の隆起がそれぞれ独立して観察されるものである。

触診

　触診では腫脹や変形があればまずその性状，熱感の有無，腫瘤の有無を確認する。一般的に触診で最も重要なのは圧痛点の同定である。膝関節は体表面から触れることができる解剖学的ランドマークに恵まれている。これらとの位置関係を考慮しながら触診にて圧痛点の局在を詳細に確認する。これにより外傷後急性期では損傷組織の推定が可能となり，慢性疾患やoveruse障害においても診断を得るための有力な情報となる。主なものとして脛骨粗面（Osgood-Schlatter病），膝蓋骨下極（ジャンパー膝，Sinding Larsen-Johansson病），膝蓋骨遠位（疲労骨折），膝蓋骨の遠位内方（タナ障害），膝蓋骨外側縁（excessive lateral pressure syndrome），膝蓋骨近位外側（有痛性分裂膝蓋骨），内側半月裂隙（内側半月損傷，変形性膝関節症），脛骨内側プラトー（疲労骨折），鵞足（鵞足滑液包炎），大腿骨外側上顆（腸脛靱帯炎），外側関節裂隙（外側半月板損傷）などが挙げられる。

関節運動の診察

　関節を他動および自動で伸展・屈曲させ，疼痛の訴え，引っかかり感・軋音の有無，可動域制限を観察する。外傷急性期では膝関節以外の合併損傷による症状のため可動域制限が生じている場合もあるので注意する。急性の疼痛を伴い伸展あるいは屈曲が一定の角度で制動されるロッキング現象を呈する場合には，損傷半月板や関節内遊離体の嵌頓を疑う。小児で屈曲位から伸展した際に伸展位付近で弾発現象を生じる場合には，円板状半月板の存在を疑う。他動伸展が正常であるにもかかわらず，下肢自動伸展挙上時に生じる伸展制限は，膝伸展機構の機能不全の所見として重要である。自覚症状がある特定の動作で生じる場合には，可能な限りその動作における膝関節運動を再現させ，症状の有無を確認する。

身体計測

関節可動域

　他の関節と同様，「関節可動域表示ならびに測定方法」（日本整形外科学会ならびに日本リハビリテーション医学会制定）に沿って測定する。患者を仰臥位とし，大腿骨大転子と

外顆中心を結ぶ線を基本軸，腓骨頭と外果を結ぶ線を移動軸とする。自動および他動運動における最大伸展角度，最大屈曲角度を角度計を使用して測定し，5°刻みで表示する。参考可動域角度は伸展0°，屈曲130°であるが，必ず両側で測定し比較する。伸展制限が軽度の場合には，膝関節が診察台の端になるよう腹臥位とさせ，踵の高さの患・健側差を測定する（heel height difference，図2）。生理的な範囲を超えて伸展する場合を反張膝とよぶ。明確な基準はないが，全身関節弛緩性を評価する項目のなかでは，伸展10°以上で陽性と判定される。可動域制限をきたす場合には，その性状，疼痛・引っかかり感・軋音の有無，自動・他動運動間の角度差を記録する。

Q角

Q角とは大腿四頭筋の作用方向と膝蓋腱がなす角度であり，上前腸骨棘と膝蓋骨中心を結ぶ線と膝蓋骨中心と脛骨粗面を結ぶ線から計測される。20°を超えるQ角は異常値とされ，膝蓋骨不安定症の解剖学的素因の1つである。膝蓋骨が外側に偏位したままQ角を測定すると過小評価となるため，膝蓋骨を滑車溝の延長線上に整復した状態で測定する。

周径

大腿周径は膝蓋骨上縁を基準として，その近位5cm，10cm，15cmと5cm刻みの高位で測定されることが多い。下腿周径は最大周径を測定する。腫脹や筋萎縮が限局している場合には，最も所見が顕著な高位で測定し，患・健側で比較することが重要である。

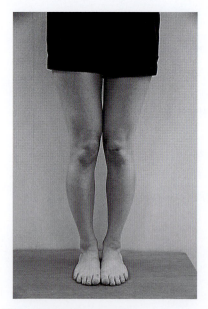

図1　Squinting patella
大腿が内捻し大腿骨滑車面が内側を向くことで膝蓋骨が内側に寄る。

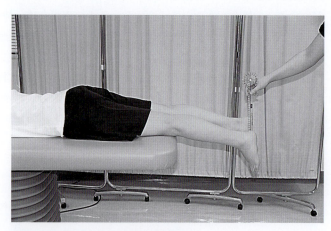

図2　Heel height difference
膝関節が診察台の端になるよう腹臥位とさせ，踵の高さの患・健側差を測定する。

脚長

　下肢長は上前腸骨棘から内果までの距離である棘果長と，大転子から外果までの距離である転子果長を測定し，患・健側で比較する。両者の患・健側差が一致する場合には，膝関節を含む大腿から下腿までの間に脚長差の原因がある。

筋力評価

　膝周囲筋，特に大腿四頭筋はそもそも筋力が強いため，軽微な筋力低下を徒手筋力検査で判定することは困難である。診察では片脚スクワットや片脚ジャンプなどを行わせ，動作のしやすさを患・健側で比較し参考にする。ハムストリングは座位に比較して腹臥位で筋長が短縮するため，腹臥位での評価が筋力低下を反映しやすい。

膝蓋跳動

　膝蓋上嚢を圧迫した状態で膝蓋骨を前方から大腿骨に押し付け，その際に膝蓋骨の浮き沈みを感じることができれば膝蓋跳動陽性である。一般的に膝蓋跳動が陽性の場合は，外傷後急性期であれば血腫が，慢性発症であれば水腫が疑われるが，必要であれば関節穿刺を行い確認する。前者では関節内骨折，靱帯損傷，膝蓋骨脱臼が，後者では半月板損傷，変形性膝関節症，膝蓋大腿関節障害，離断性骨軟骨炎，化膿性膝関節炎が鑑別診断として挙げられる。

関節動揺性・安定性

　脛骨大腿関節は骨形態の特徴上，骨自体による制動性はきわめて不良である。そのため関節安定性は関節周囲の軟部組織，特に靱帯の機能によって決定する。主要な靱帯である前十字靱帯，後十字靱帯，内側側副靱帯，外側側副靱帯の機能や損傷の有無は，主に徒手検査によって評価される。一方，膝蓋大腿関節の安定性は骨形態および軟部組織の両者に依存する。一般的に，反復性脱臼では膝関節伸展位付近で，習慣性脱臼では屈曲位で膝蓋骨の外側偏位が生じる。

前方引き出しテスト

　前十字靱帯の機能評価である前方引き出しテストでは，診察台上に仰臥位で膝関節屈曲90°とし下腿近位部に前方負荷を加える（**図3**）。膝窩に回した示指によりハムストリングの弛緩が十分に得られていることを確認し，前方関節裂隙に置いた母指で脛骨の前方移動量を触知する。両側で行い，患・健側差により正常，Ⅰ＋，Ⅱ＋，Ⅲ＋の4段階に判定されることが多い。あくまでも検者の主観的評価ではあるが，International Knee Documentation Committee（IKDC）による評価表では，それぞれに対応する測定機器やX線像を用いた測定値の目安（順に0〜2mm，3〜5mm，6〜10mm，＞10mm）が示されている。

Lachman test

　大腿骨顆上部と下腿近位部を把持し膝関節屈曲20〜30°とし，大腿部を固定した状態で下腿近位部に前方負荷を加える（**図4**）。前方引き出しテストと同様，患・健側差により正常，Ⅰ＋，Ⅱ＋，Ⅲ＋（IKDCによる目安：1〜2mm，3〜5mm，6〜10mm，＞10mm）の4段階に判定されるが，前十字靱帯機能不全の診断ではより高い有用性が示されている。定量評価する機器も商品化されており，特に再建術後の評価に用いられることが多い。移動量とともに脛骨前方移動が制動される際の性状（end point）も記録する。

Pivot shift test

　膝関節伸展位で下腿近位部と足関節周囲を把持し，膝関節に軸圧，外反，下腿内旋負荷を加えながら屈曲させていく。前十字靱帯機能不全があると，伸展位で前方に偏位していた脛骨外側プラトーが屈曲の途中で後方移動し，正常位置に整復される（**図5**）。外側脛骨大腿関節はともに関節面が凸形状であり，整復時には脛骨外側プラトーの頂点が大腿骨外顆の凸面を乗り越えて後方移動するため，この感触を触知することが重要である。一般的には正常（equal），Ⅰ＋（glide），Ⅱ＋（clunk），Ⅲ＋（gross）の4段階に判定されるが，弛緩性の強い膝関節では前十字靱帯損傷がなくても生理的な現象として観察されることがあるので必ず患・健側で比較する。定量化をめざした試みが報告されているが，意識下では不安感のため膝周囲筋の弛緩が十分に得られないことも少なくなく，測定結果の解釈には注意を要する。

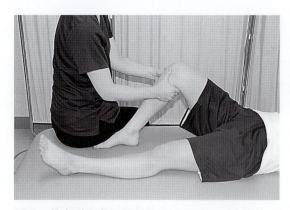

図3　前方引き出しテスト
膝関節屈曲90°で下腿近位部に前方負荷を加える。

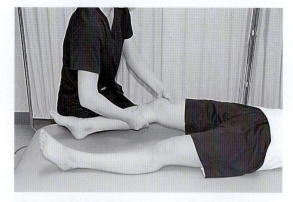

図4　Lachman test
大腿骨顆上部と下腿近位部を把持し膝関節屈曲20〜30°で脛骨前方負荷を加える。

後方引き出しテスト

　診察台上に仰臥位で膝関節屈曲90°とし膝周囲筋を十分に弛緩させると，重力により下腿近位は後方に移動する．後十字靱帯機能不全があると，脛骨プラトーの後方偏位が観察される（posterior sagging）．この状態でX線側面像を撮影すると（gravity sag view），脛骨後方移動の定量評価が可能である．さらにここから下腿近位を後方に押し込み，脛骨プラトー前縁と大腿骨顆部遠位端の位置関係を触知する．患・健側で比較し正常，Ⅰ＋，Ⅱ＋，Ⅲ＋（IKDCによる目安：0〜2mm，3〜5mm，6〜10mm，＞10mm）の4段階に判定される．

外反ストレステスト

　内側支持機構，主に内側側副靱帯の機能評価である．膝関節屈曲20〜30°として，外反ストレスを加え内側関節裂隙の開大を触知する（図6）．患・健側で比較し正常，Ⅰ＋，Ⅱ＋，Ⅲ＋（IKDCによる目安：0〜2mm，3〜5mm，6〜10mm，＞10mm）の4段階に判定される．

内反ストレステスト

　外側支持機構，主に外側側副靱帯の機能評価である．膝関節屈曲20〜30°として，内反ストレスを加え外側関節裂隙の開大を触知する（図7）．患・健側で比較し正常，Ⅰ＋，Ⅱ＋，Ⅲ＋（IKDCによる目安：0〜2mm，3〜5mm，6〜10mm，＞10mm）の4段階に判定される．

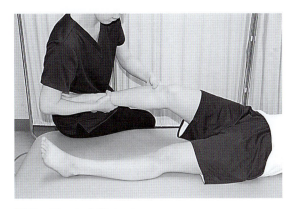

図5　Pivot shift test
膝関節伸展位で下腿近位部と足関節周囲を把持し，膝関節に軸圧，外反，下腿内旋負荷を加えながら屈曲させ，脛骨外側プラトーの後方移動を観察する．

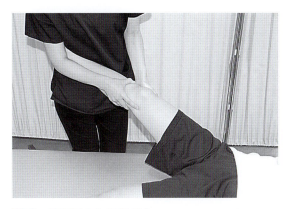

図6　外反ストレステスト
膝関節屈曲20〜30°として，外反ストレスを加え内側関節裂隙の開大を触知する．

ダイアルテスト

　診察台で腹臥位とし膝関節屈曲30°あるいは90°とする。足部を把持し下腿に外旋負荷を加え回旋角度を測定し，患・健側差を評価する（図8）。後外側構成体の機能不全があると動揺性が観察される。IKDCでは≦5°，6～10°，11～19°，≧20°の4段階に判定している。

膝蓋大腿関節の動揺性

　Apprehension testでは，仰臥位で膝蓋骨内側縁に外側方向への圧迫力を加えた状態で，伸展位から他動屈曲あるいは膝関節屈曲30°から自動伸展を行う（図9）。脱臼不安感や不安定感を訴える場合には外側不安定性陽性とする。不安定性が強い場合には，膝蓋骨に外側方向への圧迫力を加えた時点で抵抗性の大腿四頭筋収縮が生じる場合もある。Lateral patellar glide testおよびmedial patellar glide testは膝関節伸展位および屈曲30°で行い，膝蓋骨を内外側に移動させ，それぞれ膝蓋骨幅の1/2以上外側，内側に移動した場合を動揺性陽性とする。膝蓋大腿関節の動的安定性を評価するためには膝蓋骨トラッキングを観察する。J signは膝関節を伸展位から他動屈曲していった際に，膝蓋骨が急激に内側移動し滑車溝に収まる現象である。Active patellar subluxation testは，下腿下垂位から自動伸展させた際に，膝蓋骨が滑車溝から外側移動する現象である。

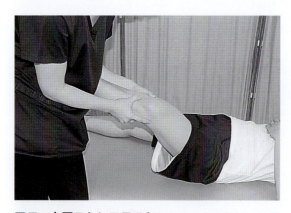

図7　内反ストレステスト
膝関節屈曲20～30°として，内反ストレスを加え外側関節裂隙の開大を触知する。

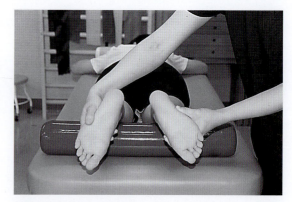

図8　ダイアルテスト
膝関節屈曲30°あるいは90°で，足部を把持し下腿に外旋負荷を加え回旋角度を測定する。

疼痛誘発テスト

外傷後の急性期や一部の炎症性疾患を除き，膝関節痛は関節運動や動作時に出現することが多い．診察時に疼痛を再現することが可能であれば，診断にとって有用な所見となる．自覚症状が特定の動作で生じている場合には，可能な限りその動作を行わせ症状の再現を確認する．主な疼痛誘発テストを解説する．

McMurray test

仰臥位で股関節，膝関節深屈曲位とする．一方の手で検査側の関節裂隙を触知し，他方の手で足部を把持し下腿を内旋あるいは外旋させながら，膝関節を徐々に伸展させる（図10）．疼痛あるいは引っかかり感の訴え，クリックの触知が得られれば陽性とする．半月板損傷の所見として報告されたが，他の疾患でも陽性となることも少なくなく特異度は低い．

Apley test

腹臥位で膝関節屈曲位とする．足部を把持し下腿を遠位方向に牽引あるいは近位方向に圧迫しながら内・外旋する（図11）．疼痛あるいは引っかかり感の訴えがあれば陽性とするが，McMurray testと同様，単独検査による半月板損傷の診断率は高くない．

Grasping test

仰臥位とし膝関節を屈曲位とする．大腿骨外側上顆を同定し，そのやや近位で腸脛靱帯を圧迫する．膝関節を自動伸展させ疼痛が再現されれば陽性となる．腸脛靱帯炎の診断に用いられる．

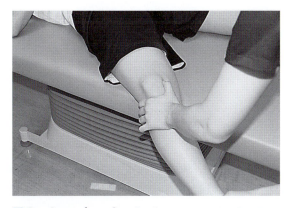

図9 Apprehension test
仰臥位で膝蓋骨内側縁に外側方向への圧迫力を加えた状態で，伸展位から他動屈曲あるいは膝関節屈曲30°から自動伸展を行う．

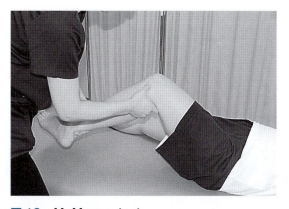

図10 McMurray test
仰臥位で股関節，膝関節深屈曲位とし，下腿を内旋あるいは外旋させながら他動的に膝関節を徐々に伸展させる．

膝伸展機構の疼痛誘発テスト

　Single-leg decline squat testでは25～30°の斜面台に片脚立位となりスクワット動作をさせる（図12）。膝前面痛が再現されれば陽性で，ジャンパー膝に代表される膝伸展機構のoveruse障害の診断に用いられる。Patellar compression testでは仰臥位で膝関節屈曲30°とし，膝蓋骨の内・外側関節面を大腿骨滑車溝に押し込むように内・外側に圧迫し，疼痛誘発の有無を確認する。Patellar grinding testでは膝関節伸展位とし膝周囲筋を十分弛緩させ，膝蓋骨大腿関節に圧迫力を加えながら膝蓋骨を近位および遠位方向に移動させ，疼痛誘発の有無を確認する。Clark signでは，同様な肢位で膝蓋骨上極を検者の手で固定したうえで大腿四頭筋を収縮させ，疼痛により筋収縮を維持できない場合を陽性とする。

全身関節弛緩性

　全身関節弛緩性は膝蓋骨不安定症の危険因子として報告されており，その評価は診断の助けとなる以外に治療法の選択にも必要である。評価法としてはCarterらの方法（手関節掌屈，指関節伸展，肘関節伸展，膝関節伸展，足関節背屈）と東大式（手関節掌屈，肘関節伸展，肩関節屈曲外旋・伸展内旋，体幹屈曲，股関節外旋，膝関節伸展，足関節背屈）が広く使用されている。

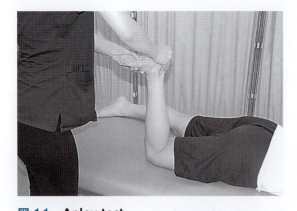

図11　Apley test
腹臥位で膝関節屈曲位とし，下腿を牽引あるいは圧迫しながら内・外旋する。

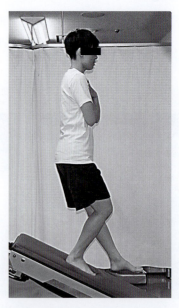

図12　Single-leg decline squat test
25～30°の斜面台に片脚スクワット動作をさせ膝前面痛の再現をみる。

筋タイトネス

　膝周囲筋である大腿四頭筋とハムストリングのタイトネスは，そのoveruse障害であるジャンパー膝や鵞足炎の危険因子となる。大腿四頭筋のタイトネスは，腹臥位で膝関節を最大屈曲位とし，踵と殿部の距離(heel buttock distance)を指標として評価する(図13)。ハムストリングのタイトネスは，仰臥位で股関節屈曲90°とし，膝関節を最大伸展させた際の角度制限を指標として評価する(図14)。

（津田英一）

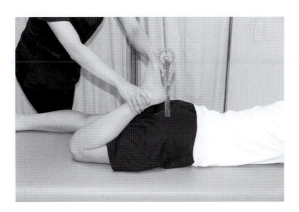

図13　Heel buttock distance
腹臥位で膝関節を最大屈曲位とし，踵と殿部の距離を測定する。

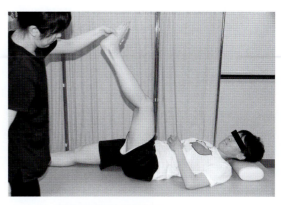

図14　膝関節伸展角度制限
仰臥位で股関節屈曲90°とし，膝関節を最大伸展させた際の角度制限を測定する。

文献

1) Bronstein RD, Schaffer JC. Physical Examination of Knee Ligament Injuries. J Am Acad Orthop Surg 2017；25：280-7.
2) Leblanc MC, Kowalczuk M, Andruszkiewicz N, et al. Diagnostic accuracy of physical examination for anterior knee instability：a systematic review. Knee Surg Sports Traumatol Arthrosc 2015；23：2805-13.
3) Lopomo N, Zaffagnini S, Amis AA. Quantifying the pivot shift test：a systematic review. Knee Surg Sports Traumatol Arthrosc 2013；21：767-83.
4) Greis PE, Bardana DD, Holmstrom MC, et al. Meniscal injury：I. Basic science and evaluation. J Am Acad Orthop Surg 2002；10：168-76.
5) Bronstein RD, Schaffer JC. Physical Examination of the Knee：Meniscus, Cartilage, and Patellofemoral Conditions. J Am Acad Orthop Surg 2017；25：365-74.

I 診察の進め方

足関節・足部の診察

下腿,足関節・足部の解剖

　2012年の整形外科新患調査における基本領域別新患件数で下肢は33.2%であり,上肢26.2%,脊椎31.9%と比較して最多であった。また下肢のなかでの部位小分類において足関節・足部は34.2%であり,膝関節の42.1%に次いで頻度が高かった。また,2009年の整形外科手術調査では部位・小分類別手術数で約半数に当たる49.9%が下肢の手術であり,足関節・足部は全体手術件数の11.1%を占めた。以上から日常の診療において,足関節・足部に対して治療が必要とされる機会は多く,足関節および足部の解剖を理解することは,正しく診断,治療を施行するうえで非常に重要である。ここでは各疾患において適切に診断から治療へ移ることができるように,まずは正常な足関節・足部の解剖や画像所見について述べる。

足関節(距腿関節)

　足関節は脛骨,腓骨,距骨で構成される関節である。脛骨と腓骨は近位と遠位脛腓関節を形成し,遠位では距骨との間で足関節を形成している。脛骨遠位端の内側部が内果,腓骨遠位端の外側部が外果で,外果は内果より1cm長い。足関節は内果と外果によって骨性に非常に安定した構造をとる。また,足関節周囲の靱帯も安定性に寄与している。足関節外側に存在する主な靱帯は前距腓靱帯,後距腓靱帯,踵腓靱帯で,遠位脛腓関節には前下脛腓靱帯,骨間脛腓靱帯,後下脛腓靱帯,下横脛腓靱帯,内側は三角靱帯によってそれぞれ結合している(図1)。

足関節外側の靱帯

　前距腓靱帯は扁平な関節包靱帯であり,長さ約15〜20mm,幅約5〜8mmの長方形をしている。靱帯は分かれて走行していることが多く,約50%が二分し,約12%が三分している[1〜3]。冠状面では約45°の角度で腓骨から距骨に走行し,矢状面では腓骨骨軸に対して89°と足底面に対して平行に近い[3]。足関節中間位では緊張が軽度であるのに対して足関節底屈位では腓骨骨軸とほぼ平行となり,靱帯の緊張は強くなる。距骨滑車の横径は前方よりも後方が小さくなっているために,底屈時では足関節における骨性支持が低下し,距骨が前外側へ逸脱しようとする。これを前距腓靱帯が制動していると考えられている[1]。次に,踵腓靱帯は長さ約30〜35mmで,幅約5〜8mmの索状の関節外靱帯である。矢状面では前距腓靱帯とのなす角は約100〜110°である。踵腓靱帯の下方線維の一部は前距腓

靱帯と交通していることから，踵腓靱帯損傷には前距腓靱帯損傷を伴うことが多い。踵腓靱帯は前距腓靱帯とは逆に足関節背屈位で緊張し，足関節や距骨下関節の安定性に寄与している[1~3]。後距腓靱帯は長さ約30mm，幅約5mmの非常に強靱な靱帯で腓骨の内側面から距骨後面の長母趾屈筋腱溝の外側に付着することが多い[1~3]。一部の線維は距骨後方突起もしくは三角骨に付着する。足関節背屈位で緊張するが，損傷することは比較的にまれである[4]。足関節および距骨下関節の安定性に寄与している。前距腓靱帯は主に距骨の内旋を，踵腓靱帯は距骨下関節での回内を，後距腓靱帯は足関節背屈時の距骨外旋を踵腓靱帯とともに制限している。

遠位脛腓関節の靱帯

遠位脛腓関節では関節可動域はほとんど認めず，前下脛腓靱帯，骨間脛腓靱帯，後下脛腓靱帯，下横脛腓靱帯によって結合され(図1)，靱帯結合(syndesmosis)とよばれる。遠位脛腓関節における安定性には，前下脛腓靱帯が35%，骨間脛腓靱帯が22%，後下脛腓靱帯，下横脛腓靱帯で構成される後方要素が42%の割合で寄与している。これらの要素のうち，2個以上が損傷し破綻すると不安定性を生じるとされている[5]。前下脛腓靱帯の遠位部には独立した線維束を認めることがありBassett靱帯とよばれる。Bassett靱帯が大きい場合，距骨の前方外側とインピンジメントを起こしやすい[6]。骨間脛腓靱帯は骨間膜遠位にある靱帯で骨間膜と明瞭な境界はもたないが，遠位3~4cmより線維束が密に厚くなっている部分をさす。後下脛腓靱帯は前下脛腓靱帯よりも厚く強靱である[5]。後下脛腓靱帯の遠位前方には独立した線維束である下横脛腓靱帯が存在するが境界が不明瞭な場合もある。

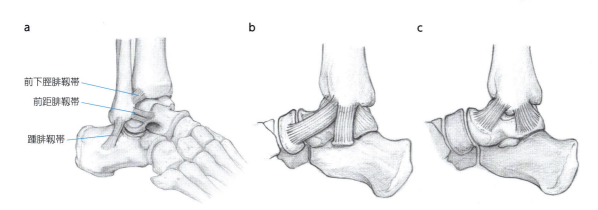

図1　足関節の解剖
a：足関節外側
b：足関節内側浅層。三角靱帯は3つの部分から構成される。
c：足関節内側深層。三角靱帯は距骨後方に停止する。

足関節内側の靱帯

三角靱帯は浅層と深層で構成される。浅層の三角靱帯はさらに前方部，中央部，後方部に分けられる。

内果および外果

内果と外果は関節運動の方向性と安定性に関与しており，外果は背屈時には外旋，上方移動し，底屈時には内旋，下方移動することで内果と協調して距骨を制動している。つまり，内果がstatic stabilizer，外果がdynamic stabilizerとして機能している。脛骨下端関節面は荷重支持の役割をする。$11 \sim 13 cm^2$の関節面に対して歩行時には体重の5倍以上の力が作用する。静的状態においては腓骨が体重の1/6を支えている[7]。遠位脛腓関節の破綻などが原因で距骨が外側へ転位したときに距腿関節の接触面積は1mmで42％，2mmで57％，4mmで65％減少する[8]。

血管

足関節を走行している主な動脈には，膝窩動脈から分岐した前脛骨動脈，後脛骨動脈，腓骨動脈がある。前脛骨動脈は足関節前面のほぼ中央を通るが，足関節近位では前脛骨筋と長母趾伸筋との間を，遠位では長母趾伸筋と長趾伸筋の間を走行する。そして前内果動脈と足背動脈へと分岐していく。足関節前方アプローチでは多くの場合，前脛骨筋と長母趾伸筋の間から進入するため，前脛骨動脈を損傷しないように注意深く外側へとよける必要がある。しかし前内果動脈は視野を横走するため焼灼を余儀なくされることもある。後脛骨動脈は内果後方で長母趾屈筋と長趾屈筋の間を走行する。その後，内側と外側の足底動脈へと分岐する（**図2**）。腓骨動脈は屈筋コンパートメント内の腓骨近傍を走行するため腓骨に対する手術の際には損傷しないよう十分な注意が必要である（**図2**）。足関節における静脈は大きく表在性と深在性に分けられるが，表在性の静脈には大伏在静脈と小伏在静脈がある。一方，深在性の静脈はそれぞれの動脈に並走している。

神経

足関節の知覚と運動は坐骨神経から分岐した脛骨神経と腓骨神経，伏在神経によって支配されている。脛骨神経は腓腹神経と分岐してから足関節高位で踵骨枝と分岐し，その少し末梢で内側足底神経と外側足底神経に分岐する。腓骨神経は浅腓骨神経と深腓骨神経に分岐する。浅腓骨神経は腓骨前方を走行し，足関節高位の皮下を横走するため手術時には損傷しないように注意が必要である。深腓骨神経は前脛骨動脈とともに足関節前面を走行する。伏在神経は大伏在静脈に並走しながら下行する（**図3**）。

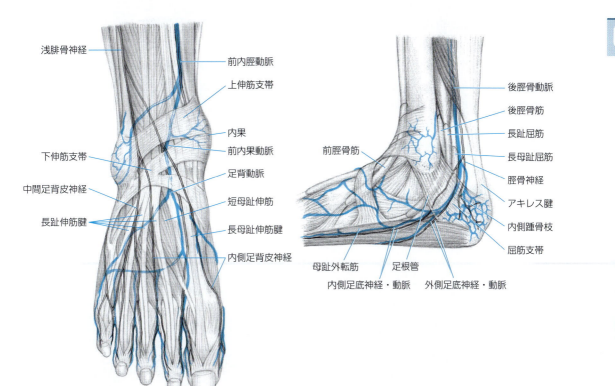

図2 足関節・足部の血管，神経

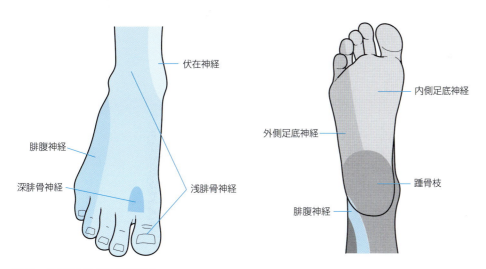

図3 足部の神経支配領域

筋腱

　足関節における筋腱のなかでも，下腿三頭筋は大腿骨顆部に起始する腓腹筋と脛骨近位に起始するヒラメ筋が合わさり，アキレス腱を形成して踵骨後方突起に付着する。尖足の症例において膝の屈伸が足関節背屈角度に影響を及ぼすが，腓腹筋の筋膜切開とアキレ

ス腱での腱延長が必要か術式を選択する際の指標の1つとなる。その他の足関節における主要な筋腱は主に下腿で起始して足部で停止する。これらの筋腱の働きを理解するには，関節の機能軸について理解することが重要である。機能軸は内果先端から5mm遠位の点と，外果先端から3mm遠位，8mm前方の点を結ぶ線上であり，前額部投影では水平線と8°±3.6°，水平面投影においては足の長軸と84°±7°の角度をなす（図4）。このため距腿関節が底背屈する際，背屈時には軽度外がえし，底屈時には軽度内がえしが生じる[9]。背屈筋群としては前脛骨筋，長母趾伸筋，長趾伸筋，また90％の症例で第3腓骨筋が存在し[10]，内がえしには後脛骨筋，外がえしには長・短腓骨筋が関与する。足趾を屈曲する長母趾屈筋や長趾屈筋は足関節後方を走行する（図5）。距骨には腱の起始部や停止部は存在せず，足関節においてベアリングボールに似た役割をする。

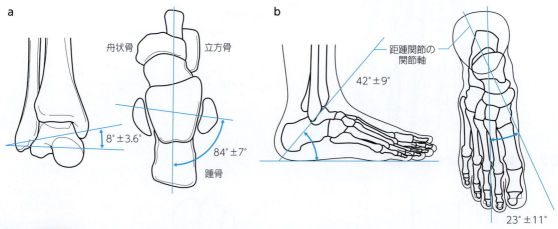

図4 機能軸
a：距腿関節機能軸
b：距骨下関節機能軸

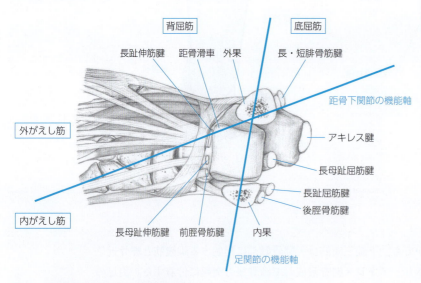

図5 機能軸を基にした筋肉の走行

足関節における画像検査

・単純X線像

　足関節の正面像と側面像の2方向が基本である。一般的な正面像は膝蓋骨を正面として撮影されるが，この場合，足関節の関節裂隙は重なってしまう。そのため内果と外果を均等に評価するためには下腿を10°内旋させて撮影する必要がある。さらに10°内旋，合計20°内旋させると外果関節面をより鮮明に評価することができ，腓骨や距骨の剥離骨折の診断に有効である。また，逆に下腿を20°外旋させると内果関節面や後距踵関節面が評価しやすくなるため，距踵間癒合症の診断などに有効である（図6）。これら2方向に加えて外傷性疾患の場合，適宜外旋位と内旋位を追加して合計4方向撮影することで，より正確な診断が可能となる[11]。また，足関節疾患は荷重時に症状を呈することが多いため，外傷性疾患を除いて，可能な場合には荷重時の足関節正面像と側面像のほうが，より生理的な状態で評価可能である（図7）。

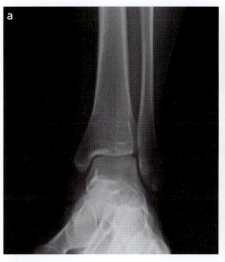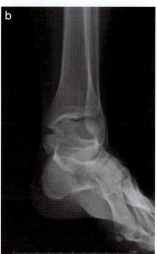

図6　足関節における画像検査①
a：10°内旋位で撮影することで，より正確に関節面の評価が可能となる。しかしこの画像では距踵間癒合症の診断は困難である。
b：20°外旋位で撮影することで距踵間癒合症が診断できる。

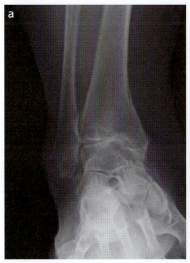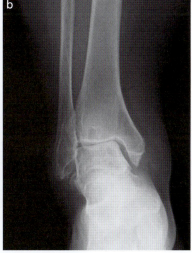

図7　足関節における画像検査②
変形性足関節症（Stage 3b）。非荷重時の画像（b）では関節裂隙が消失していないようにみえる。
a：荷重時
b：非荷重時

・CT

　1990年代にヘリカルスキャン，2000年代にMDCT（multi detector-row CT）が開発されて以来，短時間で広範囲の撮像が可能となったことと，三次元画像の構成も可能であることから骨病変の描出を目的として広く用いられている。例えば，これまでは遠位脛腓関節の評価のために，単純X線像で足関節正面像において脛骨天蓋面から1cm高位の脛骨と腓骨の重なりや間隙を評価することが多かったが，遠位脛腓関節の形状には個人差が多いことや，単純X線像の再現性の問題が生じることも合わさって，近年ではCTを併用することが多くなった[12]。

・MRI

　軟部組織の描出に優れ，1980年代以降広く臨床応用されてきた。通常足関節では冠状面と矢状面を撮影し，必要に応じて横断面も追加する。

足部

　足部はChopart関節（横足根関節）とLisfranc関節（足根中足関節）によって，後足部，中足部，前足部に分けることができる（**図8**）。Chopart関節は距舟関節と踵立方関節で構成される。Lisfranc関節は内側，中間，外側楔状骨，立方骨と5個の中足骨から構成される。第1～3中足骨がそれぞれ内側，中間，外側楔状骨と関節を形成し，第4, 5中足骨は立方骨と関節を形成する。

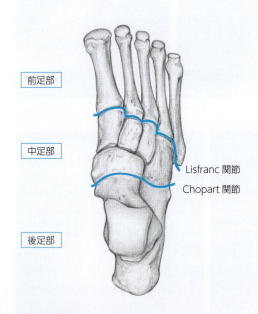

図8　足部の分け方
Lisfranc関節とChopart関節によって前足部，中足部，後足部に分けられる。

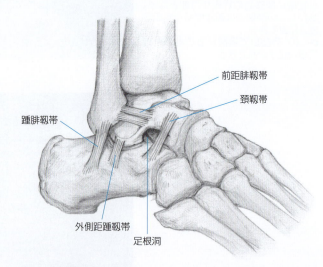

図9　足根洞

後足部

　後足部において距踵関節は距骨下関節ともよばれ，距骨と踵骨が前方，中央，後方の3箇所で関節を構成し，側面からみたときに踵骨の上に軽度内旋しながら距骨が乗っている。関節軸は距骨頭の中心と後距踵関節面とを結ぶ線上にあり，矢状面投影では水平線と$42° ± 9°$，水平面投影では足の長軸と$23° ± 11°$に位置する[9]。足部の可動域に関して，主に内がえしの動きに大きく関与している。後足部の解剖では足根管と足根洞がランドマークとして重要である（**図9**）。足根管は近位足根管と遠位足根管から構成される。近位足根管は内果，距骨，踵骨による骨性の壁と踵骨結節から内果にかけて扇状に広がる屈筋支帯によって形成された管腔である。脛骨神経は近位足根管内で内側足底神経と外側足底神経，内側踵骨枝に分岐する。遠位足根管は踵骨載距突起の弧状の骨性の壁と母趾外転筋の一部によって形成される管腔であり，内側足底神経と外側足底神経が通る。足根洞は後距踵関節面前方にある後距踵関節包と距踵頚靱帯の間にある漏斗状の空間で，深層には骨間距踵靱帯が存在する。また足根洞前方には短趾伸筋が停止する。

　後足部の手術の際にはまず足根洞をランドマークとし，そこから距舟関節，距骨下関節，踵立方関節といった目的の関節に術野を延長すれば比較的安全に視野を確保できる。次に，Chopart関節は足部の3個のアーチのなかで，足部縦アーチの頂上を形成し，底背屈，内外転，内がえし，外がえしなど可動性を認める一方で，距舟関節が前方凸であるのに対して踵立方関節は後方凸であり，非常に安定した構造となっている。強靱な底側距舟靱帯（ばね靱帯）か距舟関節を下部から支え，内側縦アーチの形成に関与している。また踵骨前方突起と舟状骨，立方骨間は二分靱帯によって結合されている。そのため，この関節での脱臼には骨折を伴うことが多い。Lisfranc関節において第2中足骨は他の中足骨よりも長く，内側と外側楔状骨に挟まれてほぞ状にはまり込んでいる。

中足部

　中足部は足部の横アーチを構成するのに非常に重要である。中足骨骨頭高位は主に靱帯による静的支持機構によって構成されているのに対して，3個の楔状骨と立方骨は長腓骨筋と後脛骨筋によって，5個の中足骨の基部では母趾内転筋によって動的支持機構を構成している。特に内側楔状骨と第2中足骨を結ぶLisfranc靱帯は足背と足底の靱帯結合に加えて骨間靱帯により強固に安定している。Lisfranc関節周囲の骨折や脱臼は，単純X線像での診断が困難な場合が多く，評価のためにはCTやMRIが有効である。

　中足趾関節は球状の中足骨骨頭と凹状の基節骨関節面で構成される。第2中足趾関節が最も遠位にあり，第2中足骨骨頭を頂点とする放物線を描くように中足骨骨頭が配列してmetatarsal formulaを形成する（**図10**）。中足趾関節周囲の中足骨から基節骨など趾骨にかけては短趾屈筋，短趾伸筋，小趾外転筋，虫様筋，骨間筋など多数の足部固有筋が存在する。母趾においては長母趾屈筋，長母趾伸筋，母趾外転筋，母趾内転筋などがある。母趾内転筋は外側種子骨に付着した後，母趾基節骨に停止し，横アーチを形成している。外反母趾の症例では母趾内転筋の作用によって外側種子骨が外側へ脱臼してしまうことが多いため，種子骨の近位で母趾内転筋を切離することで種子骨の整復を試みる必要がある（**図11**）。

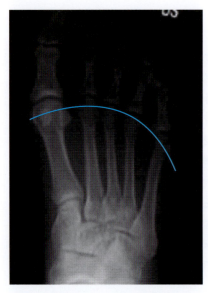

図10 Metatarsal formula
第2中足骨骨頭を頂点とする放物線を描く。

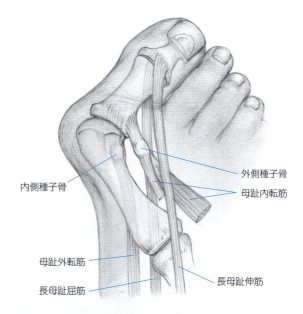

図11 外反母趾の症例
種子骨の外側への脱臼を認める。

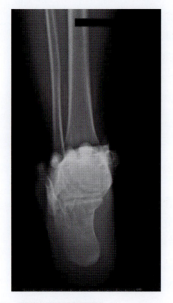

図12 距骨下関節撮影
後足部のアライメント評価のために有用である。

血管

　足部の動脈（**図2**）について，前脛骨動脈は外側足根動脈を分岐した後に足背動脈となり末梢で弓状に外側足根動脈と交通する。後脛骨動脈は内側足底動脈と外側足底動脈に分岐して走行する。

神経

足部の神経においては，浅腓骨神経は内側足背皮神経や中間足背皮神経に分岐する。脛骨神経は内側足底神経と外側足底神経に分岐する。前足部においては1，2趾間の皮下には深腓骨神経の知覚枝が走行している。母趾から5趾の足背側の皮下には浅腓骨神経の分枝が走行し，5趾の外側は腓腹神経支配である。内側は伏在神経によって支配されている（図3）。

足部における画像検査

単純X線では時折，目的に応じて特殊な撮影法を必要とする。例えば，踵骨骨折の際に距骨下関節の評価のために撮像されるAnthonsen撮影がある。足関節背屈位で足の外側縁をフィルムに密着させて管球を前方30°，足底方向に25°傾斜した角度から外果の直下をねらって照射する。また荷重撮影が可能な疾患において距骨下関節における関節症変化や後足部のアライメント評価するためには距骨下関節撮影が有用である[13]。荷重時にX線フィルムを足の前方に垂直に置き，X線を水平面から30°尾側に傾斜させて後方から撮影する。脛骨軸と後距踵関節面のなす角である後距踵関節傾斜角（TPC角）を評価することができる（図12）。足部の背底像では荷重時，非荷重時ともに管球を前方15°傾斜させてChopart関節に向けて照射する。足部の側面像では荷重時では足部内側縁を，非荷重時では足部外側縁をフィルムに密着させて照射する。足部斜位像はLisfranc関節においては外側を評価するのに有用で，疾患別には踵舟間癒合症や第5中足骨基部骨折の診断に有効である。しかし中足部においては足根骨が重なり合い，単純X線像では詳細な評価は困難であるため，CTが広く利用されている。

最近では荷重時の足部CTを撮像が可能な装置も普及してきている。前足部では，通常の背底像や側面，斜位像に加えて母趾種子骨の評価のためには軸写像を用いる。また外傷の際に趾骨を評価するためには，斜位よりも側面像が有用であることも多い。

（黒川紘章，田中康仁）

文献

1) Ray RG, Kriz BM, Anterior inferior tibiofibular ligament. Variations and relationship to the talus. J Am Podiatr Med Assoc 1991；81：479-85.
2) Hermans JJ, Beumer A, de Jong TA, et al. Anatomy of the distal tibiofibular syndesmosis in adults：a pictorial essay with a multimodality approach. J Anat 2010；217：633-45.
3) McKeon KE, Wright RW, Johnson JE, et al. Vascular anatomy of the tibiofibular syndesmosis. J Bone Joint Surg Am 2012；94：931-8.
4) Leardini A, O'Connor JJ, Catani F, et al. The role of the passive structures in the mobility and stability of the human ankle joint: a literature review. Foot Ankle Int 2000；21：602-15.
5) Ogilvie-Harris D, Reed S. Disruption of the ankle syndesmosis：diagnosis and treatment by arthroscopic surgery. Arthroscopy 1994；10：561-8.
6) Akseki D, Pinar H, Bozkurt M, et al. The distal fascicle of the anterior inferior tibio-fibular ligament as a cause of anterolateral ankle impingement: results of arthroscopic resection. Acta Orthop Scand 1999；70：478-82.
7) 北田　力. 足の機能解剖. 図説足の臨床, 改訂第3版. 田中康仁, 北田　力編, 東京：メジカルビュー社；2010. p26-32.
8) Ramsey PL, Hamilton W. Changes in tibiotalar area of contact caused by lateral talar shift. J Bone Joint Surg 1976；58：356-7.
9) Inman VT. The joints of the ankle. The Williams & Wilkins Comp. Baltimore. 1976.
10) 高倉義典. 足の解剖. 図説足の臨床, 改訂第3版. 田中康仁, 北田　力編, 東京：メジカルビュー社；2010. p16-25.
11) 佐本憲宏. X線診断（1）：成人における通常撮影法と特殊撮影. MB Orthop 2014；27：10-6.
12) Van Heest TJ, Lafferty PM. Injuries to the ankle syndesmosis. J Bone Joint Surg Am 2014；96：603-13.
13) 田中康仁, 高倉義典, 藤井唯誌, ほか. 荷重時距骨下関節X線撮影の試み. 中部整災誌 1996；39：1379-80.

I 診察の進め方

足関節・足部の診察
バイオメカニクス

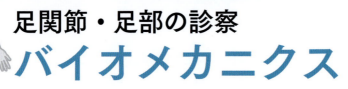

足部アーチ構造

　足関節・足部には歩行時の荷重に耐えるだけの支持性と同時に、あらゆる地面の状態に適合する高い自由度が要求される。この2つを可能にするための足部の機能を理解するために不可欠であるのがアーチ構造である（図1）。アーチ構造は主に内側と外側の縦アーチと横アーチによって構成される[1]。

　内側縦アーチは踵骨，距骨，舟状骨，楔状骨，第1～3中足骨で構成され，外側縦アーチは踵骨，立方骨，第4，5中足骨で構成される。内側縦アーチは舟状骨を頂点として高い構造をしているのに対して、外側縦アーチは低く、ほとんど接地している。縦アーチの動的支持機構は母趾外転筋，短母趾屈筋，短趾屈筋，足底方形筋，小趾外転筋などで，静的支持機構は足底筋膜，長足底靱帯，底側踵舟靱帯（ばね靱帯）と、長母趾屈筋や長趾屈筋の一部である。横アーチにおいては中足骨基部では母趾内転筋が、3個の楔状骨と立方骨に関しては長腓骨筋と後脛骨筋が動的支持機構として働いている。

　足部アーチの上面は足根骨によって骨性に安定した構造をとり、底面は足底靱帯や足底筋膜によって構成されている。中足趾節関節（metatarsophalangeal；MTP関節）が背屈すると足底腱膜は緊張し、縦アーチは上昇する。この動きをwindlass mechanismという[2,3]（図2）。つまり、足底腱膜の起始部は踵骨で、足趾基節骨に停止しているために、歩行周期の踵部離地時に足趾が背屈すると踵骨が巻き上げられて縦アーチが上昇するのである。

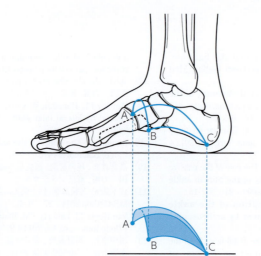

図1　足部アーチ構造
AC：内側縦アーチ
BC：外側縦アーチ
AB：横アーチ

（文献3より）

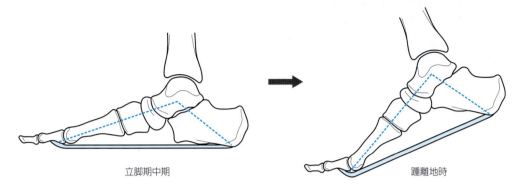

図2　Windlass mechanism
踏み返しの際にはMTP関節が背屈することで足底腱膜が短縮し，足部アーチは上昇する。

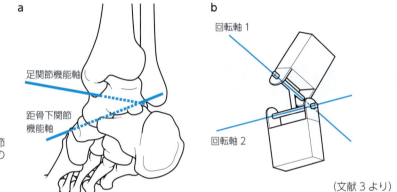

図3　後足部の関節
機能軸が異なる足関節と距骨下関節の動きが合わさることで，自由度の高い運動が可能である。
a：足関節と距骨下関節の機能軸
b：自在継ぎ手（模式図）

（文献3より）

　その結果，「硬い足」となって前方推進力を効率的に地面に伝達することが可能である。また，このときに後脛骨筋と長腓骨筋は互いに拮抗することで足部アーチを調整する働きをしている。踵接地時には後脛骨筋が働き，足部アーチを上昇させる。長腓骨筋も同時に拮抗するように働くことで後脛骨筋の作用を調整している。

足部の関節

　足部の関節に注目すると，前足部のMTP関節は蝶番関節であるが，歩行時の特徴から背屈方向への可動域が底屈方向よりも大きい。後足部の足関節は内果と外果の先端を通る機能軸を中心として主に底背屈方向への運動を司る。これに対して距骨下関節の機能軸は距骨頭の背内側と踵骨後方の底外側を通り，内外反方向に動く。両者の動きが合わさることで足底はどのような地面にも適応することができる（図3）。

（黒川紘章，田中康仁）

文献
1) 渡辺耕太，木井雄一郎，寺本篤史，ほか．荷重による足アーチの変化．関節外科 2015；34：34-8．
2) 橋本健史．足アーチのキネマティクス．関節外科 2015；34：28-32．
3) 北田　力．足の機能解剖．図説足の臨床，改訂第3版．田中康仁，北田　力編．メジカルビュー社；2010．p26-33．

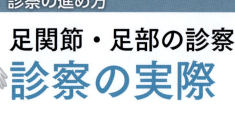

I 診察の進め方

足関節・足部の診察
診察の実際

診察の進め方

　医療面接，問診→診察→鑑別診断・画像検査→治療，の順に診療を進める．足関節足部疾患では問診と診察で70～80％程度の診断が可能である．聞いて，みて，触って，を決して怠ってはならない．

医療面接，問診

主訴を聞く

　疼痛，腫脹，変形，感覚障害（しびれ），の有無などを聞く．疼痛，腫脹，変形を同時に訴えることも少なくない．

疼痛が主訴の場合

　疼痛はいつから始まったのかを聞く．次に，疼痛が出現したときの明らかなエピソードがあるか，つまり一度のけががきっかけか，あるいは明らかなエピソードなく疼痛が始まったのか，を聞く．
　さらに疼痛が増強しているのか，軽快しているのか，あるいは変わらないのか，を聞く．次に，疼痛は安静時痛か，動作時痛か，を聞く．動作時であれば，立位，つま先立ち，歩行，走行で増強し，安静で軽快するのか，を聞く．また疼痛が起床時に強いのか，次第に強くなるのか，を聞く．足底腱膜炎の症状として，朝1歩目の疼痛（early morning pain）が特徴的である．
　次に，疼痛の部位を聞く．患者は「この辺り」と漠然とした範囲を手で示すことが多い．疼痛の局在を知るために，「人差し指で疼痛の部位を示してください」（one finger test）と指示する．この時点で，ある程度疾患の鑑別は可能である．
　スポーツ歴，職歴，家族歴，既往歴の聴取も重要である．

腫脹が主訴の場合

腫脹も疼痛と同様である。いつから始まったのか，何をきっかけに始まったのか，増強，軽快するのか，腫脹の範囲はどうか，疼痛と一致するか，などを聞く。

変形が主訴の場合

変形はいつから始まったのか，何をきっかけに始まったのか，疼痛や腫脹を伴うのか，を聞く。外反母趾や内反母趾は外観で診断できる。

感覚障害が主訴の場合

感覚障害の範囲，しびれの有無，を聞く。ほかに，布団や入浴で暖まると足底がジンジンするなどを訴える場合は，足根管症候群などの絞扼性神経障害を疑う。

診察

視診

まず，両足とも靴，靴下を脱がせる。診察台の端に座らせて下肢を下垂させてもよいし，足台に足を乗せてもよい。必ず両側を比べる。

下腿筋の萎縮はないか，皮膚の色調や皮膚温はどうか，をみる。疼痛を訴えている場所に腫脹を伴うか確認する。

立位で，前方，側面，後方から観察する。下腿筋萎縮や下肢長差の有無をみる。

前方からは足関節・足背をみる。Lisfranc関節の骨性隆起はLisfranc関節症を疑う。内反型変形性足関節症では，足関節が内反し，重度になると足底は外側接地となることもある。

側面からはアーチの程度をみる（**図1**）。距・踵骨癒合では，内果の後下方の足根管に母指頭大の骨性膨隆がみられる（**図2**）。

後方からは下腿筋萎縮，アキレス腱レリーフの左右差（足関節後方や距骨下関節に腫脹があればアキレス腱のレリーフが消失する），下腿と踵骨の軸leg heel angleを評価する。扁平足の場合，後方から観察すると，患側は踵外反，距骨底屈，前足部外転のため，健側に比べ足趾の数が多くみえる（too many toes sign，**図3**矢印）。両側例では意義は低い。

外反母趾や扁平足では足底に胼胝がみられる。扁平足が進行すると距骨は底屈し，距骨頭は距舟関節で内側に脱臼するので，足底内側に胼胝形成を呈することがある（**図4**）。

一方，Charcot足にみられる扁平足では，中足部足根骨の骨破壊によりアライメント異常をきたし，立方骨が底側に落ち込み，足底外側に胼胝形成が生じることがある（**図5, 6**）。

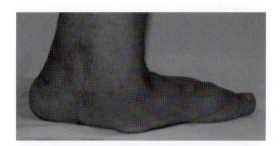

図1 内側アーチの消失（関節リウマチ症例）

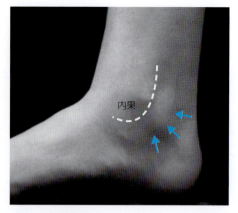

図2 骨性膨隆
内果後縁（破線）の後下方の足根管に，母指頭大の骨性膨隆（矢印）を触れる。

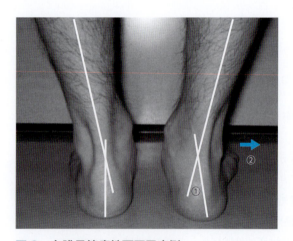

図3 右腓骨筋痙性扁平足症例
踵外反（①）と前足部外転（②）がみられ，右の足趾が多くみえる（too many toes sign）。

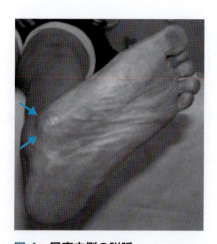

図4 足底内側の胼胝
関節リウマチによる成人期扁平足の足底内側の胼胝（矢印）。

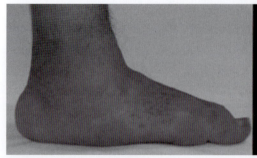
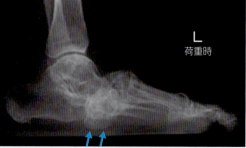

図5 Charcot足の扁平足
中足部骨破壊により立方骨が底側に突出する（矢印）。

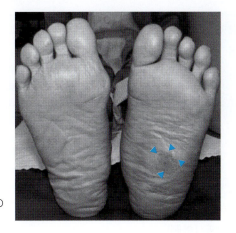

図6 足底外側の胼胝
Charcot足（患側，左）にみられる足底外側の胼胝（矢頭）。

触診

- **圧痛の部位を正確に知る**

　患者がone finger testで示した部位の圧痛は，最後に確認する。患者は触れただけでも大げさに疼痛を訴えることがある。そのような場合は，左右同じ部位を，同じ程度で押しながら確認する。足関節・足部は圧痛部位を詳細に知ることでおおよそ70〜80％程度は診断できる。それには表在解剖の熟知がきわめて重要である。皮膚の上から正確に関節・靱帯・腱の走行を描けるようにしたい。表在解剖を熟知すれば，圧痛の部位を正確に指摘でき，正確な診断ができる。圧痛点と疾患を**図7〜11**に示す。

- **可動域を測り，動作時の疼痛をみる**

　足関節の底・背屈，前足部の内・外転，足趾中足趾節（metatarsophalangeal；MTP）関節，近位指節間（proximal interphalangeal；PIP）関節の自動・他動運動をみる。距骨下関節は前足部を保持して回内・外させると，Chopart関節を介して踵骨が内・外反する。その動きの左右差や疼痛の有無を確認する。

　下腿三頭筋－アキレス腱のtightnessの有無を評価する。下腿三頭筋－アキレス腱のtightnessは，扁平足，外反母趾，変形性足関節症，Lisfranc関節症の疼痛や変形の増悪因子になる。

　足関節では，膝関節伸展時の足関節背屈（dorsiflexion knee extension；DKE）と屈曲時の背屈（dorsiflexion knee flexion；DKF）を計測する。腓腹筋は足関節と膝関節をまたぐ2関節筋，ヒラメ筋は単関節筋であるためである。両者が短縮するとDKE，DKFはほぼ同じ角度となる。

　扁平足の場合のDKEとDKFの計測は，足部を矯正位に保ったまま足関節を背屈させることが重要である（詳細はp.336「後天性変形」参照）。こうして評価しなければ真の下腿三頭筋－アキレス腱tightnessを知ることはできない。Tightnessが高度になると足関節背屈が0°以下のこともしばしばで，これは手術の際に腓腹筋腱膜切離か，あるいはアキレス腱延長が適応かの判断材料になる。

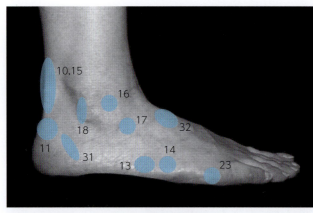

10：アキレス腱障害（付着部以外）
11：Haglund 症候群
13：第5中足骨基部骨折
14：第5中足骨骨幹部疲労骨折
15：新鮮アキレス腱断裂
16：足関節外側靱帯損傷
17：足根洞症候群
18：腓骨筋腱脱臼
23：内反小趾
31：踵骨疲労骨折
32：舟状骨疲労骨折

図7 圧痛点による鑑別診断（外側）

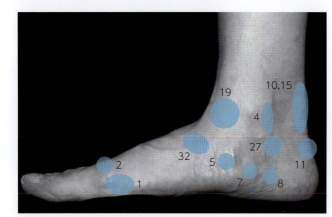

1：外反母趾
2：強剛母趾
4：後脛骨筋腱機能不全
5：外脛骨障害
7：Jogger's foot
8：Baxter の踵部痛
10：アキレス腱障害（付着部以外）
11：Haglund 症候群
15：新鮮アキレス腱断裂
19：足関節前方インピンジメント症候群
　　（anterior ankle impingement syndrome；AAIS），変形性足関節症
27：距・踵骨癒合症
32：舟状骨疲労骨折

図8 圧痛点による鑑別診断（内側）

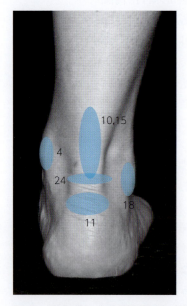

4：後脛骨筋腱機能不全
10：アキレス腱障害（付着部以外）
11：Haglund 症候群
15：新鮮アキレス腱断裂
18：腓骨筋腱脱臼
24：足関節後方インピンジメント症候群
　　（posterior ankle impingement syndrome；PAIS）

図9 圧痛点による鑑別診断（後方）

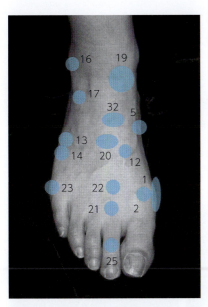

1：外反母趾
2：強剛母趾
5：外脛骨障害
12：新鮮 Lisfranc 靱帯損傷
13：第5中足骨基部骨折
14：第5中足骨骨幹部疲労骨折
16：足関節外側靱帯損傷
17：足根洞症候群
19：AAIS，変形性足関節症
20：Lisfranc 関節症
21：Freiberg 病
22：中足骨疲労骨折
23：内反小趾
25：ハンマー趾変形
32：舟状骨疲労骨折

図10 圧痛点による鑑別診断（足背）

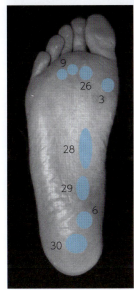

3：母趾種子骨障害
6：足底腱膜炎
9：Morton 病
26：足底胼胝
28：足底線維腫症
29：足底腱膜損傷
30：(踵骨褥痛)

図11 圧痛点による鑑別診断（足底）

　Chopart関節の病変は見逃しやすい。関節リウマチの中足部病変ではしばしば同関節の腫脹と疼痛がみられるが，足関節と近接するので見逃しに注意する。舟状骨結節を触れ，前足部を内・外転させると内側の距舟関節の位置を同定できる。

　後脛骨筋腱機能不全（posterior tibial tendon dysfunction；PTTD）では，前足部を自動内転させたときの腱の緊張や滑走を触れて，腱の連続性を確認する。前足部を内転させる際には，前脛骨筋が作用しないようにできる限り足関節を底屈させて評価するのが重要である。PTTDでは，前足部内転時の後脛骨筋力の低下や，前足部内転時に抵抗を加えたときの後脛骨筋腱部の疼痛の有無を評価する。

距踵骨癒合では，距骨下関節の可動域制限がある(図12)。

腓骨筋痙性扁平足で罹病期間が長期化すると腓骨筋自体が短縮するので，注射や全身麻酔下でも回外制限が残る(図13)。

・足部可撓性を評価する

前述したように，足部変形を矯正し，矯正できれば「可撓性あり」と判断する。一連の矯正操作で，どこかに矯正が困難な部位(扁平足では踵外反，前足部外転，前足部回外)がある場合は「非可撓性」と判断する(図14)。

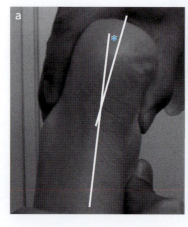
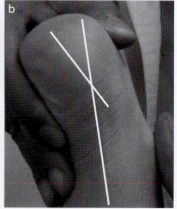

図12　距踵骨癒合での距骨下関節の可動域制限

腹臥位で膝90°屈曲位とし，下腿と踵骨を後方からみているところ。下腿を保持して，踵を内・外がえしさせ，可動域の左右差を観察する。健側(b，左足)に比べ，患側(a，右足)は内がえしが制限されている(＊)。

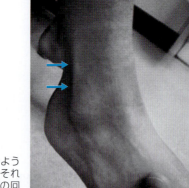
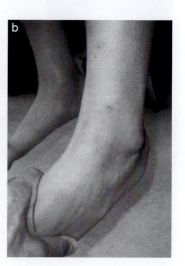

図13　腓骨筋痙性での回外制限

腓骨筋痙性がある場合(a)，足部を回外しようとしても腓骨筋腱の緊張のため(矢印)，それ以上回外できない。一方，健側では足部の回外で腓骨筋の緊張をみることはない(b)。

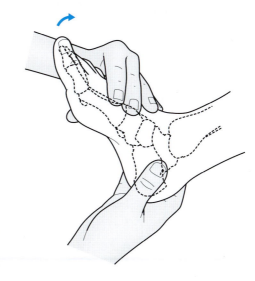

図14 下腿三頭筋－アキレス腱短縮（heel cord tightness）
徒手的に，踵外反を中間位に矯正保持したまま，前足部外転と回外を矯正する。その肢位のまま，膝屈曲，伸展位でそれぞれ足関節を背屈（DKE, DKF）する。

・圧痛とともに訴えるしびれや放散痛を観察する

　距・踵骨癒合の骨性膨隆の直上には脛骨神経が走行し，Tinel徴候をみることがある。叩打で，足底や足趾への放散痛が確認できる。

　Morton病では，足底から各中足骨頭を触れて圧痛の有無を確認し，次に中足骨頭間の圧痛を詳細に触れていく。Morton病の場合は，中足骨頭間に激痛と足趾への放散痛を訴え，診断は容易である。

> **POINT** 関節足部疾患は，問診，視診，触診でおおよその診断は可能である。特に圧痛点の評価は重要である。表在解剖の熟知が必須である。その確認と鑑別のために，次に画像検査を行う。

（仁木久照）

I 診察の進め方

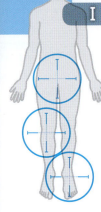

検査

　診察の基本は，問診による病歴聴取と視診や触診を含む身体所見にある．病歴と所見から診断を推察し，必要な検査を行い正しい診断に至る．今日，さまざまな検査が実施可能であるが，無用な検査を避け，必要なものだけを選択することが大切である．下肢疾患をみる整形外科の日常診療においては，画像検査と検体検査が主に行われる．

画像検査

単純X線

　今日CTやMRI，エコーなどの画像検査が日常的に用いられているが，画像検査の基本は単純X線である．一般に正面，側面の2方向撮影を基本とし，必要に応じて斜位撮影，動態撮影（屈曲・伸展撮影），ストレス撮影などを追加する．下肢のX線検査では健側との比較によって初めて異常所見が明らかになることがあり，疑わしい所見を認めた場合には健側を撮影することが重要である．特に，小児四肢のX線検査では両側撮影が基本である．X線像から得られる情報量は多く，骨だけではなく軟部組織の形態異常や異常陰影の存在，アライメントなどにも注意し，正しく読影できるよう正常像と異常像を熟知しておく必要がある．

・股関節

　股関節では両側股関節を含む正面像と，Lauenstein肢位による側面像の2方向撮影を基本とする．大腿骨頭すべり症の診断においては，正面像よりも側面像が重要なことが多い（図1）．大腿骨近位部骨折が疑われる場合には，側面像としてcross-table lateral viewを撮影し，骨折部の前後方向への転位や頚部後方の粉砕の程度を評価する（図2）．また，femoroacetabular impingement（FAI）を疑う場合は，仰臥位にて股関節屈曲45°，外転20°で撮影するDunn view（図3）を追加するのがよい．

> **POINT** 小児期では年齢によって骨端核の見え方が異なり，それぞれの骨端核の出現時期（大腿骨頭2～8カ月，大転子3～5歳，小転子9～11歳）を念頭に置いて読影する（図4）．また，寛骨臼側ではY軟骨が10～15歳ごろに骨性に癒合することも覚えておきたい．

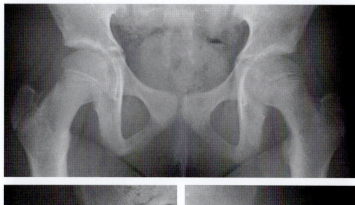
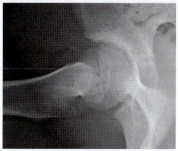
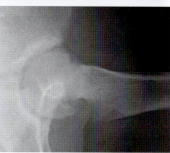

図1 両側腿骨頭すべり症
側面像で骨頭すべりが明らかである。

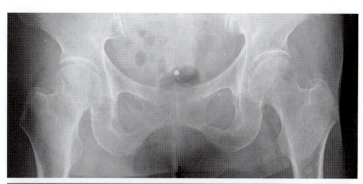
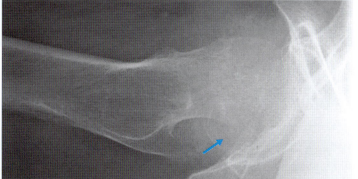

図2 右大腿骨近位部骨折
Cross-table lateral viewで近位骨片は後方へ転位している（矢印）。

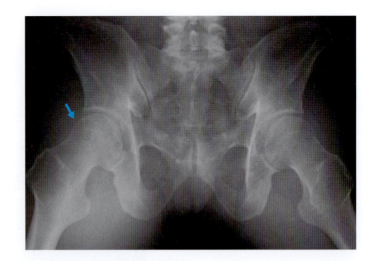

図3　Dunn view
Femoroacetabular impingement (FAI) の cam 病変（矢印）を描出するのに適している。

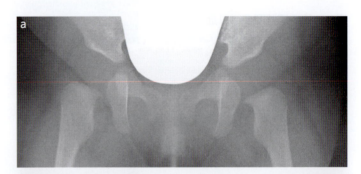
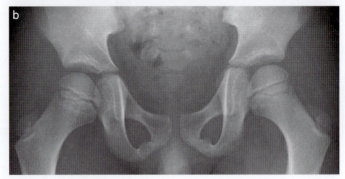

図4　小児股関節正常 X 線像
a：生後1カ月，女児
b：8歳，男児

・膝関節

　膝関節では正・側2方向に加えて膝蓋骨軸位像の3方向撮影を基本とし，膝蓋大腿関節の確認も忘れないようにする。また，変形性膝関節症の診断には立位荷重位での撮影が有用で，Rosenberg法を代表とする膝関節軽度屈曲位撮影では鋭敏に関節裂隙の狭小化をとらえられる（図5）。さらに，脚長差や下肢変形などの場合には股関節・足関節を含む下肢全長撮影を要する。離断性骨軟骨炎（osteochondritis dissecans；OCD）を疑う場合には顆間窩撮影が有用で，通常の正面像ではわかりにくい病変が明らかになる。靱帯損傷は徒手

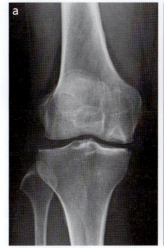
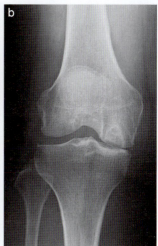

図5 特発性大腿骨内側顆骨壊死に続発した変形性膝関節症
a：立位伸展位撮影
b：立位膝関節軽度屈曲位撮影

検査で診断可能であるが，定量的に評価するためにはストレス撮影を要する．前後方向と内・外側方向へのストレス下に撮影して健側と比較する．

・足関節

足関節は正・側2方向，足部は足正面と斜位2方向，踵骨は側面と軸位2方向撮影を基本とする．変性疾患には荷重位撮影を，距踵関節の評価にはAnthonsen撮影を追加する．足関節の靱帯損傷，特に陳旧性のものに対してはストレス撮影が不可欠である．外側靱帯損傷では内反ストレス撮影と前方引き出しストレス撮影を行い，健側との比較において重症度を評価する（図6）．

MRI

単純X線像では評価困難な軟部組織や骨内の病変をとらえるのに有用であり，単純X線検査の次に選択されることが多い（図7）．一般的なT1強調像，T2強調像のほかに，軟骨や靱帯の評価に適したプロトン強調像やT2*強調像などが撮像され，必要に応じて脂肪抑制法が併用される．特に炎症部位の検出には脂肪抑制法の1つであるshort-tau inversion recovery（STIR）や脂肪抑制T2強調像が有用である．また，股関節唇損傷は通常の撮像法では検出困難なことが多いため，高分解能撮像を行い放射状断面再構成像にて関節唇の評価を行う（図8）．

CT

骨組織の詳細な評価が可能である．近年はマルチスライススキャンCTの利用により，3D再構成による立体像やmultiplanar reconstruction（MPR）による任意の断面での評価が可能である．立体的な構造変化を把握できるため，骨折の評価や術前計画を立てる際にきわめて有用である（図9）．

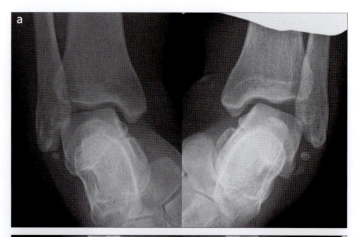
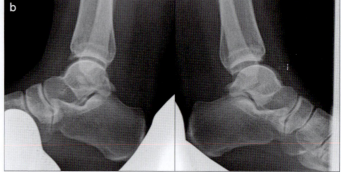

図6 左足関節外側靱帯損傷のストレス撮影
a：内反ストレス撮影
b：前方引き出しストレス撮影

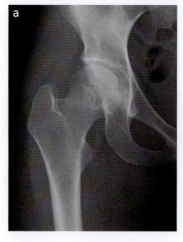
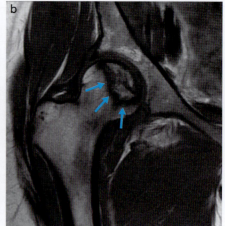

図7 右大腿骨頭壊死症
単純X線像（a）ではわかりにくいが，MRI T1強調像（b）で帯状分画像が明らかとなった（矢印）。

エコー

　単純X線像では評価困難な，軟骨，筋肉，靱帯，神経，軟部腫瘍などを非侵襲的に簡便に繰り返し観察できる検査法であり，整形外科診療において欠かせないツールとなった。関節リウマチ（rheumatoid arthritis；RA）の診療においては，カラードプラーモードを用

股　膝　足

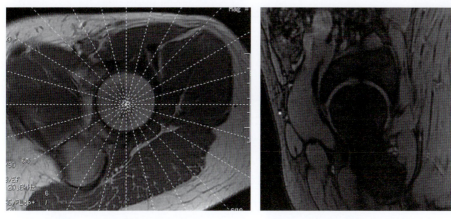

図8　股関節 MRI 放射状断面再構成像でみられる前方関節唇の変性断裂所見

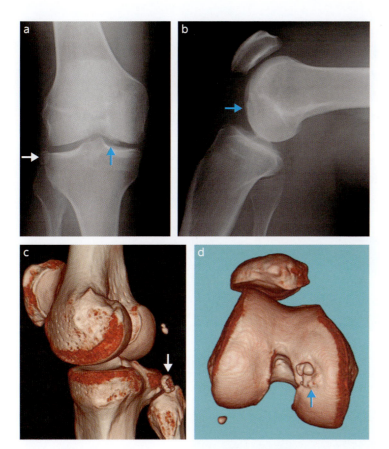

図9　右膝離断性骨軟骨炎（OCD）の単純 X 線像と 3D-CT の比較
病巣（青矢印）と遊離体（白矢印）が3D-CTで立体的に描出される。
a, b：単純X線像
c, d：3D-CT

I 検査

いて滑膜炎を評価し，診断と治療モニタリングに用いられている（図10）。骨の内部や体表から離れた部分の評価は不可能である。検査者の熟練度によって得られる画像は大きく異なるため，スキルアップに努めることが重要である。

骨シンチグラフィー

　全身性の骨代謝疾患や骨髄炎，骨腫瘍，骨転位の有無，疲労骨折，人工関節の弛みなどを評価する目的に行われる。異常集積は局所的な骨代謝の亢進状態を意味する。従って壊死骨においては集積がみられない。人工関節の弛みの原因が無菌性か感染性か鑑別する際には三相骨シンチグラフィーが有用であり，感染性では早期相から異常集積がみられる（図11）。

関節液検査

　関節液の貯留を伴う場合，まず関節穿刺にて関節液を採取し性状を観察する（図12）。貯留液が血液で脂肪滴を伴う場合は，軟骨欠損，関節内骨折など骨髄から出血が生じる病態を考える。関節水腫でやや混濁を認める場合は，炎症性疾患を疑って関節液検査を行う。血球カウントと偏光顕微鏡を用いて結晶（尿酸やCPPD）の有無を確認する。炎症性の関節液貯留の場合，一般に白血球数は増加するが50,000/μL以上であれば感染症を強く疑うべきである。また，関節液が強く混濁あるいは白濁している場合には，血球カウントおよび結晶の確認と同時にグラム染色と細菌培養を行い感染症の鑑別を忘れないようにする。診断に難渋するときには抗酸菌や真菌による感染症の鑑別を要する。

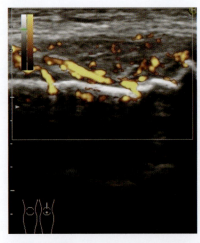 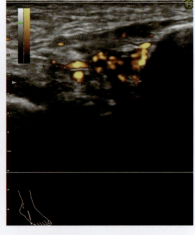

図10　関節リウマチ（RA）患者にみられる滑膜炎のエコー像
　　　カラードプラーモード

股　膝　足

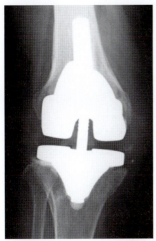
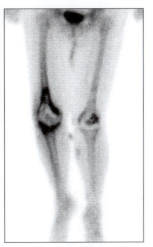
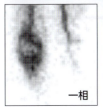
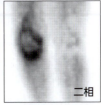
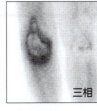
一相　　　二相　　　三相

図11　人工膝関節弛みの三相骨シンチグラフィー
感染症による弛みでは一〜二相の早期相から異常集積を認める。

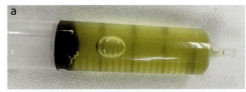
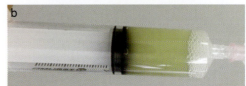
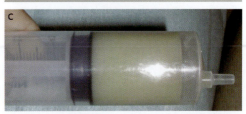

図12　代表的疾患における関節液の性状
a：変形性膝関節症
b：RA
c：化膿性関節炎

血液検査

　骨関節感染症やRA，痛風や偽痛風などの急性関節炎の診断において血液検査は有用である。通常，炎症を反映してCRPが高値となり赤沈は亢進する。感染症から敗血症に至ると生命予後不良のため，高熱を伴う骨関節感染症では早めに血液培養とプロカルシトニン測定を行う。RAを疑う場合はリウマトイド因子，抗CCP抗体を追加する。多関節炎はもちろん，たとえ単関節炎であっても常に鑑別疾患としてRAをはじめとする膠原病を念頭に置く。

（池内昌彦）

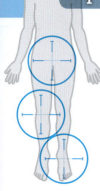

I 診察の進め方

再診時の注意点

　一般に，初診時には時間をかけて詳細に病歴や身体所見をとり，各種検査を行って診断をつけ治療を開始する。一方，再診時には治療経過について確認する程度で，短い診察時間で終わることが多いと思われる。しかし，ここにはいくつかの落とし穴があり注意を要する。具体的には，初診時の診断の誤りに気付かなかったり，患者の病態の変化に対応できなかったりする。初診時に診断できなくても，再診時に所見が明らかになり診断可能になることも決して珍しくない。診断に不安を感じる場合には再診を指示して繰り返し評価をしたほうがよい。経験の少ない若手医師であれば，再診までに上級医に相談しておくことができる。自ら診断し治療を進めていく場合においても，侵襲的検査や治療を予定する場合にはあらかじめ上級医に相談しておくことが望ましい。再診時には，治療経過がよければよいが，治療したにもかかわらず症状が悪化したり，変わらなければ，初診と同じように時間をかけて問診や身体所見をとり直したり，検査の追加を要する。

診断に関する注意点

　診断を誤ると大きな問題となるのが腫瘍性疾患である。ここでは整形外科クリニックの一般外来で若手医師が経験した症例のなかで，再診を指示したことによって正しい診断が可能となった腫瘍性疾患の3症例を紹介し，再診時の注意点や専門医へ紹介するタイミングについて述べる。

症例1

　71歳,男性。右股関節痛を訴えて来院した。特に誘因はなく高血圧以外に併存症はなかった。強い痛みの訴えがあったが，股関節機能，歩行能に大きな問題はなく，X線像でも異常所見を認めなかった（図1a）。診断には至らなかったが対症的に消炎鎮痛薬の処方を行い，2週間後の再診を指示した。

　再診時，症状はあまり変わらず強い右股関節痛を訴えた。飲酒やステロイド既往はなかったが，大腿骨頭壊死症の鑑別を要すると考えMRI精査が行われた。MRIでは大腿骨頭ではなく頸部に異常輝度を呈する病変を認め（図1b），この時点で大学病院に紹介となった。

　大学病院では転移性骨腫瘍の鑑別を行った。生化学検査，腫瘍マーカー，CT，PET-CTなどの検査が行われ，肺がんの多発骨転移が明らかになった（図1c）。

I 再診時の注意点

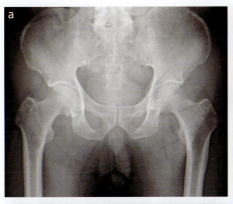
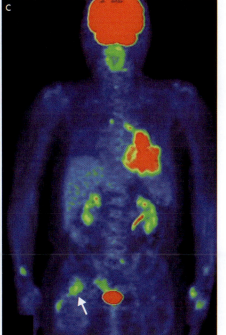
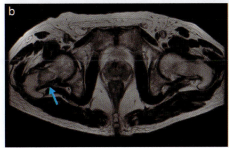

図1 症例1
a：初診時X線像
b：再診時MRI。大腿骨頸部に異常輝度を呈する病変を認めた（矢印）。
c：PET-CT。肺がんの多発骨転移を認めた（矢印）。

> **POINT** 中年期以後のがん好発年齢の患者をみる場合，必ず転移性骨腫瘍を鑑別に挙げておく必要がある。生化学検査や画像検査で転移性骨腫瘍と確定診断に至ったら，各診療科と連携して集学的治療を行う必要があるため，専門医のいる中核病院へ紹介することが望ましい。

症例2

　30歳，男性。バドミントンで社会人リーグにも出場する競技レベルの選手。受診の1カ月前から続く右下腿の痛みを訴えて来院した。初診時のX線像では脛骨内側骨皮質に異常陰影を認めた（**図2a**）。スポーツ選手であったことから，疲労骨折の診断で安静と3週間後の再診を指示した。

　再診時，安静にもかかわらず症状は悪化しており，痛みで夜も眠れないほどになっていた。単純X線検査を再検したが変化なく，悪性腫瘍にみられる骨膜反応を疑い大学病院に紹介した。

　大学病院でCT精査をしたところnidusを疑う所見を認め（**図2b**），類骨骨腫疑いで生検を行い確定診断に至った。

83

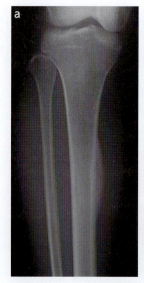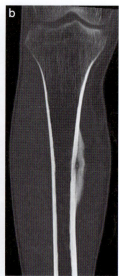

図2 症例2
a：初診時X線像。脛骨内側骨皮質に異常陰影を認めた。
b：CT。Nidusを疑う所見が認められる。

症例3

17歳，男子。サッカー部所属。練習後の左膝の痛みを訴えて来院した。初診時のX線像（図3a，b）では異常所見を指摘しえず，膝蓋靱帯炎の診断でストレッチングとアイシングの指導を行った。症状は軽いものであったが，念のため3週間後の再診を指示した。

再診時，症状は悪化し日常生活でも膝痛のため支障が出ていた。MRI（図3c）とCT（図3d）精査を行い，脛骨骨端に囊腫性病変と周囲の炎症像を認めた。改めて初診時のX線像を見直すと骨透亮像が判明した。腫瘍専門医に紹介し，骨端に好発する軟骨芽細胞腫疑いで生検を行い確定診断に至った。

3症例ともに正しい確定診断に至った要因として，①再診を指示していること，②再診時には初診時の診断にとらわれないこと，③適切なタイミングで専門医に紹介していること，などが挙げられる。

経過観察時の注意点

薬剤処方についての注意点

一般的な外来の日常診療においては，投薬を中心とした保存療法を行うことが多いと思われる。薬剤には必ず副作用があり，患者が小児，妊婦や超高齢者の場合や，腎機能不全，消化管潰瘍，心血管系疾患などの併存症を有する場合には特に注意を要する。近年，整形外科領域では鎮痛薬，骨粗鬆症治療薬，リウマチ治療薬などの選択肢が劇的に増えている一方で，重複処方や多剤処方が問題となっている。特に高齢者はすでに併存症に対して多くの薬剤を処方されていることが多く，重複処方がないか，併用禁忌・注意薬がないか，十分安全性を確認したうえで必要な薬剤を処方するようにしたい。再診時には薬剤の副作用や服薬アドヒアランスについて確認し，処方薬の調整・変更などを適宜行う。

股　膝　足

I 再診時の注意点

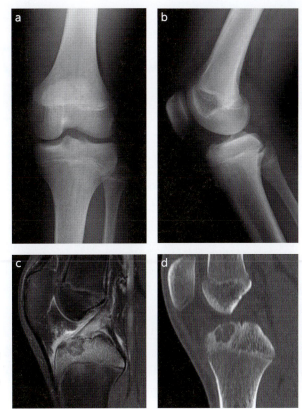

図3　症例3
a, b：初診時X線正・側面像。異常所見は認められなかった。
c, d：脛骨骨端に囊腫性病変と周囲の炎症像を認めた。
c：再診時MRI
d：再診時CT

> **POINT**　患者を診察せずに処方することは，医師法で定められた無診察治療の禁止に抵触するおそれがあり，避けるべきである。

カルテ記載についての注意点

　再診時のカルテは「変わりなし」「改善」「悪化」などと簡単に済まされることが多い。また，患者の愁訴が痛みの場合には，痛みの有無だけをカルテに記載している例が多い。これでは，後で見直す必要があるときに，症状の細かな変化がわからず，重要な情報が得られない。

> **POINT**　カルテは患者の訴えに関して，前回受診時と比べた際の変化を中心に記載するとよい。また，愁訴とともに関節可動域や筋力，歩行能力などの機能的側面の評価を忘れないように行い，カルテに記載しておくことも重要である。

（池内昌彦）

I 診察の進め方

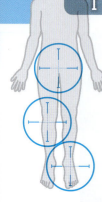

患者への接し方

　社会の高齢化とともに整形外科領域の疾病構造は変化し，"cure"よりも"care"の考え方が大切になってきた．疾患そのものを治療するのと同時に，多くの患者が抱える不安や苦悩，落ち込みなどに対するcareも求められている．問診においては，患者から必要な情報を聞き出すとともに，愁訴に対して共感的に傾聴する態度が必要である．そして，患者がそれぞれの置かれた環境でどれほど困っていて，病院に何を求めているのか，理解することが現在の医療に求められたcareを含めた診療の第1ステップである．このステップなしに診療が始まると，患者のニーズとの間にずれが生じる．さらに，その後の患者とのコミュニケーションエラーによってこのずれは大きくなっていき，患者満足度の低下，さらには医師－患者関係のトラブルにつながる．特に，医療に対して過剰な期待をもつ患者に対しては，期待と現実のずれがはじめから大きいため要注意である．医療は不完全なものであるからこそ，コミュニケーションは重要である．普段から患者と十分にコミュニケーションをとることによって，患者との間に信頼関係が生まれ，予想以上の治療効果を引き出すことも可能となる．さらに，患者との無用なトラブルの発生を未然に防ぐことも可能と思われる．

患者の理解・納得を導くためのコツ

　検査や治療の必要性を説明しても納得を得られないことがある．患者との信頼関係が築けていない場合に多く，ある程度時間をかけたコミュニケーションを要する．まずは医学的に正しいと思われる検査や治療をなぜ受けようとしないのか，その理由について詳しく聴取する．社会的な事情や経済的な問題，主治医との相性であったり，ただの誤解であったりとさまざまである．いずれにしても，患者の意見を丁寧に聞くという行為によって誠実に対応しているという印象を与え，信頼関係の改善につながる．患者の意見を聞いたうえで再度検査や治療の説明をする．二度手間になるが再度の説明によって患者の意見が変わることも少なくない．それでもなお納得を得られない場合には，代替案を提示して今後の方向性について話し合う．最終的に病院や主治医を変えることになったとしても，医師－患者関係のトラブルに発展することは避けられる．

　こちら(医師)は病状や治療法について詳しく説明したつもりでも，相手(患者)はまったく理解できていないことも多い．医療者にとっては馴染みの言葉でも，一般の人には知られていないものがある．例えば，先天性，変形，転位，重篤，頻回などで，日常的に使用する言葉にいい換える必要がある．

> **POINT** 説明は，重要な言葉はメモに残し，図や模型を使い，ときどき相手（患者）の反応をみながら行うようにする。理解できているかどうか簡単な質問をして確認するのもよい。最後に，相手が一番不安に思っていること，例えば術後の痛みや仕事復帰までの目安などについては，理解されるまで詳しく繰り返し説明するとなおよい。

コミュニケーションエラーを防ぐためのコツ

　医師によって患者からの評判はさまざまである。患者からの苦情が多い医師の特徴として，①コンピュータモニターだけみて一度も患者の目をみない，②高慢な態度で患者の訴えや希望を聞こうとしない，③説明がない，などの意見が聞かれる。ときにクレーマーとのレッテルを貼られて相手にされていない例をみることがあるが，多くの場合そのクレームには理由があり，ほとんどがコミュニケーションエラーによるものである。従って，前述したようにこちら（医師）の説明に対して相手（患者）が十分理解できるように努力することが大切である。さらに，患者との関係を良好にする工夫として，以下の点に注意をして診療を行うよう心がけるとよい。①笑顔で迎え患者と正面から向き合う，②待たせた場合はお詫びをする，③患者の訴えを共感的に傾聴する，④少しでも希望をもてる説明を心がける。多くの患者は診察までに長時間待たされて，ようやく診察室に入ってくる。患者によっては不満をもっている人も多い。そこで，笑顔で迎えて目をみてお詫びをすれば，不満の緩和につながると考えられる。効率を重視してモニターをみながら訴えを聞くよりも，短時間でもいいので患者と正面から向き合って話をすると，印象はまったく異なるものとなる。

> **POINT** 人間は絶望のなかでは生きていけない。わずかでもいいので希望をもてる説明を心がけたい。

（池内昌彦）

II

疾患別治療法

下肢（全体）
股関節
膝関節
足関節・足部

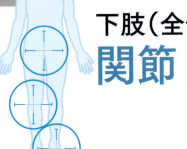

Ⅱ 疾患別治療法

下肢（全体）
関節リウマチ

関節リウマチ（rheumatoid arthritis；RA）は，自己免疫異常を背景とする全身性の慢性炎症性疾患で，関節滑膜を病変の主座とする。持続する関節炎のために関節破壊が多発し，進行すると関節機能が障害され，日常動作や日常生活を著しく損なう。関節破壊は特に発症早期に進行し，また関節破壊の存在がさらなる関節破壊のリスクになることが知られており，早期に診断し，治療介入することが重要であると考えられている。

ここではRAの診断と治療について述べる。

関節リウマチ
rheumatoid arthritis（RA）

Profile RAは日常診療で遭遇する最も頻度の高い自己免疫疾患であり，関節炎を主体とすることから，診断や初期治療を整形外科医が担うことが少なくない。診断や適切な治療介入の遅れはその後の経過を悪化させることになるため，的確な診断能力が求められる。RA治療の中心は薬物療法であり，初期治療を担う場合には，少なくとも第一選択薬であるメトトレキサート（methotrexate；MTX）を適切に使用できる必要がある。

  診 断

早期治療介入を目的とした分類基準が2010年にアメリカリウマチ学会（American College of Rheumatology；ACR）/ヨーロッパリウマチ学会（European League Against Rheumatism；EULAR）から発表され，現在広く用いられている（**表1**）[1]。少なくとも1つの関節腫脹を有し，他の疾患では十分に説明できないことが前提となるため，他の疾患との鑑別が重要となる。

日本リウマチ学会から新分類基準を用いる際に鑑別すべき代表的疾患の一覧が公表されているが（新分類基準を用いる際にRAと鑑別すべき代表的疾患[https://www.ryumachi-jp.com/info/news110913.pdf]），整形外科医には馴染みの少ない疾患も挙げられているので注意が必要である。また血清反応陰性や大関節型の場合には分類不能となる場合があるため，RAが疑わしいものの分類基準ではRAに分類されない場合には，いたずらに診断を先延ばしすることを避け，専門医へコンサルテーションすることを考慮する。

問診，視診，触診

関節炎の診断のためにはこれまでの罹患関節や発症様式，朝のこわばりの有無などの病歴の把握

が重要となる。視診では罹患部位の腫脹，発赤，関節変形を評価する。病勢が進行して初めて医療機関を受診することもまれではなく，典型的な変形を呈している場合には一見しただけでRAを強く疑わせる。RAの主病変である滑膜炎を直接的に反映するのが関節腫脹である。RAは遠位指節間（distal interphalangeal；DIP）を除く手足の小関節，手関節，肘関節，肩関節，膝関節が罹患しやすい関節として知られている。一般に，患者が座位のまま触診可能な上肢および膝の28関節評価が日常の活動性評価で広く使用されており，足部などを含む44関節評価とも強く相関することが知られている。しかし，初診時に加え少なくとも数カ月に一度は症状を訴える関節だけでなく，好発関節を含めできるだけ多くの関節を触診するべきである。

血液検査

・自己抗体

抗シトルリン化ペプチド抗体（抗CCP抗体）は，RAの診断において現在最も感度・特異度が高い検査法である。従来使用されてきた自己抗体検査であるリウマトイド因子と比べ，感度が同等だが特異度に優れている。しかし発症早期では感度が低下することがわかっており，また血清反応陰性のRAも存在することから，RAの診断において抗CCP抗体を過度に重視することは避けるべきである。抗CCP抗体陽性例は関節破壊がより重症化することもわかっており，予後予測因子としても使用される。

・炎症マーカー

RAの活動期には炎症反応が上昇するが，炎症反応が高い状態で持続すると関節破壊が進行することが知られている。炎症反応を評価するために，主にC反応性蛋白（C-reactive protein；CRP）と赤血球沈降速度（erythrocyte sedimentation rate；ESR）が用いられる。ただしRAに特異的な検査ではないので，上昇している場合にはRA以外にも原因がないかを慎重に考慮する必要がある。

表1 アメリカリウマチ学会（ACR）/ ヨーロッパリウマチ学会（EULAR）分類基準（2010年）

新たに関節炎を発症した患者が対象であり，少なくとも1つ以上の明らかな関節滑膜炎を有し，他の疾患による滑膜炎である可能性が低いことを前提とし，合計6点以上で関節リウマチ（RA）と分類する。

関節病変	
大関節に1箇所	0
大関節に2〜10箇所	1
小関節に1〜3箇所	2
小関節に4〜10箇所	3
1つ以上の小関節を含む11箇所以上	5
自己抗体	
RF，ACPAともに陰性	0
RF，ACPAのどちらかが低力価陽性	2
RF，ACPAのどちらかが高力価陽性	3
罹病期間	
6週未満	0
6週以上	1
炎症マーカー	
CRP，ESRともに正常	0
CRP，ESRのいずれかが高値	1

大関節：肩，肘，股，膝，足
小関節：中手指節（metacarpophalangeal；MCP），近位指節間（proximal interphalangeal；PIP），第2〜5中足趾節（metatarsophalangeal；MTP），第1指節間（interphalangeal；IP），手関節
自己抗体：低力価＝正常上限値の3倍まで，高力価＝正常上限値の3倍超

RF：rheumatoid factor（リウマトイド因子）
ACPA：anti-cyclic citrullinated peptide antibody（抗シトルリン化ペプチド抗体）
CRP：C反応性蛋白
ESR：赤血球沈降速度

（文献1より）

・Matrix metalloproteinase-3（MMP3）

MMP3は腫瘍壊死因子（tumor necrosis factor；TNF），interleukin（IL）-6の刺激によって滑膜細胞から産生される蛋白分解酵素で，滑膜増殖や軟

骨破壊を反映するため，関節破壊の予測因子として用いられる。

画像所見

- **単純X線**

　RA画像診断の中心であり，例えば進行したRAは特徴的な関節破壊を呈するため，単純X線像1枚で診断が可能である(**図1**)。

- **エコー**

　エコーによって滑液貯留，滑膜の厚さおよび形態，滑膜内の血流が評価できるほか，骨びらん，靱帯，腱などの観察が可能であり，近年広く用いられるようになっている(**図2**)。

- **MRI**

　滑膜炎(造影剤を使用)や骨髄浮腫，骨びらんの評価が可能だが，同時に多関節を評価することが難しく，単純X線検査やエコー検査に比べ高コストであることがデメリットである。

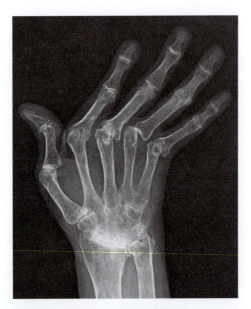

図1　進行したRAの単純X線像
手指の変形，尺側偏位，MCP掌側脱臼などの典型的な関節変形を呈し，骨びらんの多発，関節裂隙の狭小化，関節近傍の骨萎縮，手根骨列の強直などを認める。その他の代表的なX線像所見にボタンホール変形やスワンネック変形などがある。

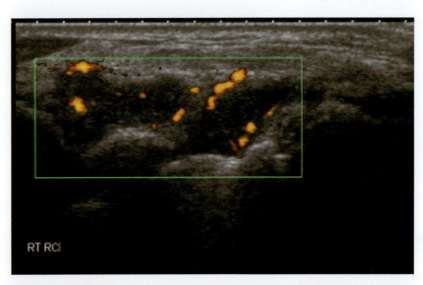

図2　エコー像
図上方を走行する伸筋腱と下方の手根骨の間に滑膜増生(緑の線で囲まれた領域の黒い部分)を認め，パワードプラー法により活動性の滑膜炎を示唆する滑膜内の血流シグナルを認める。

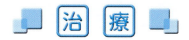

STEP 1　治療戦略

　RAの疾患活動性は1つの指標だけでは評価できないため，いくつかの指標を組み合わせて評価する。①圧痛関節数，②腫脹関節数，③患者全般評価，④医師全般評価，⑤炎症マーカーを含むsimple disease activity index（SDAI）などの複合指標を使用する。早期の寛解（困難な場合には低疾患活動性）導入と維持を目標に治療を行い，関節破壊を抑制し，身体機能障害を避けることが期待される（treat to target；T2T）[2]。

STEP 2　保存療法

　2010年以降，EULARによる治療リコメンデーションの改定が繰り返されており，2016年に最新版が公開されている（図3）[3]。MTXを第一選択薬，分子標的薬を第二選択薬としており，T2Tの実現のために有用なリコメンデーションとなっている。初期治療を担う場合には少なくともMTXを適切に使用できることが求められる。MTXを一定量（12〜16mg/週）使用しても治療目標を達成できない場合には，生物学的製剤をはじめとする分子標的薬を併用する。この段階で専門医へコンサルテーションすることを考慮してもよい。

保存療法 → 手術療法 のターニングポイント

　手術は局所治療であり，全身性疾患であるRAにおいてはあくまでも治療オプションに位置付けられる。

STEP 3　手術療法

　手術の主な目的は「除痛」「機能改善」「整容」である。足趾などの小関節については，まずは関節温存手術を考慮し，関節破壊が高度な場合には人工関節置換術もしくは関節固定術を考慮する。股関節や膝関節といった大関節については人工関節置換術が第一選択となる。関節破壊が進行すると術式の選択肢が狭まり，手術の難度も上昇するため，良好な術後成績を得るためには関節破壊が一定範囲にとどまる間に，また筋力や歩行機能が維持されているうちに行うことが望ましい。必要に応じRA手術を専門とする医師へコンサルテーションする。

（猪狩勝則）

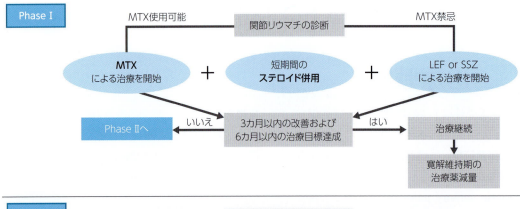
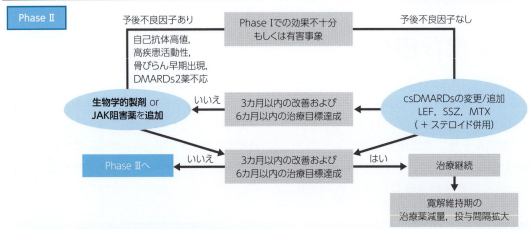
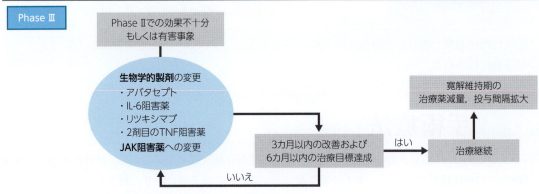

MTX：メトトレキサート
LEF：leflunomide（レフルノミド）
SSZ：salazosulfapyridine（サラゾスルファピリジン）
DMARDs：disease-modifying antirheumatic drugs；DMARDs（疾患修飾性抗リウマチ薬）
JAK：Janus kinase（ヤヌスキナーゼ）

（文献3より）

図3　EULARによる治療リコメンデーション（2016年）

文献

1) Aletaha D, Neogi T, Silman AJ, et al. 2010 rheumatoid arthritis classification criteria：an American College of Rheumatology/European League Against Rheumatism collaborative initiative. Ann Rheum Dis 2010；69：1580-8.
2) Smolen JS, Aletaha D, Bijlsma JW, et al. Treating rheumatoid arthritis to target：recommendations of an international task force. Ann Rheum Dis. 2010；69：631-7.
3) Smolen JS, Landewé R, Bijlsma J, et al. EULAR recommendations for the management of rheumatoid arthritis with synthetic and biological disease-modifying antirheumatic drugs：2016 update. Ann Rheum Dis 2017；76：960-77.

II 疾患別治療法

下肢（全体）
肉ばなれ，筋挫傷

肉ばなれ，筋挫傷はスポーツ現場で非常に頻度の高い外傷である。肉ばなれは損傷の形態により復帰までの期間が大きく異なるため，損傷形態・重症度を見極める必要がある。筋挫傷は治療に長期間を要する骨化性筋炎を合併することがあり，これを予防するため適切な初期治療を行うことが重要である。

ここでは，肉ばなれ，筋挫傷の診断と治療について述べる。

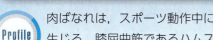

肉ばなれ
muscle strain

Profile 肉ばなれは，スポーツ動作中に自らの拮抗筋の収縮や介達外力によって筋が過伸展されて生じる。膝屈曲筋であるハムストリングに好発する。多くの場合，筋が伸張しながら収縮する遠位性収縮時に起こる。肉ばなれは腱・腱膜の損傷形態により3つのタイプに分けられ，タイプにより重症度が異なる。治療の基本は保存療法であるが，腱の付着部完全断裂や剥離損傷では手術を要する場合もある。

診 断

自覚症状

一般的には自発痛を伴う受傷機転があることが多い。肉ばなれを起こした際は，本人が「ピキッ」や「バチッ」というような自覚症状をもっており，どのような動作中にどのような自覚症状があったかを詳細に聴取する。受傷直後にプレーを続けることができたか，歩行できたか，また張りなどの前駆症状があったかも聞いておく。軽症の場合，はっきりした受傷機転を覚えておらず，違和感程度の訴えしかない場合もあるので注意する。

身体所見

局所の圧痛，腫脹，硬結を触診する。受傷直後であれば，筋の陥凹を触知できる場合もある。また，損傷した筋のストレッチ痛と収縮による抵抗時痛，または筋出力の低下が，どの筋肉が損傷したかの診断だけでなく，重症度の判定にも大いに役立つ。

画像所見

損傷した筋の特定，重症度の判定にはMRI検

95

査が有用である．急性期の診断にはshort-tau inversion recovery (STIR)法を撮像すると，出血部位を鮮明に描出することができる．損傷を疑った筋にもよるが，下肢の肉ばなれでは健側を含めた横断像と冠状断像を撮像する．

肉ばなれは損傷の形態により3つに分類される[1]．Ⅰ型は腱・筋膜に損傷がなく，筋肉内または筋間の出血であり，Ⅱ型は筋腱移行部の腱・腱膜の損傷，Ⅲ型は筋腱の短縮を伴う腱付着部の完全断裂または付着部の剥離損傷である（図1）．

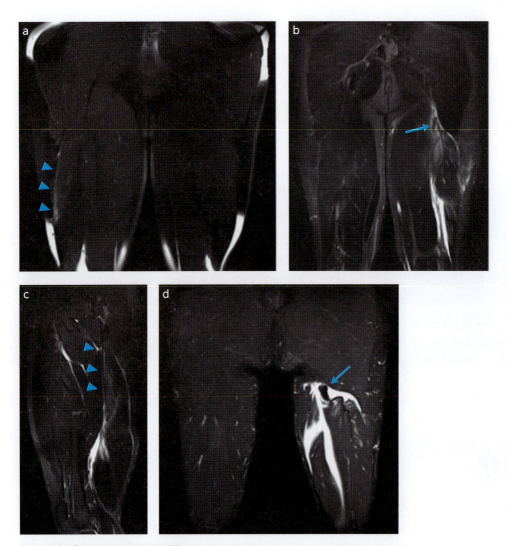

図1　肉ばなれのMRI STIR像
a：肉ばなれⅠ型（大腿部冠状断像）．右大腿二頭筋内に出血がみられる（矢頭）．
b, c：肉ばなれⅡ型（b：大腿部冠状断像，c：矢状断像）．左大腿二頭筋に広範囲の出血，腱膜の損傷（矢印）がみられるが，ハムストリングの共同腱に断裂はない（矢頭）．
d：肉ばなれⅢ型（大腿部冠状断像）．左ハムストリングの共同腱が坐骨結節から剥離し，短縮している（矢印）．

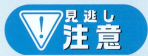 肉ばなれと同様の受傷機転でも成長期(10～15歳ごろ)では,骨盤の骨軟骨の裂離骨折であることがあるため,注意を要する(図2)。

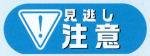 通常のMRI T1強調像やT2強調像では,STIR法に比べ出血が描出されにくく,損傷を見逃す場合がある。また,閉鎖筋などの比較的まれな肉ばなれでは,損傷部を描出するために撮像断面を工夫する必要がある。

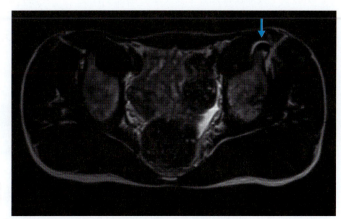

図2 左下前腸骨棘裂離骨折
14歳,男子。股関節MRI横断像。サッカー中のキック動作で受傷した。左下前腸骨棘の骨軟骨が裂離している(矢印)。

治療

STEP 1 治療戦略

　肉ばなれのほとんどは保存療法の適応である。復帰までの期間は重症度と損傷の型によって異なるため,治療に当たっては重症度(損傷型)を把握することが重要である。ここに示した復帰までの期間は,あくまで目安であり,個々の症例に応じて異なる。

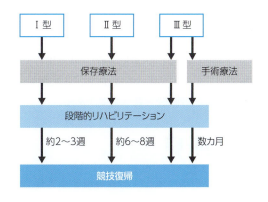

STEP 2 保存療法

Ⅰ型，Ⅱ型に関しては保存療法の適応である。受傷直後にはRICE処置（rest：安静，icing：冷却，compression：圧迫，elevation：挙上）を行い，徐々にストレッチを行う。その後，有酸素運動や，軽度の負荷から筋力訓練を開始する。ストレッチ痛，筋の抵抗時痛，筋の出力，強度・スピードを上げたときに本人の怖さなどを参考に強度をコントロールする。治癒が十分得られていない時期に復帰すると，再受傷や近傍の筋の肉ばなれを起こすことがあり，復帰には注意を要する。部位や程度にもよるが，通常Ⅰ型の損傷で2～3週間，Ⅱ型の損傷では6～8週間程度，Ⅲ型の損傷では半年以上を要する。

STEP 3 手術療法

Ⅲ型は重症であり，スポーツ種目や競技レベルによって手術療法を検討する。ハムストリングの共同腱の坐骨結節からの剥離損傷は，修復術を要することが多い。この場合，共同腱をスーチャーアンカーなどを用いて坐骨結節に再縫着する。手術を行っても競技復帰には短くても4～6カ月を要する。

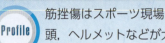

筋挫傷
muscle contusion/strain

Profile 筋挫傷はスポーツ現場において非常に頻度の高い外傷である。典型的には相手選手の膝や頭，ヘルメットなどが大腿前面に接触することで生じる。選手自らの大腿骨と相手にはさまれた筋が損傷する。より自らの大腿骨に近い深層の筋組織が損傷するため，大腿部では大腿四頭筋の中間広筋が好発部位である。損傷部には血腫が形成され，膝関節の屈曲制限を生じる。骨化性筋炎を起こすと治療が長期化することや，膝関節の可動域制限を残すこともあり，注意を要する。

身体所見

受傷機転から診断は容易である。局所の圧痛，腫脹，陥凹を触診する。経過のなかで問題になるのは膝関節の可動域制限と筋力の回復であるため，受傷時や受診時に膝関節の可動域，および筋力の評価は必須である。皮下血腫の程度も重症度判定の参考になる。荷重できない場合は骨折を，自動で下肢挙上ができない場合や膝伸展ができない場合は筋腱の断裂を疑う必要がある。

画像所見

スポーツ現場にエコー診断装置がある場合は，血腫の有無や大きさの評価，経過観察に有用である。骨折の有無の評価，および骨化性筋炎の有無の判断，経過観察には単純X線検査を用いる。損傷した筋の特定，血腫・損傷程度の評価にはMRI検査が最も有用である。

・単純X線

骨折の有無の確認だけでなく，骨化性筋炎の有無をチェックする。初期の変化は見落としやすいため，コンピュータ上での輝度やコントラストを調整し，注意深く観察する。骨化は受傷後2週以降に確認できることが多い。骨化があれば，定期的に単純X線検査で骨化巣の変化を経過観察する必要がある（図3）。

・MRI

損傷した筋の特定，重症度の判定にはMRI検査が有用である．急性期の診断にはSTIR法を撮像すると筋挫傷部位，血腫の広がりを鮮明に描出することができる(**図4**)．

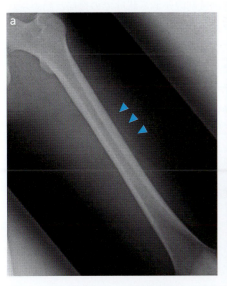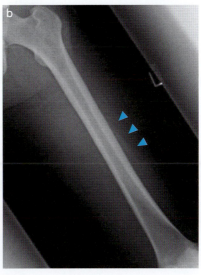

図3　骨化性筋炎の左大腿部単純X線正面像
a：受傷4週．淡い骨化が大腿外側に観察できる(矢頭)．
b：受傷10週．骨化巣は明瞭になったが，4週より縮小している(矢頭)．

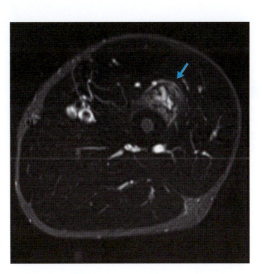

図4　筋挫傷による血腫
左大腿MRI横断像．左中間広筋内の血腫が観察できる(矢印)．

治療

初期治療

血腫が貯留するのを防ぎ，合併症としての骨化性筋炎を予防することが重要である。ほかの外傷と同様，RICE処置を行う。特に，大腿四頭筋の筋挫傷の場合，必ず膝屈曲位でアイシング・圧迫を行う（図5）。インドメタシンの内服が骨化性筋炎の発症の予防に効果があるという報告もある[2]。

慢性期治療

治療の基本は保存療法である。膝関節の可動域訓練を行う。筋力訓練は等尺性運動から再開する。打撲であり，比較的安易に考えがちであるが，膝関節に可動域制限がある状態での復帰は勧められない。経過中に膝関節の屈曲制限が強い場合（目安としては1週間で90°，2週間で120°屈曲できない場合）は，血腫の貯留や骨化性筋炎の発症を疑い，単純X線検査やMRI検査を行う。血腫が大きい場合，エコーガイド下の穿刺や場合によって手術による血腫除去を考慮する。特に成長期のアスリートでは骨化性筋炎を起こしやすいので注意する。骨化性筋炎を起こした場合は，可動域訓練を愛護的に行う必要がある。

（武冨修治）

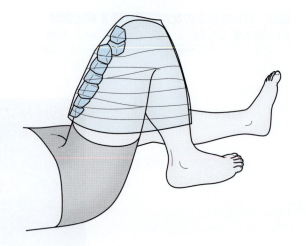

図5 大腿四頭筋の筋挫傷の初期治療
大腿前面の打撲では，必ず膝屈曲位でアイシング・圧迫を行う。屈曲位で圧迫することで，血腫貯留のスペースを狭小化することで骨化性筋炎を予防するとともに，膝の屈曲制限をできるだけ起こさないようにする。

文献
1) 奥脇　透. ハムストリング肉離れ 発症メカニズムとその予防. 臨スポーツ医 2008；25；93-8.
2) Orava S, Hetsroni I, Marom N, et al. Surgical excision of posttraumatic ossifications at the proximal hamstrings in young athletes：technique and outcomes. Am J Sports Med 2015；43：1331-6.

II 疾患別治療法

下肢(全体)
外側大腿皮神経障害，伏在神経障害

下肢の痛みの原因には骨関節や筋，腱，靱帯由来のものや，腰椎変性疾患を代表とする脊椎疾患由来のものが多いが，見落としやすい原因の1つとして下肢に分布する末梢神経疾患も存在する。股関節レベル以遠を下肢とした場合，下肢に分布する末梢神経は，坐骨神経(脛骨神経，腓骨神経，腓腹神経を含む)，大腿神経(伏在神経を含む)，閉鎖神経，外側大腿皮神経，上殿皮神経，腸骨下腹神経外側皮枝などがあり，これらの神経が何らかの障害を受けるとすべて痛みの原因になりうる。

足関節以遠の末梢神経疾患についてはp.388「末梢神経障害」で述べられるので，ここではこれらの末梢神経の病態のうち，比較的頻度の高い外側大腿皮神経障害と伏在神経障害について述べる。

外側大腿皮神経障害
lateral femoral cutaneous nerve neuropathy

Profile　外側大腿皮神経はL1～L3神経根由来で，骨盤内を通り，上前腸骨棘の内側で鼠径靱帯の直下から骨盤外に出て，大腿の外側部に分布する知覚神経である(**図1**)。本神経の鼠径部での絞扼性障害は，古くからmeralgia parestheticaとして知られ，わが国では異常感覚性大腿痛症など多くのよび名があり，大腿外側部を中心とした痛みやしびれをきたす。発症頻度は年に約43人/10万人との報告があり少なくないが[1]，わが国での認知度が低く，多くは見逃されているか，または誤って診断されているのが実情である。適切に診断・治療を行うと良好な結果がもたらされるため，本症の存在を認識することが何よりも重要である。

診　断

問診

大腿外側部を含む下肢痛を訴えて受診した場合，本疾患も念頭に置いて問診する。原因不明が80%くらいであるが，腹臥位手術[2]，コルセットやベルトなどでの締め付け，肥満，股関節に負荷のかかる動作，重量物の運搬，下腹部の手術，骨盤部の打撲や骨折など，誘因が明らかな場合もある[3]。発症に左右差はないが，両側例も十数%存在する。性差はなく，中高年に多い。

症状は，大腿外側部に限局する痛みやしびれの訴えが約半数で，残りの半数は大腿前方や内側，鼠径部，殿部，下腿部までの痛みも訴え，必ずしも解剖学的な神経支配領域に限定した訴えではな

いので注意が必要である．歩行可能な軽症例が多いが，ときに激痛で歩行困難となり，跛行が生じたり，下肢の運動麻痺を疑わせるような例もある．

身体所見

仰臥位にして下着1枚で診察する．まず両側同時に母指で上前腸骨棘内側部の圧痛をみる．この圧痛の存在は診断に必須である．約80％で同部のTinel徴候もみられる．

次に大腿外側部の知覚を検査するが，触覚と痛覚のどちらか一方のみの低下を示す場合もあるので，必ず両知覚を調べる．大半は知覚鈍麻であるが，知覚過敏の場合や，まれに知覚は正常のこともある（図2）．腰椎疾患などとの鑑別が重要なので大腿以遠の下肢知覚，下肢腱反射や筋力も調べるが，痛みのために，あたかも大腿周囲の筋力低下ありと判断されることがあるので注意する．股関節の伸展などの動作で症状が誘発されることもある．

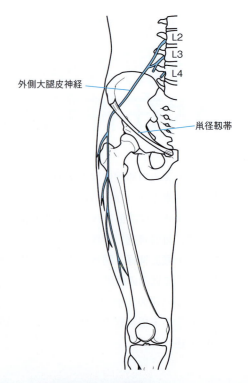

図1　外側大腿皮神経の走行
骨盤内では腸骨筋の表層，内腹斜筋下を通って骨盤外に出て，鼠径靱帯下から大腿外側に向かう．

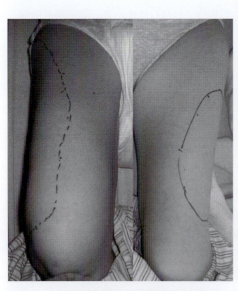 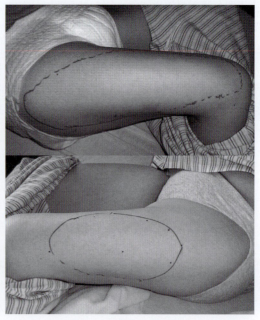

図2　外側大腿皮神経の知覚支配領域
55歳，女性．両側罹患手術例の知覚鈍麻領域を示す．左右差がみられる．

画像所見

　本症に特異的な画像所見はなく，画像検査は除外診断目的で行う．鑑別疾患として重要なものは上位腰椎の神経根症，股関節疾患，骨盤部の腫瘍性疾患である．通常は初診時に腰椎や骨盤の単純X線検査を行うが，必要に応じて腰椎や骨盤のMRI，CT，骨シンチグラフィー検査なども行う．

　著者が初診時に本症を疑い，後日に他疾患と判明した病態としては，腰椎椎間板ヘルニア（L2，L3，L4根症），骨盤腫瘍，大腸がん浸潤，股関節疾患（変形性股関節症，大腿骨頭壊死，人工骨頭ステム弛み），帯状疱疹などがあった．

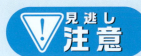

　本症の確定診断は外側大腿皮神経ブロックで行う．著者は1％局所麻酔薬（局麻薬）5mLを用いている．痛みが強く，治療も兼ねる場合はステロイドを混注する．上前腸骨棘の内側部の最強圧痛点を23G針で穿刺するが，鼠径靱帯の抵抗が消失した直後に局麻薬をまず1〜2mL注入し，いったん鼠径靱帯外まで針先を抜いてから多少方向を変えて，さらに2〜3回靱帯を貫き，神経周囲にまんべんなく局麻薬を浸潤させる．通常，放散痛は得られない．約20分後に大腿外側部の痛覚を検査し，無痛覚になっていたらブロックは成功したと判断できるが，そうでないときは再度ブロックを行う．ブロックが成功したら，その場で歩行など日常で疼痛が誘発または悪化する肢位や姿勢をとらせ，疼痛が消失か，または著明に改善したら本症と確定する．

　外側大腿皮神経ブロックの合併症として，大腿神経ブロックがある．数％の頻度で発生する局麻薬による一時的な大腿四頭筋麻痺で，永久的な問題にはならないものの，生じた場合は数時間歩行不可能になり，外来患者では大きな問題となる．麻痺症状が出るのに時間を要し，外来から帰宅途中で発症した例もあるので，事前にこの合併症の可能性について十分な説明と同意が必要である[3]．入院して行うか，仮に生じても付き添い者や車椅子などが使用でき，帰宅が可能な状況で行うのが望ましい．この合併症を避けるため，近年，エコーガイド下に2mL程度の少量の局麻薬を注射する方法も報告されている．

治療

STEP 1 治療戦略

本症は比較的予後は良好で，患者の約2/3は2年以内に症状が改善するともいわれている。従って本症においてはまず保存療法を行う。原因や誘因を除去し，症状が比較的軽い場合は薬物療法を行う。症状が強く早期に診断確定したい場合や薬物療法が無効な場合は外側大腿皮神経ブロックを行い，その効果と日常生活動作（activities of daily living；ADL）への支障を勘案して手術療法も選択する。

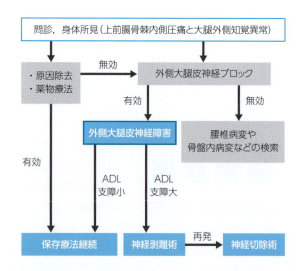

STEP 2 保存療法

誘因や原因の明らかな例では，その除去を行う。肥満が発症誘因と思われる例では減量を指導する。薬物療法として非ステロイド性抗炎症薬（nonsteroidal anti-inflammatory drugs；NSAIDs）も一定の効果は期待できるが，本病態は神経障害性疼痛に該当するため，プレガバリンが有効な場合も多い。そのほか，デュロキセチン，抗てんかん薬，三環系抗うつ薬なども試す価値はある。

ADLに支障が出る程度に症状が強い場合，保存療法のスタンダードはブロック療法である。約20％の患者においては，1回のブロックのみで治癒かそれに近い状態に至る。症状が再発した場合でも，ブロックを繰り返し行うことにより，手術まで行うことなく経過している患者が多い。

保存療法 → 手術療法 のターニングポイント

ブロック療法の持続期間が短い場合，あるいは複数回のブロックで治癒しない例においては，患者の希望があれば手術療法を選択する。激痛で歩行が困難な例では，診断が確定していれば，薬物や複数回のブロックで粘るよりも早期に症状改善の得られる手術療法のほうが利点が大きい。

STEP 3 手術療法

本症の手術療法には神経剥離術と神経切除術の2つがあるが，神経切除術では大腿外側の知覚を犠牲にすることになるので，著者は神経剥離術を基本としている[3,4]。痩せた例では局所麻酔で十分に可能であるが，そうでない場合は腰椎麻酔か全身麻酔がよい。仰臥位で鼠径部に4～5cmの横皮切を加え，神経上の鼠径靱帯と内腹斜筋腱成分などを切開する簡単なものであるが（図3），約半

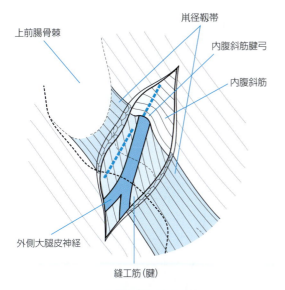

図3　外側大腿皮神経剥離術（右脚）
鼠径靱帯切離後，内腹斜筋腱弓および縫工筋（腱）を切離する（青点線部）。

数において，複数本，分岐や吻合，靱帯内貫通，腸骨棘乗り上げなどの神経破格が存在するので，展開時に注意を要する[4]。

手術有効率は，著者の行った85例103神経において，術後2週の時点ではほぼ完治に近い「著効」が80％，有効だが一部の症状が遺残する「有効」が17％，「無効」が3％であったが，再発が20％の頻度で生じ，術後平均約3年の観察時では「著効」66％，「有効」27％，「無効」7％であった。再発例に対しては神経切除術も適応になりうる。

伏在神経障害
saphenous nerve neuropathy

Profile　伏在神経は大腿神経から分岐し，内転筋管（Hunter管）に入り，大腿遠位部で内転筋管から出て，膝蓋骨レベルで前方へ向かう膝蓋下枝と遠位へ向かう内側下腿皮枝（縫工枝）に分かれる知覚神経である（図4）。

同神経の障害は内転筋管部での絞扼性障害（Hunter管症候群）と，分枝である膝蓋下枝障害に大別できるが，Hunter管症候群は比較的まれで日常診療で遭遇する機会は少なく，頻度が高いのは膝蓋下枝障害のほうである。

Hunter管症候群では筋膜貫通部や伴走血管などでの神経圧迫が原因の場合が多い。膝蓋下枝障害は筋膜などでの絞扼の場合もあるが，膝周囲の打撲などの外傷，あるいは正座や立て膝など，慢性的な圧迫刺激など神経への直接の物理的刺激による場合のほうが多い。なかでも特に問題になるのは，膝や膝周囲の手術に伴う医原性の損傷または障害である。膝関節鏡，膝前十字靱帯再建術の移植片採取，外骨腫切除，関節内骨折手術，高位脛骨骨切り術，人工膝関節全置換術（total knee arthroplasty；TKA）後などに本神経の障害が生じうる。症状的に知覚鈍麻のみであれば問題にならないが，痛みを伴う場合は治療の対象になる。

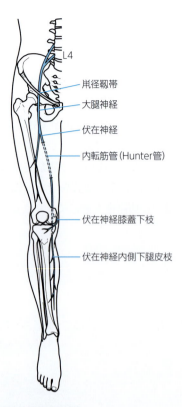

図4　伏在神経の走行
大腿神経から分岐し，大腿動静脈とともに内転筋管（Hunter管）に入り，大腿遠位部で内転筋管から出て，膝蓋骨レベルで前方へ向かう膝蓋下枝と下方へ向かう内側下腿皮枝に分岐する。

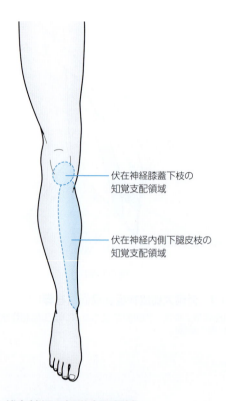

図5　伏在神経の知覚支配領域
膝蓋下枝は膝前内側の領域を支配している。

問診

　膝前内側部，あるいは膝前内側部を含む下腿内側の痛みや知覚異常を訴える患者では，本病態も念頭に置いて診療する。立て膝をついたり，膝の特定部に物が当たった場合などで膝前面への放散痛が生じたり，歩行時などに特定の肢位をとったとき，または膝の屈伸に伴って膝内側部から前面，あるいは下腿内側にかけて痛みやしびれが生じる。Hunter管症候群では大腿内側の痛みを訴える場合もある。膝周囲の手術の既往を確認する。TKA後の膝痛遷延が本病態であることもある。

身体所見

　大腿やや遠位の内側，あるいは膝の前内側部の圧痛点はほとんどの例で存在し，Tinel徴候も高率にみられる。膝周囲の術後に生じた場合は，手術創の一部や周囲に上記圧痛点やTinel徴候を認める場合が多い。多くは膝前面に直径5〜6cm程度のスポット状の知覚障害領域が認められるが，障害のレベルによっては下腿内側の知覚障害も生じる（図5）。

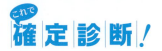

膝前面や下腿内側の知覚障害と圧痛点（Tinel徴候）でほぼ診断はつくが，確定診断は神経ブロックで行う。圧痛点への少量の局麻薬注射で疼痛が消失することにより診断できる。

画像所見

本症に特異的な画像所見はなく，画像検査は除外診断目的で行う。鑑別疾患として重要なものはL3，L4神経根症，変形性膝関節症や半月板障害などの膝関節疼痛性疾患である。通常は初診時に膝関節や大腿の単純X線検査を行うが，他疾患との鑑別のため必要に応じ膝や腰椎のMRI検査などを行う。

  治療

治療法としては，NSAIDsや神経障害性疼痛などの慢性疼痛治療薬（前出）投与も一法であるが，まず第一に診断を兼ねてステロイドを混注した局麻薬ブロックを行う。数回のブロックで改善する例も多い。多数回のブロックでも改善しない場合は，神経剥離術または神経腫切除術が適応となる。

（尾鷲和也）

文献

1) Cheatham SW, Kolber MJ, Salamh PA. Meralgia paresthetica: a review of the literature. Int J Sports Phys Ther 2013；8：883-93．
2) 尾鷲和也，内海秀明，尾山かおり，ほか．脊椎後方手術後の大腿外側皮神経障害．整形外科 2010；61：559-62．
3) 岩﨑 聖，尾鷲和也，内海秀明，ほか．大腿外側皮神経障害．整・災外 2008；51：561-7．
4) 尾鷲和也．外側大腿皮神経障害の診断と治療．「超」入門 手術で治すしびれと痛み．井須豊彦，ほか編．東京：メディカ出版；2016．p135-8．

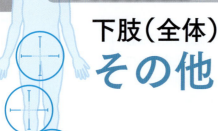

Ⅱ 疾患別治療法

下肢（全体）
その他

整形外科診療において，下肢の痛みによる日常生活動作（ADL）障害を有する患者の診察機会は多い．下肢の痛みの原因としては，神経疾患，血管疾患，骨関節疾患などが挙げられる．

ここでは，下肢痛をきたす代表的な疾患である腰部脊柱管狭窄症，腰椎椎間板ヘルニアの診断と治療について述べる．他の疾患を見逃さないために，鑑別診断として重要な疾患とその診断のポイントを挙げる．

腰部脊柱管狭窄症
lumbar spinal stenosis（LSS）

Profile
LSSは，腰椎部の脊柱管，あるいは椎間孔の狭小化により，神経障害を生じる．立位，歩行で増悪し，座位で消失または緩和する下肢痛やしびれ（間欠性跛行）が特徴的な症状である．患者の40〜73%は，保存療法により症状が改善し，1.4〜12.4%が手術介入を要する[1〜3]．

診断

問診

腰痛，下肢痛やしびれ，排尿障害の有無を詳細に聞きとる．間欠性跛行を認めれば，本症の可能性が高い．

身体所見

腰椎部の圧痛や叩打痛，前後屈による運動痛を確認する．深部腱反射，徒手筋力検査，感覚検査，下肢伸展挙上（straight leg raising；SLR）テスト，大腿神経伸展テスト（femoral nerve stretching test；FNST）などの神経所見をとる．深部腱反射は低下または消失していることも多い．

画像所見

腰椎の単純X線像，MRI，CT検査を行う．単純X線では，正・側面，両斜位像に加え，側面の前後屈位にて不安定性の有無を確認する．

これで確定診断！

臨床症状，理学所見，神経学的所見と画像所見が一致すれば確定診断となる。

治療

STEP 1 治療戦略

　LSSが疑われたら，理学所見，神経学的所見を評価後，単純X線像（図1）により脊柱配列の異常，変性，不安定性の有無を確認する。薬物療法による保存療法を計画しながら，MRI検査（図2）を行う。MRIにて，神経学的評価に一致した脊柱管，椎間孔部の狭窄，神経の圧迫所見を認めれば確定診断となる。CTは，LSSの原因となる上関節突起の脊柱管内突出（外側陥凹），椎間関節症，脊柱靱帯骨化の描出に優れている。

　運動麻痺や排尿障害，排便障害などの重度な馬尾障害を認める場合は，早期の神経除圧を計画する。常に頸胸椎病変，血管病変が鑑別疾患となる。また，排尿障害を伴う男性では，前立腺疾患の有無を確認する。

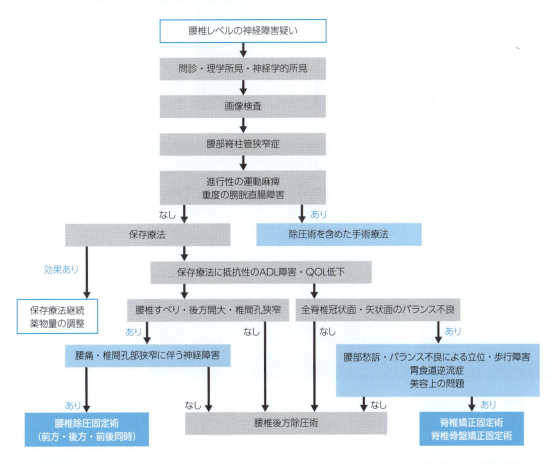

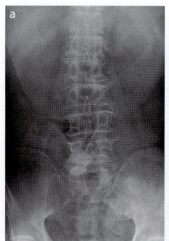
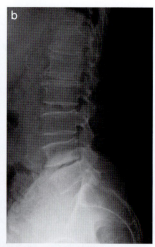
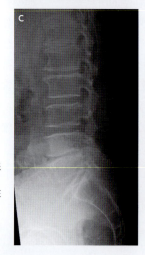
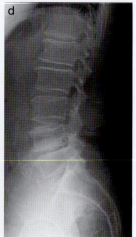

図1　腰椎単純X線像
a：正面像。軽度の腰椎変性側弯と側方の骨棘形成を認める。
b：中間位の側面像。腰椎全体に変形性脊椎症性変化を認め，特にL4/5レベルの椎間板腔の狭小化，終板の硬化像，骨棘形成を認める。
c, d：前後屈位の側面像。後方開大や前方すべりといった腰椎不安定性を認めない。

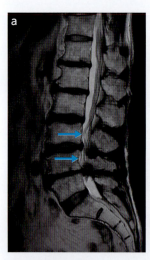
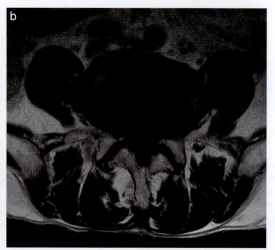

図2　腰椎MRI
a：T2強調矢状断像。L3/4, L4/5レベルで椎間板の膨隆と黄色靱帯の肥厚による脊柱管狭窄，L4/5より頭側にredundant nerve rootを認める(矢印)。
b：L4/5椎間板レベルのT2強調横断像。黄色靱帯の肥厚により硬膜管面積が狭小化している。

STEP 2 保存療法

　高齢者が多いため，内科疾患の情報を整理し，副作用に配慮しながら薬物療法を開始する。腰痛に対しては，肝機能や腎機能に配慮しながら，アセトアミノフェンや非ステロイド性抗炎症薬（nonsteroidal anti-inflammatory drugs；NSAIDs）などを適量投薬する。また，腰痛に対しては，軟性コルセットなどの装具治療も検討する。神経症状に対しては，経口プロスタグランジンE(1)[4~6]，プレガバリン[7,8]などを用いる。神経根症状の軽減が十分に得られない場合は，神経根ブロック[9]を検討する。

　間欠性跛行に対して，杖や歩行器を適宜使用し，ADLを維持する。手術適応となる神経障害の増悪を早期にとらえられるように，運動麻痺や膀胱直腸障害の出現や，悪化の特徴を患者へ説明する。

　定期的に治療の効果や副作用の有無を観察し，投薬量の調整を行っていく。症状の軽減に合わせて投薬量の減量を検討し，漫然とした薬物療法とならないよう心がける。

保存療法 → 手術療法 のターニングポイント

　保存療法の効果が不十分で，重度なADLの障害が持続するようであれば，手術療法による神経除圧を提案する。また，進行性の運動麻痺や重度な膀胱直腸障害を認めた場合は早期の手術を検討する。

　患者の多くは高齢者であるため，全身状態や社会活動に合わせて，保存療法，手術療法のいずれにおいても侵襲の軽減化を常に意識する必要がある。

STEP 3 手術療法

　保存療法の効果が不十分な場合，手術療法が有用である[10~12]。手術療法は，病状・病態に合わせて神経除圧術（図3），固定術，矯正固定術を計画する。脊柱管の狭窄のみで，すべりや後方開大を認めない場合は後方除圧術の適応となる。

　近年，さまざまな低侵襲手術[13~15]が開発され，普及している。責任高位にすべり・後方開大を認め，それに伴う腰痛や椎間孔部狭窄を認める場合は固定術を検討する。ただし，Meyerding分類I度の変性すべり症に対する除圧固定術は，除圧術単独と同等[16]か，除圧術単独よりも優れているか[17]については意見が分かれており，個々の症例を十分に検討して方針を決定する必要がある。

　全脊椎のバランス不良によるADL障害，QOL低下を認める場合は，腰椎の後弯化，脊椎から骨盤までの矢状面バランスを評価する。そのような症例には，患者と十分に相談したうえで，矯正固定術を検討する。

　病態に合わせた適切な手術計画は当然のことながら，周術期合併症を予防し，社会生活への復帰を遷延させないことも重要である。画像のみならず，腰痛の原因や程度，全身状態を配慮して，低侵襲化を常に意識して手術を計画する。

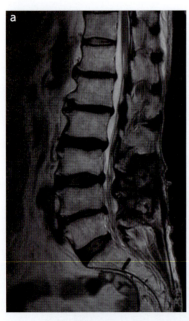
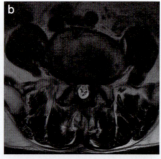
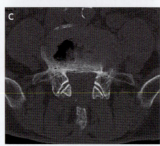
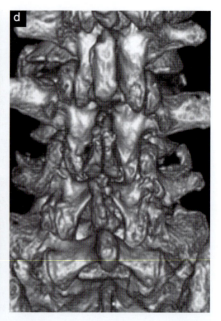

図3　棘突起縦割式アプローチによるL3/4，L4/5除圧術後のMRIとCT

a：MRI T2強調矢状断像。L3/4，L4/5レベルの脊柱管前後径は拡大し，redundant nerve rootも改善している。
b：L4/5レベルのMRI T2強調横断像。硬膜管は拡大し，くも膜下腔も良好に描出されている。
c，d：L5椎弓根レベルのCTと3D-CT。縫着後のL3，L4の棘突起が描出されている。トランペット状に上関節突起の内側が十分切除されている。

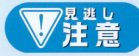 **椎間孔部での神経根圧迫**

腰椎の変性側弯やすべり，強い片側の下肢痛，腰椎後屈または後側屈で増悪する下肢痛を認める場合は，椎間孔部での神経根障害を疑う。3D MRIを用いたMPR画像（**図4**）が椎間孔部での病変探索に有用である。

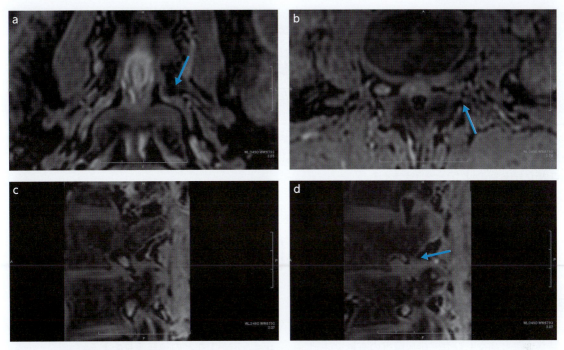

図4　椎間孔部狭窄症例における3D MRIのMPR画像

63歳，女性。腰痛，両下肢痛と間欠性跛行を訴えていた。L3，L4の前方すべり（Meyerding分類Ⅰ度）を認めており，L3/4，L4/5の脊柱管狭窄に左L3/4の椎間孔部狭窄を合併していた。3D MRIを用いたMPR画像が椎間孔部での病変探索に有用である。
a，b：冠状断像，横断像も任意のスライスで再構築できる。左の神経根の圧迫像を描出できる（矢印）。
c：右椎間孔部では神経根の圧迫を認めない。
d：左椎間孔部で膨隆した椎間板による神経根の圧迫が良好に描出されている（矢印）。

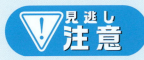

LSSに合併した末梢動脈疾患（PAD）

LSSの9.3～25.9％に末梢動脈疾患（peripheral artery disease；PAD）が合併している。間欠性跛行を訴える患者に対しては足趾の冷感や色調の異常，足背動脈の触知を確認する。足趾のチアノーゼを認める場合や，足背動脈の触知が不良な場合などは，足関節上腕血圧比（ankle brachial index；ABI），下肢動脈造影CTを行う。

頸椎症性脊髄症，頸椎後縦靱帯骨化症，胸髄症

高齢者では，頸椎・胸椎レベルにも加齢変化を認めることが多い。間欠性跛行の症状が大腿前面部や腰部周囲から下肢全体のしびれの場合，深部腱反射の亢進，Babinski反射の陽性などを認める場合は，脊髄症を疑う。頸椎・胸椎の単純X線像，CTによる脊椎症性変化や靱帯骨化症の有無，MRIによる脊髄の圧迫所見，脊髄内輝度変化を確認する。

腰椎椎間板ヘルニア
lumbar disc herniation (LDH)

Profile
LDHは，脊柱管内に突出あるいは脱出した椎間板が馬尾や神経根を圧迫し，腰痛や下肢痛，下肢の神経症状などが生じた状態である。症状としては，腰痛，主に片側ないし片側優位の下肢痛であり，安静時にも痛むことが多い。SLR testが陽性となることが多い。保存療法として薬物療法や神経根ブロックが行われ，強い症状を伴うまたは症状が長期に及ぶ患者のうち，手術に至るものは10～30％である[18, 19]。

診断

問診

腰痛，下肢痛やしびれ，排尿障害の有無を詳細に聞きとる。発症の誘因となる重量物挙上やスポーツ活動の有無を聞き出す。両側下肢に症状を認める場合は，馬尾障害の可能性があり，膀胱直腸障害の発生に注意しながら，早めの診断を心がける。

身体所見

運動痛のために腰椎可動域は制限されている場合は，腰痛を誘発する検査は症状に合わせて行う。深部腱反射，徒手筋力検査，感覚検査，SLR test，FNSTなどの神経所見をとる。

画像所見

腰椎の単純X線，MRI，CT検査を行う。X線像では，正面側面，両斜位像に加え，側面の前後屈位にてすべりなど不安定性の有無を確認する。

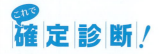
臨床症状，理学所見と画像所見の乖離がなく，一致した所見が得られれば確定診断となる。

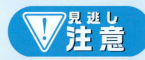

仙腸関節障害，梨状筋症候群

仙腸関節障害や梨状筋症候群など，LDHによる坐骨神経痛と症状の類似した疾患も常に鑑別診断を行う。

仙腸関節障害では，仰臥位，椅子での座位，患側を下にした側臥位，排便動作時の痛みの増悪が特徴とされる。One finger testによる上後腸骨棘周囲の痛み，Newton test, Gaenslen test, Patrick test陽性などが診断の手がかりとなる。

梨状筋症候群は，大腿骨大転子部痛，鼠径部痛，梨状筋部の圧痛，立ち座り動作時痛，梨状筋部に限局した圧迫感を伴った痛みが特徴である。Freiberg test, Pace test, Beaty testにより痛みが誘発され，増悪する。

脊髄腫瘍

脊髄腫瘍の抽出にはMRIが有用である。胸腰椎移行部，椎間孔外にも目を向けた評価を心がける。硬膜外腫瘍の場合は転移性腫瘍が多く，悪性疾患の既往歴，腫瘍マーカー，生化学検査，頸部から骨盤までのCT，核医学検査などから悪性病変の有無を確認するべきである。硬膜内腫瘍の多くは良性腫瘍であるが，悪性神経原性腫瘍，転移性腫瘍の鑑別を忘れてはならない。特に神経障害が急速に進行する場合は，注意が必要である。

化膿性脊椎炎，転移性脊椎腫瘍

腰椎レベルの神経障害に加え，失禁や尿閉，持続する激しい痛み，薬物療法の効かない痛み，急な進行，熱発などの危険信号があれば，化膿性脊椎炎や転移性脊椎腫瘍を鑑別しなければならない。単純X線検査に加え，至急CT，MRI検査を行う。これらから感染性疾患，骨破壊性病変が疑われたならば，血液生化学ならびに尿検査，腫瘍マーカー検査，細菌培養検査（血液，尿，椎間板），血清免疫電気泳動，胸腹骨盤CT検査を早急に行い，必要に応じて他科との連携をとりながら，病変の確定と早期の治療介入を検討する。診断が困難な場合は，骨生検，PET-CT検査を行う。近年，転移性脊椎腫瘍に対してはcancer boardによる集学的な管理が行われるようになってきている。

治療

STEP 1 治療戦略

　LDHが疑われたら，神経学的所見を評価後，単純X線像による脊柱配列の異常，不安定性の有無を確認する．薬物療法による保存療法を計画しながら，MRI検査を行う．MRIにて，神経学的評価に一致した椎間板ヘルニアを認めれば確定診断となる．高齢者の腰椎神経根障害では，外側ヘルニアを含めた椎間孔部障害を念頭に置く．椎間孔部病変の探索には，3D MRIを用いたMPR像が有用である（**図4**）．

　運動麻痺，膀胱直腸障害など重度な馬尾障害を認める場合は，早期の手術を計画する．尿閉を認めた場合は，発症から48時間以内の手術が推奨されている[20]．

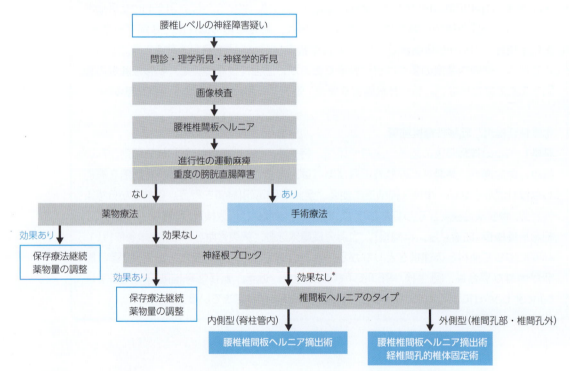

＊：神経根ブロックは，注射中に症状に一致した放散痛があるか，一時的でも痛みが軽減したかどうかを必ず確認する．一時的にでも痛みがまったく変わらない場合は，鑑別すべき疾患がないか考える必要がある．

STEP 2 保存療法

　NSAIDs，ガバペンチン，プレガバリンなどの薬物療法，牽引療法を行う．手術適応となる神経障害の増悪を早期にとらえるため，運動麻痺や膀胱直腸障害が出現する可能性，その場合に手術を行う可能性があることを患者へ説明しておく．薬物療法による痛みのコントロールが不良である場合は，神経根ブロックを考慮する．薬物療法や神経根ブロックの効果が不十分であれば手術を検討する[21]．

　薬物療法中は定期的に治療効果や副作用出現を観察し，投薬量の調整を行っていく．症状の軽減に合わせて投薬量の減量を検討し，漫然とした薬物療法は避ける．

股　膝　足

保存療法 → 手術療法 のターニングポイント

　保存療法の効果が十分得られず，ADLの障害が持続するようであれば，椎間板ヘルニア摘出術を提案する。進行性の運動麻痺や膀胱直腸障害を認める場合は，早期の手術を検討する。就労年齢にある患者が多いため，早期の社会復帰を希望する場合が多い。症状の経過とともに患者の社会背景を考慮し，患者の希望があれば，早期の手術療法も考慮する。

STEP 3 手術療法

　腰椎椎間板ヘルニア摘出術を行う。従来法と鏡視下手術などの低侵襲手術があり，いずれも短期・長期的な有用性が示されている。

（和田簡一郎，石橋恭之）

文献

1) Amundsen T, Weber H, Nordal HJ, et al. Lumbar spinal stenosis. Conservative or surgical management ? A prospective 10 year study. Spine (Phila Pa 1976) 2000 ; 25 : 1424-36.

2) Onel D, Sari H, Donmes C. Lumbar spinal stenosis. Clinical radiologic therapeutic evaluation in 145 patients. Conservative treatment or surgical intervention ? Spine (Phila Pa 1976) 1993 ; 18 : 291-8.

3) Tadokoro K, Miyamoto H, Simi M, et al. The prognosis of conservative treatments for lumbar spinal stenosis. Analysis of patients over 70 years of age. Spine (Phila Pa 1976) 2005 ; 30 : 2458-61.

4) Matsudaira K, Seichi A, Kunogi J, et al. The efficacy of prostaglandin E1 derivative in patients with lumbar spinal stenosis. Spine (Phila Pa 1976) 2009 ; 34 : 115-20.

5) Takahashi J, Kobayashi H, Wakabayashi S, et al. The effect of a prostaglandin E1 derivative on the symptoms and quality of life of patients with lumbar spinal stenosis. J Orthop Sci 2013 ; 18 : 208-15.

6) 日本整形外科学会診療ガイドライン委員会/腰部脊柱管狭窄症診療ガイドライン策定委員会編. 腰部脊柱管狭窄症診療ガイドライン2011. 東京 : 南江堂 ; 2011.

7) Orita S, Yamashita M, Eguchi Y, et al. Pregabalin for Refractory Radicular Leg Pain due to Lumbar Spinal Stenosis : A Preliminary Prospective Study. Pain Res Manag 2016 ; 5079675.

8) Takahashi N, Arai I, Kayama S, et al. One-year follow-up for the therapeutic efficacy of pregabalin in patients with leg symptoms caused by lumbar spinal stenosis. J Orthop Sci 2014 ; 19 : 893-9.

9) Riew KD, Yin Y, Gilula L, et al. The effect of nerve-root injections on the need for operative treatment of lumbar radicular pain. A prospective, randomized, controlled, double-blind study. J Bone Joint Surg Am 2000 ; 82 : 1589-93.

10) Athiviraham A, Yen D. Is spinal stenosis better treated surgically or nonsurgically ? Clin Orthop Relat Res 2007 ; 458 : 90-3.

11) Malmivaara A, Slatis P, Heliovaara M, et al. Surgical or nonoperative treatment for lumbar spinal stenosis ? A randomized controlled traial. Spine (Phila Pa 1976) 2007 ; 32 : 1-8.

12) Weinstein JN, Tosteson TD, Lurie JD, et al. Surgical versus nonsurgical therapy for lumbar spinal stenosis. N Engl Med 2008 ; 358 : 794-810.

13) Hatta Y, Shiraishi T, Sakamoto A, et al. Muscle-preserving interlaminar decompression for the lumbar spine : a minimally invasive new procedure for lumbar spinal canal stenosis. Spine (Phila Pa 1976) 2009 ; 34 : E276-80.

14) Minamide A, Yoshida M, Yamada H, et al. Clinical outcomes after microscopic laminotomy for lumbar spinal stenosis : a 5-year follow-up study. Eur Spine J 2015 ; 24 : 396-403.

15) Watanabe K, Hosoya T, Shiraishi T, et al. Lumbar spinous process-splitting laminectomy for lumbar canal stenosis. J Neurosurg Spine 2005 ; 3 : 405-8.

16) Försth P, Ólafsson G, Carlsson T, et al. A randomized, controlled trial of fusion surgery for lumbar spinal stenosis. N Engl J Med 2016 ; 374 : 1413-23.

17) Ghogawala Z, Dziura J, Butler WE, et al. Laminectomy plus fusion versus laminectomy alone for lumbar spondylolisthesis. N Engl J Med 2016 ; 374 : 1424-34.

18) Saal JA, Saal JS. Nonoperative treatment of herniated lumbar intervertebral disc with radiculopathy. An outcome study. Spine (Phila Pa 1976) 1989 ; 14 : 431-7.

19) Weber H. Lumbar disc herniation. A controlled, prospective study with ten years of observation. Spine (Phila Pa 1976) 1983 ; 8 : 131-40.

20) Ahn UM, Ahn NU, Buchowski JM, et al. Cauda equina syndrome secondary to lumbar disc herniation : a meta-analysis of surgical outcomes. Medicine 2018 ; 97 : e9807.

21) 浅利　享，油川修一，田中　直，ほか. 腰椎神経根障害に対する選択的神経根ブロック後の経時的・定量的疼痛評価. 整・災外 2017 ; 60 : 1417-20.

II 疾患別治療法

股関節
乳児股関節疾患

　代表的な乳児股関節疾患としては，発育性股関節形成不全（developmental dysplasia of the hip；DDH）と化膿性股関節炎がある。発育性股関節形成不全はわが国に多い疾患で，脱臼，亜脱臼，臼蓋（寛骨臼）形成不全を合わせ，発生率は出生数の2％前後と推定される。特別な治療を必要としない場合も多いが，早期発見，早期治療（育児指導を含む）が基本である。診断が遅延し治療に難渋したり，不適切な治療が施されたりすると変形性股関節症を発症することがある。わが国の股関節症の約80％が股関節形成不全に起因しており，重要な疾患である。化膿性股関節炎は緊急的な処置を必要とする疾患で，早期に適切な治療を行わないと重篤な機能障害が遺残する。経過不良例の機能障害の程度は，股関節形成不全のそれとは比較にならないほど悲惨なものである。診断に苦慮する場合もあるが，たとえ結果的に over treatment となったとしても，早期の関節内の除圧を行うことが重要である。

発育性股関節形成不全
developmental dysplasia of the hip（DDH）

以前は先天性股関節脱臼と称されていたが，出生後に脱臼が生じてくる症例が多いことが判明したことから発育性股関節脱臼とよばれるようになった。さらに脱臼と亜脱臼，臼蓋形成不全の境界が不明瞭であることから，不安定股の状態も含めて発育性股関節形成不全（DDH）とよばれるようになった。患者家族など一般に対しては「赤ちゃんの股関節脱臼」と説明するとわかりやすい。

　診　断　

　乳児股関節健診は股関節開排制限を中心として行われてきた。2011年からの2年間に行われたDDHに関するmulticenter study[1)]では1,295例のうち199人（15.4％）が1歳以上で診断されており，初期治療開始の遅れが問題となっている。早期診断率を向上させるために乳児股関節健診の内容が見直され，日本小児整形外科学会は推奨項目として，①股関節開排制限，②皮膚溝の非対称（大腿または鼠径），③家族歴，④女児，⑤骨盤位分娩の5項目を挙げている。このなかで股関節開排制限が陽性または2項目以上が陽性であれば二次検診へ紹介するように推奨している。このような場合にはエコー検査やX線撮影を行い，DDHの検索を行う必要がある。

　DDHは早期発見・早期治療が重要で，生後6カ月までに診断が確定すれば，外来でのRiemenbügel

(Rb)装具を用いた治療で良好な成績が得られることが多い。

問診

・家族歴
DDHは女児に多く，男児の約9倍とされる。DDHの家族内発生，特に母や祖母，姉などについて聴取する。また，DDHの診断はなくとも，人工股関節全置換術（total hip arthroplasty；THA）を受けている家族が存在する場合も要注意である。

・妊娠歴
妊娠後期まで骨盤位であった場合は，頭位分娩の5〜7倍のDDH発生率とされ，特に単殿位では高率にDDHを発症する。また骨盤胎児不均衡や多胎妊娠についても注意する。

身体所見

・第一印象
仰臥位で寝かせると，左右非対称の印象を受ける。向き癖と立て膝に注意する。左にDDHがある場合，右への向き癖と左下肢の立て膝があることが多い（図1）。

・股関節開排制限
股関節を90°屈曲して外転していくと，健常児では股関節は70°以上開排する。検者の手背が両側ともに床面に付くのが通常である。ただし，男児では女児に比べて開排角度は小さくなることがあり，開排角度が70°未満でも左右対称性の場合にはDDHではないことが多い。開排角度が70°未満で左右差がある場合はDDHを強く疑う（図2）。また股関節の屈曲角度が小さいと90°開排したようにみえるので，しっかり屈曲させて開排動作を行うことが重要である。

・皮膚溝非対称
大腿や鼠径部の皮膚溝の非対称が認められることが多い。大腿では皮膚溝の数や深さ，位置について注意する（図3a）。DDH，特に脱臼の場合は鼠径皮膚溝が深くなっている（図3b）。開排制限を認める場合はもちろん，これがない場合でも鼠径皮膚溝が深くなっていることが多く，重要な所見である。

・脚短縮
DDHがあると股関節が内転位をとりやすく，患側下肢が短縮してみえる。脱臼している場合は真に患側下肢が短縮しており，立膝をして両側を比較すると患側の膝頭が低くなるAllis徴候が認められる（図4）。

・跛行
歩行開始後では，脚短縮による硬性墜下性跛行や中殿筋機能不全による軟性墜下性跛行を認める。両側脱臼の場合には骨盤前傾が著明となり，

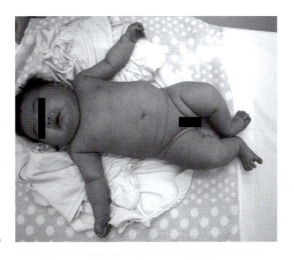

図1　仰臥位では左右非対称
右への向き癖と左の立て膝がある。

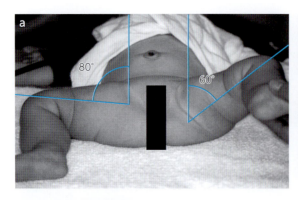 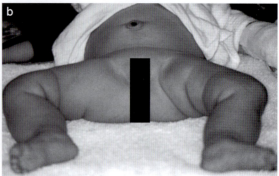

図2 股関節開排制限
a：屈曲90°での開排の状態（正しい手技）。右は80°，左は60°の開排で左に開排制限を認める。
b：屈曲70°での開排の状態（誤った手技）。左右ともに開排制限を認めない。

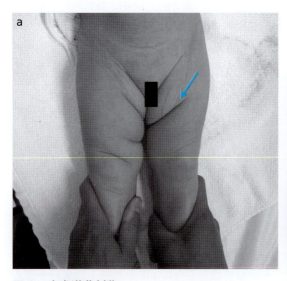 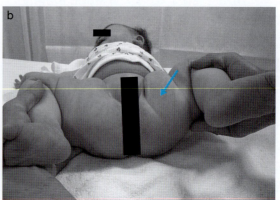

図3 皮膚溝非対称
a：大腿皮膚溝の非対称（矢印）。
b：鼠径皮膚溝の非対称。左の皮膚溝は深い（矢印）。

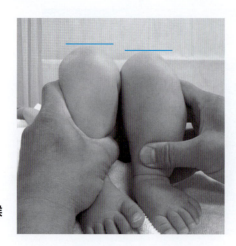

図4 Allis徴候
左の膝頭が低い。

中殿筋機能不全も相まってあひる歩行(waddling gait)を呈する。

画像所見

・エコー

乳児期の股関節は軟骨成分が多く，骨表面や関節唇などの軟部組織の描出に優れるエコー検査は有用である。エコーはX線被ばくがなく，簡便で動態撮像ができるなどの利点がある。その一方で再現性にやや乏しく，撮像技術に習熟を要するなどの欠点がある。関節唇と骨頭との位置関係が判明することから有用性は高く，乳児股関節の画像診断の第一選択となっている。

Grafの手技[2]がわが国では普及している。対象児を正側臥位とし，下肢伸展位で外側から大転子部にプローブを当て検査を行う(図5)。骨性臼蓋と軟骨性臼蓋の形や位置，α角(骨性臼蓋角)，β角(軟骨性臼蓋角)を基に5型に分類される。さらに月齢や形態によりサブタイプに分類される(図6, 7, 表1)。TypeⅡbまでは経過観察とし，TypeⅡc・D・Ⅲ・Ⅳは治療の対象となる。

股関節開排位として股関節前方からプローブを当てて撮像する前方法も有用である(図8a)。X線撮影では判定しにくい大腿骨頭の前後方向の位置が描出される(図8b)。装具治療中でも撮像可

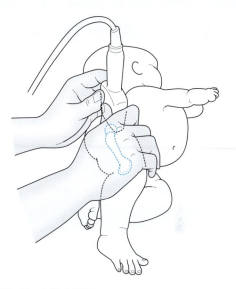

図5 Graf法の手技
正側臥位としてプローブを体軸に平行にして大転子部に垂直に当てて撮像する。

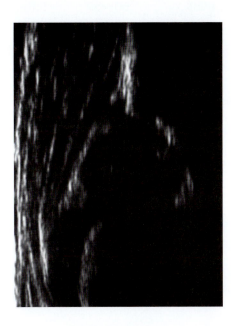
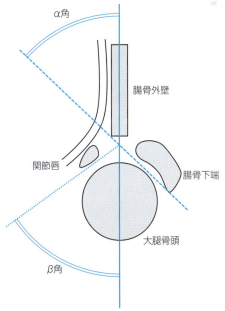

図6 3カ月児正常股関節のエコー像とシェーマ
α角(骨性臼蓋角)，β角(軟骨性臼蓋角)を計測する。

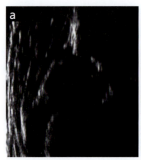 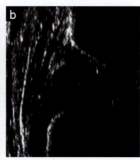 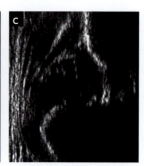 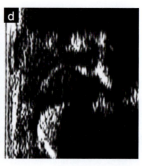

図7　各 type のエコー像
a：Type Ⅰ
b：Type Ⅱ
c：Type Ⅲ
d：Type Ⅳ

表1　Graf 分類

Type	骨性臼蓋被覆	骨性臼蓋嘴形	軟骨性臼蓋形と位置	α角	β角
Ⅰ　正常発達					
Ⅰa	十分	鋭角	幅が狭い三角，広く骨頭覆う	>60°	<55°
Ⅰb	十分	やや丸みある	底辺短い三角，広く骨頭覆う	>60°	>55°
Ⅱa　未発達（生後3カ月以前）					
Ⅱa⁺　生理範囲内	許容範囲	丸みおびる	幅広三角，広く骨頭覆う	50〜59°	>55°
Ⅱa⁻　生理範囲外	不十分	丸みおびる	幅広三角，広く骨頭覆う	50〜59°	>55°
Ⅱb　骨化遅延（生後3カ月以後）	不十分	丸みおびる	幅広三角，広く骨頭覆う	50〜59°	>55°
Ⅱc　危険状態	不十分	丸みから平坦	幅広三角，浅く骨頭覆う	43〜49°	70〜77°
D　非求心性	相当不十分	丸みから平坦	骨頭が突き上げ，骨頭覆わない	43〜49°	>77°
Ⅲ　脱臼			骨頭の内上方にあり，軟骨膜が内上方に向かう		
Ⅲa	貧弱	平坦	臼蓋軟骨にエコーなし	<43°	>77°
Ⅲb	貧弱	平坦	臼蓋軟骨にエコーあり		
Ⅳ　高位脱臼	貧弱	平坦	骨頭の内下方で骨頭と腸骨にはさまれる　軟骨膜が水平から骨頭より内下方にたるむ	<43°	>77°

能であり，治療後の整復状態の判定に用いられる．

・単純X線（図9〜11）

従来から最も一般的に使用されてきた方法で，両側股関節を同時に撮影したものを使用する．乳児期には大腿骨頭骨端核が出現していないため，脱臼の程度は大腿骨骨幹端部と寛骨臼との位置関係で判断される．次のようなさまざまな補助線を用いて判定する．

・Hilgenreiner線（Y軟骨線）

両側Y軟骨部の腸骨下端を結ぶ直線で，頭側への大腿骨の脱臼の程度の確認に用いられる．

・Ombrédanne(Perkins)線

臼蓋嘴からHilgenreiner線に垂直に引いた線であり，この線より大腿骨近位骨幹端部が完全に外側に位置していれば脱臼と診断する．大腿骨近位骨幹端部を4等分し，その3/4以上が外側にあるものを亜脱臼，1/4以上が内側にあり臼蓋角が30°以上の場合を臼蓋形成不全とされる．

・Shenton線

閉鎖孔と大腿骨頸部の内側縁を結ぶ曲線で，正常では連続しているが脱臼している場合には不連続となる．

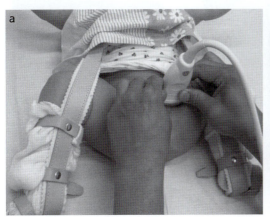
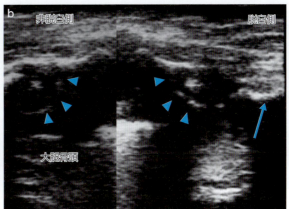

図8　エコー前方法
a：手技
b：エコー像．左大腿骨近位骨幹端部（矢印）は右に比べて下にある．矢頭は寛骨臼を示している．

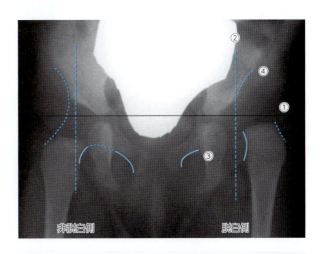

図9　DDHの股関節単純X線像と補助線
①Hilgenreiner線（Y軟骨線）
②Ombrédanne(Perkins)線
③Shenton線
④Calvé線

- Calvé線

腸骨外側縁と大腿骨頚部の外側縁を結ぶ曲線で，正常では連続しているが脱臼している場合には不連続になる。

- 臼蓋角（α角）[8]

臼蓋嘴と腸骨下端を結ぶ線とHilgenreiner線とのなす角度である。前述のように30°以上の場合に臼蓋形成不全と判定する。

- 山室のa値，b値[3]

山室のa値は大腿骨近位骨幹端上縁中央からHilgenreiner線までの距離，山室のb値は大腿骨近位骨幹端上縁中央から坐骨外側縁までの距離で，a値が低いほど，b値が大きいほどに脱臼が高度であることを示す。

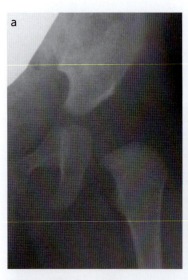
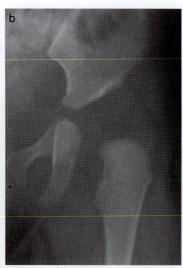
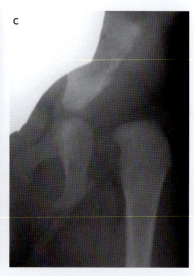

図10　DDHの分類
a：臼蓋形成不全
b：亜脱臼
c：脱臼

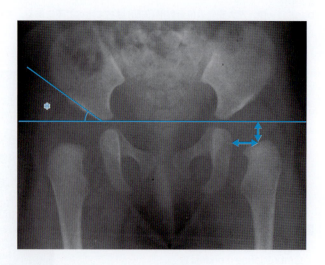

図11　DDHの単純股関節X線像と補助線
右股の＊：臼蓋角（α角）
左股の↕：山室のa値
左股の↔：山室のb値

治療

STEP 1　治療戦略

・生活指導

　新生児期〜生後3カ月ごろまではDDHの有無にかかわらず，すべての児に対して適切な育児法を指導する。無理な筋緊張のない自然な肢位（屈曲・外転位）とし，下肢の自動運動を妨げないことが重要である。すなわちM字型開脚となるようにして，コアラ抱っこを行うように日本小児整形外科学会では推奨している。衣服やスリング使用の際にも同様の注意が必要である。向き癖がある場合は，タオルや枕を用いて立て膝となっている下肢が開排するようにし，向き癖が解消する方向から添い寝や授乳を行うなどの工夫をする。

STEP 2　保存療法

・Riemenbügel（Rb）装具

　DDHの治療にはさまざまな方法があるが，乳児期にはRb装具による治療が広く普及している。Rb装具は旧チェコスロバキアのPavlikにより考案された装具で，肩バンド，胸ベルト，前後の吊りバンド，吊りバンド固定用の下腿上方および下方ベルトで構成される（**図12**）。適応病態はDDHのなかでも脱臼・亜脱臼であり，臼蓋形成不全に対しては用いないことが多い[4]。治療の時期については，頸定が得られ下肢の自動運動が活発化する生後3カ月から始め，寝返りを行うとRb装具による整復が困難となるため生後6〜7カ月までがよい適応[4]とされる。

・Rb装具の使用法の実際[4]

　胸ベルトは乳頭の高さで緩めにする。下腿上方ベルトは膝の直下とし，下方ベルトは足関節内・外果の直上とする。前方の吊りバンドで屈曲が90〜100°となるように調整する。後方の吊りバンドで開排の程度を調整するが，開排位を強制しないように緩めとする。下腿の下には枕やタオルなどを置いて過開排とならないように注意する（**図13**）。

　Rb装具は下肢の重みによるてこの作用で整復されるので，仰臥位で寝かせておかないと整復されない。ただし，機嫌が悪く啼泣するようであれば，抱っこをすることが重要である。整復される時期は，Rb装具を装着した当日か翌日であることが多い。整復されると開排制限が消失し，鼠径皮膚溝が浅くなる。整復の確認はエコー検査の前方法で行い（**図8**），X線撮影で補完する。整復直後は患肢を動かさないが，次第に求心位整復となり股関節が安定すると，患肢の自動運動が行われるようになる。通常3〜4カ月間Rb装具を装着する。Rb装具で整復され装具を除去した後も，定期的な経過観察は必要である。本法単独で正常な股関節に成長するのは70％前後にすぎず，遺残性亜脱臼となった場合は適切な時期に追加の治療を行う必要がある。

　Rb装具による整復率は80％前後である。Rb装具を2週間装着しても整復されない場合は，本法にこだわる必要はなく装具を除去する。Rb装具で整復されない場合や適応月齢を超えている場合はその他の治療法を考慮する。

> **POINT**　過開排は骨頭壊死の原因となりうるため，過開排防止は良好な成績を得るための重要なポイントである。

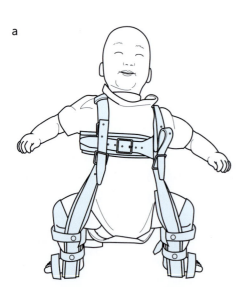
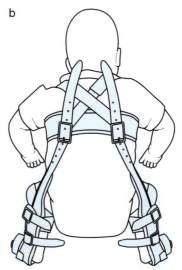

図12　Riemenbügel（Rb）装具

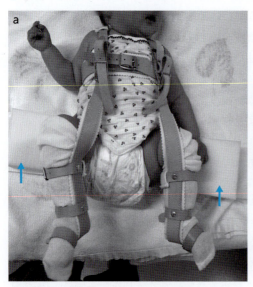
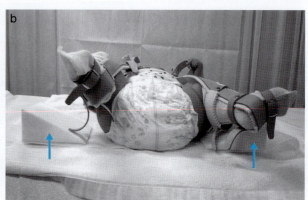

図13　Rb装具を装着したところ
過開排防止枕（矢印）を必ず使用する。

STEP 3　その他の治療法

開排持続牽引法やoverhead牽引法，さらには観血的整復などが施行されているが，いずれも専門的な知識を要するために，小児整形外科専門施設へ紹介することが望ましい。

化膿性股関節炎
pyogenic coxitis

 細菌感染による股関節炎で，オムツ交換時の啼泣や不機嫌で気付かれることが多い。早期に適切な治療を行わないと重篤な機能障害を遺残する（図14）。乳児期の股関節は，骨幹端が関節包内に存在している特殊性のために，骨幹端部で血流が停滞し血行性に骨髄炎を生じると，関節内に波及して化膿性股関節炎を生じる。乳児ではこの型が最も多い。敗血症や他部位の感染症から波及する場合もある。起炎菌は黄色ブドウ球菌が最も頻度が高く，わが国においては最近メチシリン耐性黄色ブドウ球菌（methicillin-resistant *Staphylococcus aureus*；MRSA）による感染が増加[5]している。新生児や免疫機能の低下している児に多く発症する。

診断

問診

・発育・発達歴
　出生時体重やその後の体重増加，免疫機能や感染症の既往に関する情報は聴取しておく必要がある。

・現病歴
　不機嫌や食欲不振，発熱がいつごろから生じていたのかを確認する。先行する感染症や穿刺の有無も確認する必要がある。

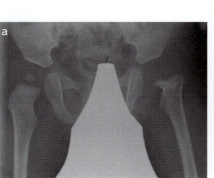
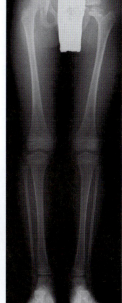

図14 生後1カ月時に左化膿性股関節炎発症後4日で切開排膿した例
左大腿骨近位部の著明な変形を認め，6歳時には3cmの左下肢短縮を呈している。
a：2歳時股関節単純X線像
b：6歳時全下肢X線像

身体所見

・第一印象

患肢を動かしたがらない仮性麻痺の状態を呈しており，全身倦怠のためにぐったりしていることも多い。少しの刺激でも啼泣する傾向にある。

・局所所見（図15）

鼠径部から大腿にかけて腫脹や発赤，熱感を認める。ただし発症初期では股関節は深部関節であるため，これらの所見がない場合もある。股関節は軽度屈曲，外転，外旋位をとり，股関節を他動的に動かすと激しく啼泣する。蜂窩織炎や鼠径リンパ節炎でも同様の症状を呈するが，化膿性股関節炎のほうが症状は強い。単純性股関節炎で局所の炎症症状を呈することはまれである。

画像所見

・エコー

大腿骨頚部前面にプローブを当て撮像すると，関節液や膿の貯留により健側に比べて関節包と大腿骨頚部前方との距離（ultrasonographic joint space）が増大している。滑膜の増殖やdebrisの影響でエコーフリーとならない場合もある。

・単純X線

関節液や膿の貯留により大腿骨頭の外方化を認めることがある（図16）。初期には特徴的な所見がないことが多い。発症後時間が経過すると，骨髄炎の所見として大腿骨近位の骨膜反応や大腿骨近位骨幹端の不整像が認められる。

・MRI（図17）

股関節内の関節液の貯留や筋腱など，周囲の軟部組織の炎症所見がみられる。大腿骨の髄内の情報も得られるので，骨髄炎の波及の程度も判定可能となる。大変有用な検査であるが乳幼児では撮像時に鎮静処置を要するため，小児科など他科の協力が必要となる。

血液検査

白血球増多，CRP上昇，赤沈値亢進がみられる。早期では炎症反応が出ていない場合もあるが，CRPの2.0mg/dL以上の上昇[6]は化膿性関節炎を強く疑ってよい。

関節穿刺（図18）

身体所見，画像および血液検査から化膿性股関節炎を疑った場合は迷わず股関節穿刺を行う。乳児の場合は大腿動静脈の外側を刺入点として，前方から穿刺を行うのが安全である。経験が少ない場合は，エコーガイド下やX線イメージ下に確実に関節内に刺入する。関節液や膿が採取できた場合は細菌培養に提出する。

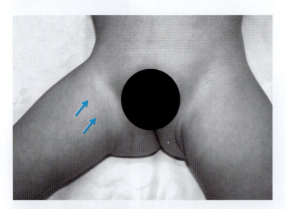

図15 右化膿性股関節炎
2歳，男児。軽度の右股関節腫脹を認める（矢印）。

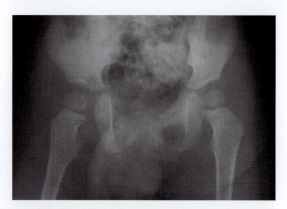

図16 股関節単純X線像
右股関節は外旋・外転位をとり，軽度の関節裂隙開大を認める。

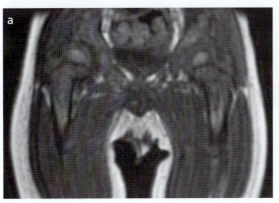
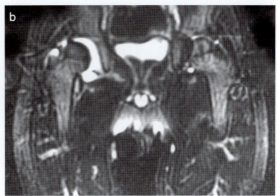

図 17　MRI
関節水腫と大腿骨頭の側方化が確認できる。
a：T1強調像
b：T2強調像

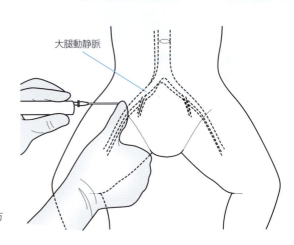

図 18　股関節穿刺法
大腿動静脈を確認し，その外側を刺入点として股関節前方から刺入する。

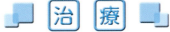

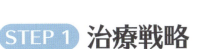 **治療戦略**

化膿性関節炎の診断が確定したら，可及的早期に観血的処置を行う。

STEP 2　保存療法

保存療法を行うことは乳児においてはない。発症後48時間以内に処置を行うことが肝要で，遅れるほど不可逆的な機能障害が生じる。

STEP 3　手術療法

処置の内容は，関節内の除圧と洗浄，排膿，ドレナージ（図19）である。直視下に関節包切開を行う方法が最も確実であるが，鏡視下に同様の処置[7]を行われることも多くなってきている。

・後療法

術後は介達牽引もしくはギプスを用いて局所の安静を図る。炎症症状が消失するまで通常2週以上の安静が必要である。

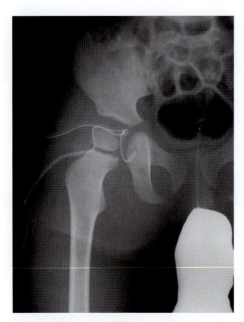

図19 術後股関節X線像
ドレーンが2本関節内に挿入されている。

抗菌薬による治療は術前から開始し，術後も感染が鎮静化するまでの投与が必要である。抗菌薬は黄色ブドウ球菌が多いことから，第1・第2世代のセフェム系薬剤や，広域または複合ペニシリン，クリンダマイシンなどを選択することが一般的である。ただし，新生児や免疫機能低下児はMRSAを想定し，積極的にバンコマイシンを用いるとの報告[8]もある。起炎菌，薬剤感受性の結果が得られれば，薬剤感受性に応じて抗菌薬を変更する。近年ではリアルタイムPCRを用いて，従来の培養検査より感度が高く，そしてより早期に判定可能[9]となっている。骨髄炎を併発している場合は炎症症状が消失するまで長めの抗菌薬投与が必要となる。

炎症症状が消失し，初期治療が終了してもその後の経過観察は必要である。

> **POINT** 早期に治療が開始できても遺残変形が生じることもあり，注意を要する。

（三谷　茂）

文献

1) Hattori T, Inaba Y, Ichinohe S, et al. The epidemiology of developmental dysplasia of the hip in Japan：Findings from a nationwide multi-center survey. J Orthop Sci 2017；22：121-6.
2) Graf R. Classification of hip joint dysplasia by means of sonography. Arch Orhop Trauma Surg 1984；102：248-55.
3) Yamamuro T, Chene SH. Late acetabular dysplasia following early successful Pavlik harness treatment of congenital dislocation of the hip. J Jpn Orthop Assoc 1975；49：421-39.
4) 和田郁雄, 三谷　茂. リーメンビューゲル（Rb）治療マニュアル－先天性股関節脱臼（発育性股関節形成不全）に対する安全な装着を目指して－日本小児股関節研究会リーメンビューゲル治療に関するワーキンググループ作成　平成23年度版 Ver1.2. 日小児整外会誌 2012；21：391-408.
5) 平良勝章, 根本菜穂, 間世田優文, ほか. 乳幼児化膿性股関節炎の予後－起炎菌による予後の違い－. 日小児整外会誌 2013；22：105-8.
6) 服部　義. 小児股関節に対する超音波診断. MB Orthop 2012；25(8)：83-9.
7) Caird MS, Flynn JM, Leung YL, et al. Factors distinguishing septic arthritis from transient synovitis of the hip in children. A prospective study. J Bone Joint Surg Am 2006；88：1251-7.
8) 阿部哲士. 化膿性関節炎の診断と治療. Bone Joint Nerve 2017；20：465-70.
9) 崔　賢民, 稲葉　裕, 小林直実, ほか. リアルタイムPCRを用いた小児化膿性股関節炎の診断. 日小児整外会誌 2011；20：431-5.

II 疾患別治療法

股関節
小児股関節疾患

　小児では，股関節痛であっても成人のように正確に痛みの部位を伝えることができず，膝周囲痛の訴えで初診することも多い。エピソードの有無などを保護者からの聞きとり，症状の発生時期や痛みの程度の評価，跛行や関節可動域を評価して股関節のスクリーニングを行うことは重要である。単純性股関節炎と急性型の大腿骨頭すべり症では急激な歩行障害を生じるが，治療法は大きく異なる。またPerthes病と慢性型大腿骨頭すべり症では初期症状やX線異常が軽微で診断が遅れることがあるが，早期の発見と治療が最も重要である。
　ここでは小児期の代表的股関節疾患である単純性股関節炎，Perthes病，大腿骨頭すべり症について述べる。

単純性股関節炎
simplicity coxitis

　小児期の股関節痛で最も来院されることが多い疾患である。先行する感冒や高所から飛び降りた後に生じたというエピソードが聴収されることもあるが，原因は不明である。可動域制限と急激な歩行異常を生じることもあり，3～10歳（平均6～7歳）での受診が多い。通常は片側のみであり，両側股関節や多関節に痛みが生じることはない。通常は2週間程度の安静で軽快することが多いが，鑑別疾患として化膿性股関節炎は特に重要である。

 診 断

身体所見

　主訴は主に股関節痛だが，大腿部から膝にかけての痛みを訴える場合もある。症状は来院の時期によって異なるが，強い場合には外旋歩行などの跛行や歩行障害が認められる。股関節の局所熱感や発赤腫脹を触診と視診で確認する。患側股関節は軽度～中等度の可動域制限を認め，屈曲位での内旋制限を確認する。症状が強ければ外転・伸展制限を生じ屈曲拘縮位となる。

血液検査

　経過が長い場合や発熱を伴う場合には血液検査を行う。通常は単純性股関節炎では症状によらず血液検査は正常である。主に化膿性股関節炎との鑑別目的に行うが，まれに白血球数の異常増加により白血病が指摘されることがある。

画像所見

・X線

　単純X線検査は他疾患との鑑別のために必要であり，2方向撮影を必ず行う。通常X線像では骨の異常は認めないが，関節液の貯留が著明であれば骨頭が外方化し，内側の関節裂隙が開大する(図1)。

・エコー

　エコー検査は非侵襲で被ばくもなく有用である。仰臥位で大腿骨頚部軸に垂直にプローブを当てて関節内の水腫を評価する。通常，健側に比べてフリーエコースペースが開大しており，症状の軽快とともに改善する(図2)。

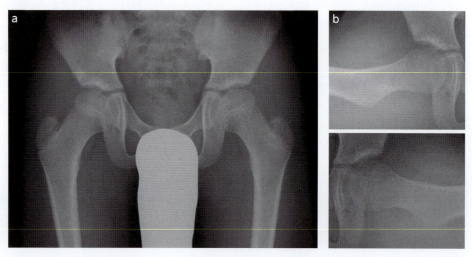

図1　右股関節炎
10歳，男児。
a：正面X線像
b：側面X線像

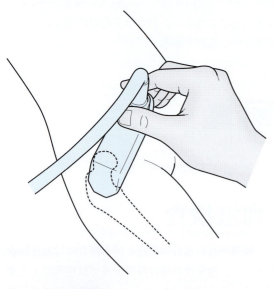
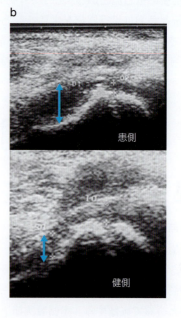

図2　エコー検査
a：大腿骨頚部前方よりプローブを当てる。
b：エコー像。患側はエコーフリースペースの増大を認める(矢印)。

・MRI

MRIでは関節水腫が確認されるが，関節外の軟部組織と骨に異常像は認めない．化膿性股関節炎，Perthes病や腫瘍性疾患との鑑別に有用である（図3）．しかし小児では鎮静を要することもあり，経過が長い症例や血液検査で異常を認める場合に追加で行われる．

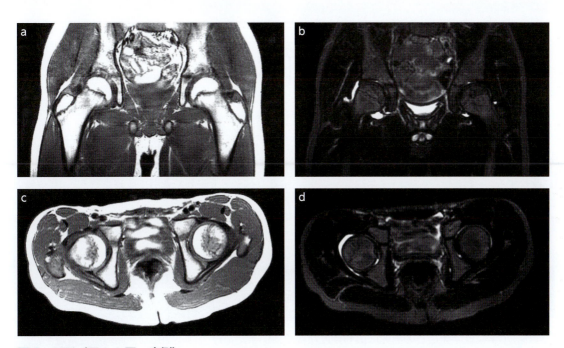

図3 MRI（図1と同一症例）
a, c：骨頭壊死所見なし．
a：T1強調冠状断像
c：T1強調横断像
b, d：関節水腫は認めるが，骨髄内や周囲の軟部組織の炎症所見はみられない．
b：T2強調冠状断像
d：T2強調横断像

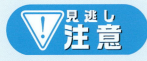
血液検査と各種画像検査で関節水腫以外に異常がなければ診断できるが，あくまで除外診断が必要である．他の疾患の初期症状が否定できるように，発症後2〜3カ月間程度までは無症状でもX線検査での追跡を行うべきである（表1）．

Perthes病の初期では単純性股関節炎と診断されることがある．症状が軽快しても再燃があれば再診を勧め，積極的にX線検査を行う必要がある．

表1　単純性股関節炎の診断基準

- 急性もしくは亜急性の股関節痛
- 異常歩行，歩行困難
- 股関節の可動域制限
- X線像上の骨変化なし
- エコー，MRIで関節液の貯留あり
- 2～4週間程度で症状消失（最長2カ月）

STEP 1　治療戦略

通常は安静により初発から2週間程度で症状は著明に改善する。

STEP 2　保存療法

歩行困難や痛みの症状が強い場合には，入院下でのベッド上安静や牽引で管理を行う。

Perthes病
Perthes disease

 小学校低学年ごろの男児に最も頻度が高く，いまだに原因は不明だが大腿骨近位骨端部が阻血性壊死を生じる疾患である。初期にはX線像上の変化が少なく，また症状が大腿部痛から膝痛を訴えることも多いため発見が遅れることがある。低年齢で壊死範囲が少ない場合には良好なリモデリングが期待されるが，年齢が高く広範囲壊死の症例では特に変形を生じやすく，長期に見逃されて経過すると骨頭の圧潰が進み治療のタイミングを失い，大腿骨近位部のみでなく寛骨臼も遺残変形し，関節不適合性を生じる。

身体所見

主訴は主に股関節痛だが，大腿部から膝にかけての痛みを訴え発見が遅れることもある。大腿骨頭すべり症のように急激かつ重篤な歩行困難を訴えることはなく，そのままスポーツ活動を行っている症例もあるが，家族が跛行に気付いて受診されることも多い。股関節可動域で開排制限や内旋の制限など単純性股関節炎と同様の制限を認めることが多い。すでに骨頭が圧潰している場合には症状が強くTrendelenburg徴候は陽性となり，高度になると脚短縮も認められる。

画像検査

・X線

単純X線検査は，特に側面像での軟骨下骨骨折（crescent sign）を見逃さないために2方向撮影を

必ず行う。両側例も存在するが、骨端核の高さや形状の健側との比較が重要である。壊死期以降ではX線像上の異常を指摘しやすいが、初期ではX線像上は異常所見が認められず滑膜炎のみであるため、診断は困難である（図4）。

・CT

CTは被ばくの問題もあり主に手術で参照とする場合が多いが、どの施設でも検査可能なことが多くcrescent signは発見しやすい。

・MRI

MRIでは関節水腫を認めるとともに、早期でもT1強調像で骨端部の低信号像を認めれば確定診断できる。早期の診断と壊死範囲の確認も可能であり最も有用である（図5）。

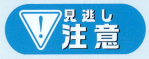

初期ではX線所見に乏しく単純性股関節炎との鑑別も困難な場合がある。症状が継続する場合には、股関節2方向のX線検査を定期的に再診で継続すれば確定診断は可能である。ただし、症状が軽快しない場合は、MRIが撮影可能な年齢や施設であれば、早期に積極的に施行すれば確定診断も可能である。

両側例では必ずしも同時に発症するわけではないので、経過中も含めて対側の症状や所見にも注意は必要である（図6）。

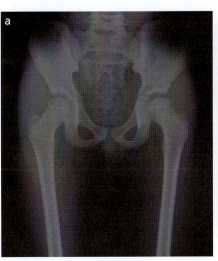
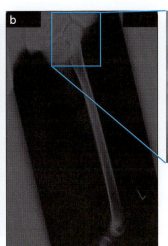
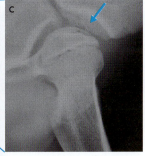

図4　左 Perthes 病他医初診時 X 線像

8歳，男児。主訴は左大腿部痛であった。
a：両股関節正面像
b：大腿骨側面像
c：bの拡大像。軟骨下骨の骨折 crescent sign（矢印）。

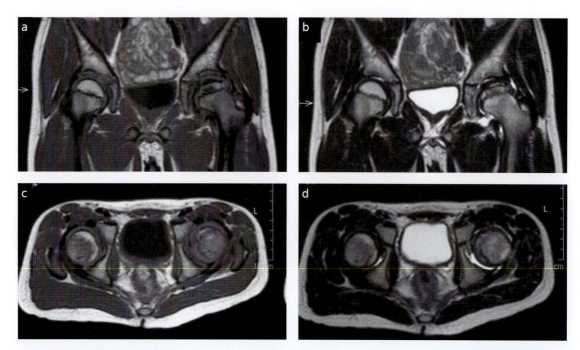

図5 MRI(図4と同一症例)
a:T1強調冠状断像
b:T2強調冠状断像
c:T1強調横断像
d:T2強調横断像

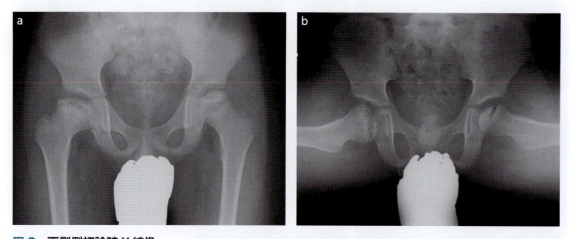

図6 両側例初診時X線像
8歳,男児。右はすでに修復期であるのに対して,左は壊死期で軽度陥没している状態である。
a:正面像
b:開排位正面像

治療

STEP 1 治療戦略

　治療の原則は，壊死部が力学的強度の弱い時期に圧潰しないように確実な免荷を行い，包み込み（containment）により骨頭変形を生じさせないようにリモデリングを促進することである。X線検査，MRI検査で確定診断が得られれば，まずスポーツ活動の禁止，免荷の指導を行う。次いで壊死範囲，病期，年齢から治療法を提示する。
　Catterall分類Ⅰ・Ⅱでは外転装具を処方し，外来での2〜3カ月に1回の定期的X線経過観察を行う。Catterall分類Ⅲ以上の広範囲壊死では骨頭の圧潰リスクが高く，小児施設への長期入院による完全免荷もしくは手術療法を提案している。特に8歳以上では予後不良因子となることから，より厳密な免荷や手術療法を行っている。
　治療方針については初診時や紹介時の病期に

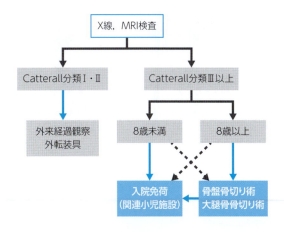

※個々の症例で来院時の病期や圧潰の程度によって治療は異なる。

よって異なり，また小児整形外科の各専門施設で異なる意見が存在する。

STEP 2 保存療法

　壊死範囲が少ない場合には，包み込みを目的とする外転装具などで外来での定期経過観察を行う。X線検査で圧潰が生じていないことを注意するとともに，可動域の制限が生じていないか確認する。装具での十分な外転が得られていない場合には，一時的に全身麻酔下に外転開排位でのギプス固定を行うことも考慮する（図7）。

保存療法 → 手術療法 のターニングポイント

　基本的には骨頭が圧潰する前に広範囲壊死や年齢によって手術を選択するので，早期に手術療法が行われる。しかし，すでに修復期の場合には経過をみて大腿骨寛骨臼インピンジメント（FAI）が生じた場合には，遺残変形に対して骨切り術などが追加で施行される。

STEP 3 手術療法

　主にSalter骨盤骨切り術と大腿骨内反骨切り術，その両方を同時に施行する方法がある。広範囲壊死や高年齢発症では手術加療が推奨され，包み込みと血流の増大効果により，保存療法より早く良好なリモデリングが期待される（図8）。

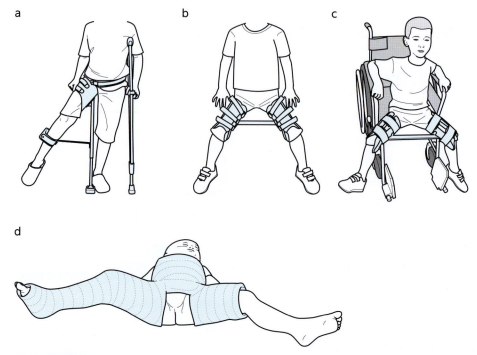

図7 保存療法
a：Pogo-stick
b：Atlanta brace
c：外転装具＋完全免荷
d：外転＋開排位でのhip spica cast

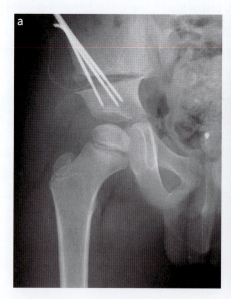 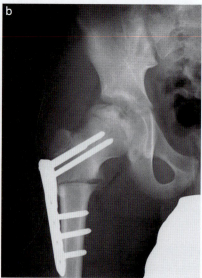

図8 手術療法
a：Salter骨盤骨切り術
b：大腿骨転子間屈曲内反骨切り術

大腿骨頭すべり症
slipped capital femoral epiphysis

Profile 成長盛んな思春期の男児に多く，大腿骨近位の骨端線部で骨端が頚部に対して後下方にすべる疾患である．急性型，亜急性型では急激なすべりを生じ，歩行不可能となり救急外来を受診することがある．また慢性型では大腿部や膝痛などの訴えも多く，長期に見逃されて経過すると変形を生じインピンジメントを生じるため矯正手術の適応となる．スポーツ活動を行う成長期の児童における膝痛では，常に本症を念頭に置いてX線スクリーニングによる早期診断を心がける必要がある．

診断

身体所見

主訴は主に股関節痛だが，大腿部から膝にかけての痛みを訴える場合もある．急性すべりでは著明な股関節痛と歩行困難を生じる．慢性型でも重症例になると，外旋歩行などの跛行や長距離歩行の障害が認められる．患側股関節では可動域制限を認め，屈曲位での外旋傾向（Drehmann徴候，図9）を確認する．症状が強ければ不安定型の可能性もあり，X線撮影を優先することも考慮する．

血液検査

成長ホルモン，性ホルモン，副腎皮質ホルモンなどの内分泌異常を認める症例があり，血液検査でスクリーニングし，異常があれば小児科にコンサルトする．

画像所見

・X線

単純X線検査は軽度のすべりを見逃さないために2方向撮影を必ず行う．大腿骨近位の骨端線部で骨端が頚部に対して後下方に移動しているため，側面像での健側との比較が重要であり，軽症例では骨端線部の開大などいわゆるpre-slipの徴候を見逃さないように注意する（図10～12）．

・CT

CT検査では特に3D-CTで変形が確認しやすく，矯正骨切りの際にも術前計画の参考になる（図13）．

・MRI

MRIでは有症状の症例では関節水腫が確認される．また術前後に骨頭壊死を生じているかの確認に有用である．しかし術後3カ月程度では壊死の評価はまだ判断できないこともあり注意が必要である（図14）．

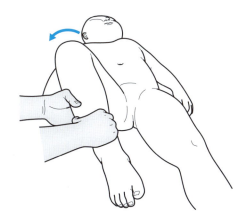

図9 Drehmann徴候
患側は屈曲していくと外転・外旋する（内旋制限）．

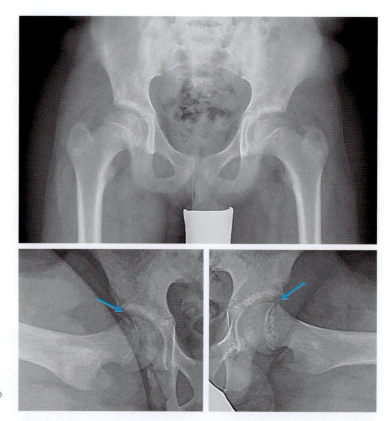

図 10　軽症の慢性型すべり症
両側ともに骨端線前方部の開大を認める（矢印）。

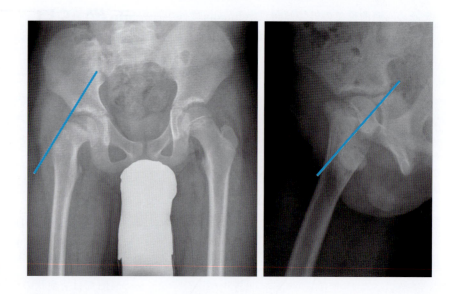

図 11　急性型すべり症

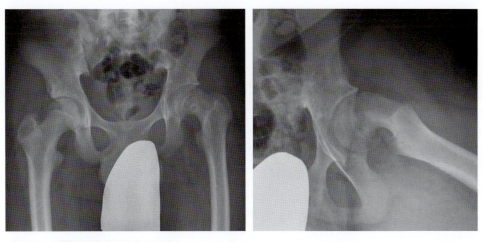

図12　中等度の慢性型すべり症

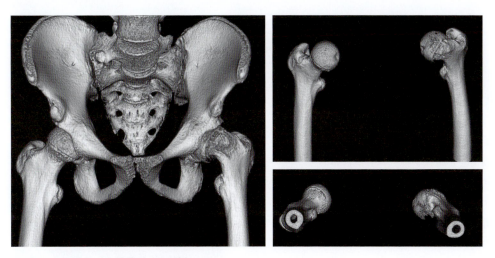

図13　3D-CT（中等度すべり症）

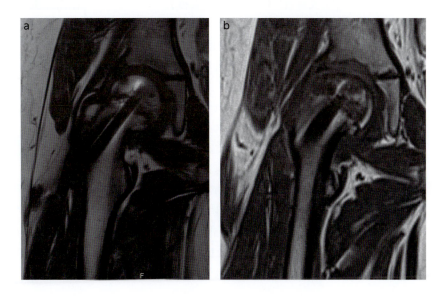

図14　MRI T1 強調像
a：術後3カ月
b：術後6カ月

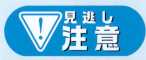
股関節正面と側面のＸ線検査で十分確定診断は可能である．ただし初期には発見しづらいことがあり，症状が軽快しない場合も含めて再診させてＸ線検査を継続して行うべきである．

スポーツ活動を行っている児童では，膝痛のみを訴えて膝だけのＸ線検査を受けていたり，股関節正面像のみで異常なしと判断されていることがしばしばある．そのため膝痛が継続する場合で膝自体の異常所見に乏しい場合にも，積極的に股関節2方向のＸ線検査を行う必要がある．

STEP 1 治療戦略

X線検査で確定診断が得られれば，なるべく早期に in situ pinning を施行する．保存療法は骨端線閉鎖まで完全に免荷することは困難であり，特別な理由がなければ選択されない．

手術待機期間が長い場合には松葉杖で免荷を指示するが，その間に転倒して急性すべり（不安定型）に移行したり重症化することが多々ある．当院では発見時か紹介受診当日に入院し，准緊急手術として in situ pinning を施行している．不安定型の場合には発症24時間以内であれば整復しpinning，それ以降であれば1週間待機してから整復し pinning を行っている．

徒手整復に関しては gentle reduction という言葉の中身の定義はなく，骨頭壊死のリスクがあるため観血的に直接整復する手技も含めて議論されている．少なくとも専門施設以外で整復を行うことは，その後の治療にも影響と責任があるため推奨されない．In situ pinning 後に側面像での後方傾斜角（posterior tilt angle；PTA）を計測する．30°以上では骨形態異常による将来的な関節症を生じるとされ，大腿骨骨切り術もしくは外科的脱

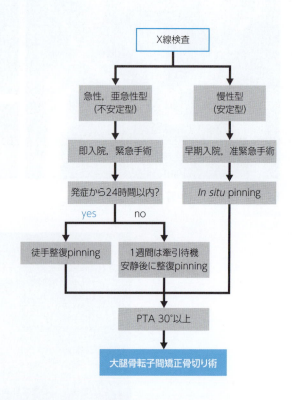

臼操作による直接的な矯正術が推奨されている．遺残 cam 変形による股関節インピンジメント症候群を呈している場合には，股関節鏡視下での余剰骨切除術を施行している．

STEP 2 手術療法

　In situ pinningは両側例が存在することから，著者らは健側のpinningも予防的に行っているが施設によって判断は異なる．患側はなるべく2本，健側は1本スクリューを挿入し，骨端線閉鎖までの期間を考慮して抜釘までに入れ替えをしないで済むように，実測よりも長いスクリューを選択し挿入している．スクリュー先端が関節内に穿破しないように透視で十分な確認を行って骨端線を固定する．

　PTA 30°以上ではCTを参考にして三次元大腿骨転子間矯正骨切り術を施行する（図15）．

（遠藤裕介）

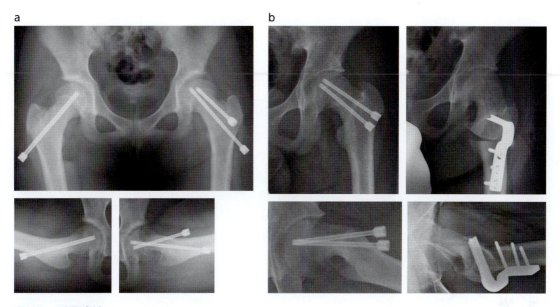

図 15　手術療法
a：*In situ* pinning（患側は1本できれば2本，健側は1本）．後方傾斜角（PTA）30°未満なら骨端線閉鎖まで留置する．
b：PTA 30°以上は大腿骨転子間矯正骨切り術を行う．

文献

1) 黒田崇之, 尾崎敏文, 三谷　茂, ほか. 大学病院におけるペルテス病の保存療法. 日小児整外会誌 2006；15：299-304.
2) 遠藤裕介, 三谷　茂, 黒田崇之, ほか. 大腿骨頭すべり症に対するin situ pinning症例の検討. 日小児整外会誌 2007；16：239-43.
3) 遠藤裕介, 赤澤啓史, 三谷　茂, ほか. 下肢の疾患 小児化膿性股関節炎. 整・災外 2012；55：569-76.
4) 岡田芳樹, 遠藤裕介, 赤澤啓史, ほか. 治療に難渋した高年齢発症のPerthes病の1例. 日小児整外会誌 2013；22：48-53.
5) 遠藤裕介, 三谷　茂. 小児における二次性FAIについて. 関節外科 2017；36：142-7.

Ⅱ 疾患別治療法

股関節
股関節周囲のスポーツ損傷

　股関節は，骨盤と大腿骨を結ぶ大関節だけでなく，身体の中心に位置する要の関節である。また，荷重肢としての支持性だけでなく，可動性，安定性，他の部位との協調性が求められる。股関節のスポーツ損傷では，従来から鼠径部痛症候群が代表的な診断名として使用されてきたが，画像診断や治療手技の進歩などにより，原因となる器質的疾患が特定され治療されるようになってきた。

　ここでは股関節の代表的なスポーツ障害として，大腿骨寛骨臼インピンジメント（femoroacetabular impingement；FAI），関節唇損傷，弾発股，大腿骨頸部疲労骨折，そして鼠径部痛症候群について述べる。

大腿骨寛骨臼インピンジメント
femoroacetabular impingement (FAI)

Profile　FAIは，大腿骨側と寛骨臼側との衝突（インピンジメント）に起因する（図1）。これまで一次性変形性股関節症（osteoarthritis of the hip；股OA）とされてきたなかにFAIを起因とするものが存在すると示唆され，股OAの危険因子となりうることから，一次性股OAの少ないわが国においても，画像診断の進歩や股関節鏡下手術の発展に伴ってFAIは注目されている。若年アスリートが股OAの早期発症を促進する病態としても見逃してはならない。

診断

身体所見

　鼠径部痛や股関節痛がみられる。特に症状が誘発される肢位や動作の情報聴取をする。職業，外傷の既往歴，スポーツ歴などで特徴的な繰り返される前方インピンジメント動作の聴取が重要であり，種目，スポーツのレベル，経験歴，頻度など詳しい情報が参考になる。

徒手検査

　前方インピンジメントテスト陽性（図2），股関節屈曲内旋角度の低下（股関節90°屈曲位で内旋角度を健側と比較する）がみられる。Patrick test [flexion abduction external rotation (FABER) test]は参考程度である。

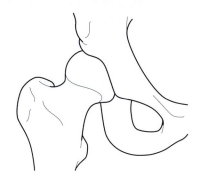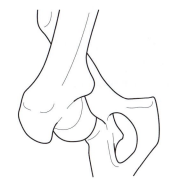
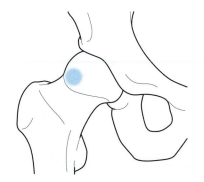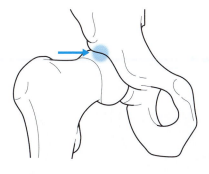

図1　大腿骨寛骨臼インピンジメント［FAI（狭義＊）］の診断指針
＊：明らかな股関節疾患に続発する骨形態異常を除いた大腿骨寛骨臼間のインピンジメント（矢印）。
a：正常股関節
b：FAI

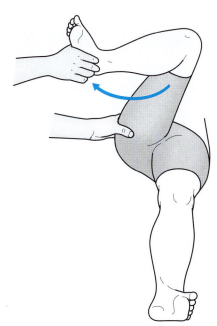

図2　前方インピンジメントテスト陽性
股関節屈曲および内旋位での疼痛の誘発を評価する。

画像所見

寛骨臼側のpincer変形と大腿骨側のcam変形が特徴的である(図3)。Pincer typeでは，①center edge(CE)角40°以上，②CE角30°以上かつacetabular roof obliquity 0°以下，③CE角25°以上かつcross-over sign陽性(図4)の3項目のいずれかで診断される。

Cross-over signは偽陽性になりやすく，CTやMRIで寛骨臼の後方開きの存在を確認する。Cam typeでは，CE角25°以上で，主項目のα角(図5)，副項目のhead-neck offset ratio(図5)，pistol grip変形(図6)，herniation pit(図7)で，主項目を含む2項目以上の所見を要する。また，両者を合併したcombined type(mixed cam and pincer impingement)もある。3D-CTではbumpの局在を評価する。

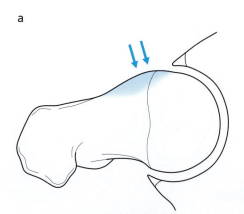 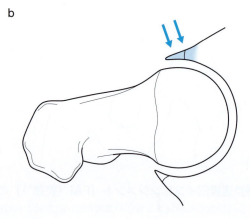

図3　Cam変形とpincer変形
a：Cam変形。大腿骨頚部移行部のくびれの減少・平坦化(矢印)。
b：Pincer変形。寛骨臼の過剰被覆(矢印)，retroversion(後方開き)。

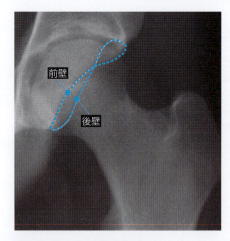 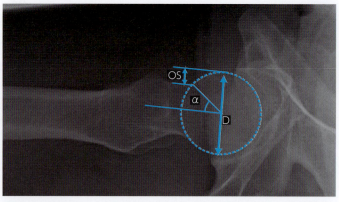

図4　Cross-over sign
寛骨臼前壁の外側縁が後壁の外側縁と交差する。寛骨臼の後捻の所見である。

図5　α角
大腿骨頭の側面像で，大腿骨頭中心と前方の大腿骨頭頚部移行部を結ぶ線と頚部軸とのなす角(α角)：55°以上，head-neck offset(OS) ratio：0.14未満が異常である。
head-neck offset ratio = offset(OS)/diameter(D)

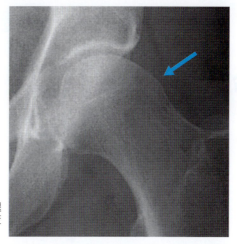

図6 Pistol grip 変形
大腿骨頭頸部移行部の外側縁が平坦化し、大腿骨頭と大腿骨頸部間のオフセットが減少する変形である(矢印)。

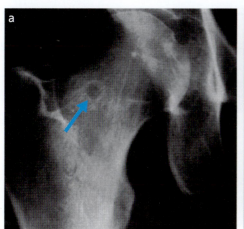
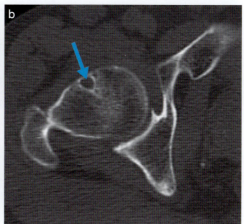

図7 Herniation pit（矢印）
a：X線像。大腿骨頭頸部移行部から頸部の前外側に生じる小卵円形で硬化に囲まれた骨透亮像である。
b：CT

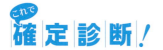
臨床症状、身体所見、および画像所見を総合的に判断して診断を確定する。関節内にキシロカイン®を注入して、疼痛の軽減効果を認めるキシロカイン®テストが有用である。

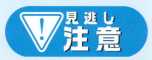
肢位やX線入射方向などのX線撮影時の条件により、寛骨臼側、大腿骨側とも診断精度が低下する。わが国では臼蓋（寛骨臼）形成不全の頻度が高く、より慎重に判断する必要がある。

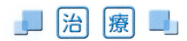

STEP 1 治療戦略

　FAIが疑われたら，徒手検査，画像診断の後，まずは保存療法を行う．MRI画像で関節唇損傷が合併している場合には，関節唇損傷に対する手術療法を行う．

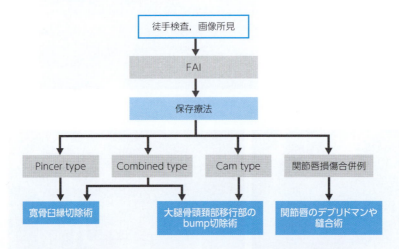

STEP 2 保存療法

　インピンジメントが発生する動作や肢位などのスポーツや運動を制限し，股関節の安静を図る．ほかに消炎鎮痛薬の内服，ステロイドの股関節内注射などがある．

保存療法 → 手術療法 のターニングポイント

　患者の活動性が高く，保存療法に抵抗し，持続的な症状を有する場合に手術療法を検討するべきである．

STEP 3 手術療法

　展開には前方展開法とsurgical dislocation法がある．寛骨臼縁切除術や大腿骨頭頸部移行部のbump切除術，関節唇や関節軟骨に対する処置を行う．また，股関節鏡下手術では，関節唇のデブリドマン，縫合術，寛骨臼縁切除術，大腿骨頭頸部移行部のbump切除術（図8）などがある．ただし，臼蓋形成不全の存在は手術療法における成績不良因子であり，慎重な対応が必要である．

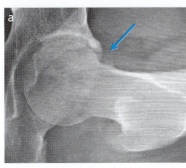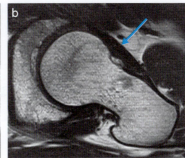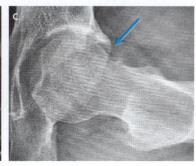

図8　大腿骨頭頸部移行部のbump（矢印）
a：単純X線像
b：MRI
c：関節鏡視下手術でのbump切除術後。

関節唇損傷
acetabular labrum injury

 関節唇は寛骨臼を包み込む線維軟骨の縁であり，寛骨臼の受け皿を深くして関節内圧を陰圧させる密閉作用と，股関節への安定性に寄与する。さらに関節の流体層膜を維持し，関節軟骨への負担の分散作用を有する。アスリートの慢性的な鼠径部痛症候群の約22％に存在する。感覚受容器である神経終末が存在し，損傷により痛みを生じる。わが国で多い臼蓋形成不全症では，荷重負荷が大きく，関節唇の損傷部位は前上方から上方に多い。関節唇断裂では股関節症の発症リスクが増大する。

 診 断

身体所見

　局在のはっきりしない鼠径部痛や股関節痛，夜間痛，歩行時痛，pivot動作時痛，股関節の脱力感，弾発現象などがある。ときに可動域制限があり，他動運動で疼痛が増強する。クリック音，引っかかり感（キャッチング）が起こることがある。なお，30％は外傷により発症し，競技活動中の捻りやpivot動作，慢性変性疾患，臼蓋形成不全症などの非外傷性メカニズムで引き起こされることが少なくない。

徒手検査

　股関節最大屈曲位から伸展で，クリック感を触知できることがある。Scour test（quadrant test，図9）が陽性である。

画像検査

　単純X線像やCTでは関節唇は写らない。放射状MRIが最も有用である。関節唇は正常では形状がtriangularやroundで，輝度は均一な低信号の所見である。関節唇損傷では形態異常，内部信

号の異常，分離などがみられる（図10）。無症候でも40歳以上あるいは部位が前方部では異常所見の場合がある。股関節造影検査が行われる場合もある。

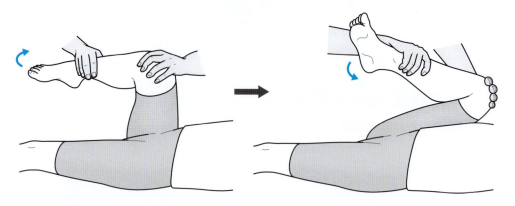

図9　Scour test
検者は患者を仰向けにして，膝を屈曲させ，股関節を他動的に屈曲・内転（矢印）させる。次に，大腿骨の軸に沿って下方に力を加え，股関節をさらに内転および外旋（矢印）させる。さらに，下方に押しつけたまま，股関節を内転・内旋させる。このときに，痛みや不安定感，異常な動きが示されれば陽性である。股関節唇，関節包炎，骨軟骨欠損，寛骨臼欠損，変形性関節症，大腿骨頭壊死，大腿骨寛骨臼インピンジメント症候群などのテストとして有用である。

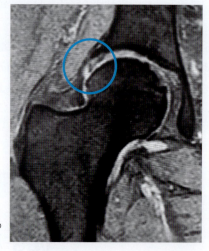

図10　関節唇損傷の放射状MRI所見
関節唇内の輝度が不均一な高信号が存在する（丸印）。

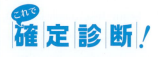
X線透視下やエコーガイド下でのキシロカイン®テストは有用である。放射状MRI，関節鏡で確定診断ができる。

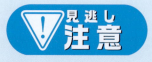
鼠径部痛症候群や弾発股と診断されている場合も少なくなく，漫然と治療されていることもある。単純X線像やCTでは関節唇は写らないため，正常と判断されて見逃されやすい。通常の撮影法によるMRIでは股関節唇損傷部位を見逃しやすい。

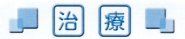

STEP 1 治療戦略

　関節唇損傷は念頭に置かないと診断は難しく，診断ができたとしても，保存療法で症状が改善しないことが少なくない．保存療法で効果がない場合には，関節鏡による手術療法を行う．CE角20°以上30°未満の境界型臼蓋形成不全（borderline dysplasia）における寛骨臼回転骨切り術か関節鏡手術かの手術選択には，アスリートの将来も含めた包括的な判断が必要な場合もある．

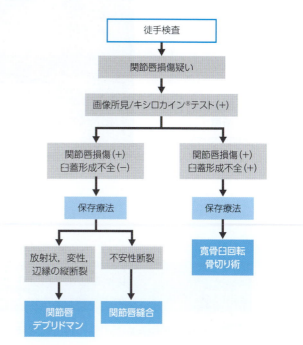

STEP 2 保存療法

　消炎鎮痛薬の処方，リハビリテーションを行う．キシロカイン®テストで症状が軽快することもある．慢性的な経過のアスリートでは，原因は単一ではなく複雑である場合が少なくない．4週間の免荷が推奨されるが，軟部組織損傷の治療期間も含めて，6週間の保存療法が必要である．

保存療法 → 手術療法 のターニングポイント

　患者の活動性が高く，保存療法に抵抗し，持続的な症状を有する場合に手術療法を検討するべきである．

STEP 3 手術療法

　股関節鏡視下手術では，股関節唇損傷の形態により処置が異なる．Radial flap，radial fibrillated tear（degenerative tear），longitudinal peripheral tearでは関節唇デブリドマンを，unstable tearでは関節唇縫合を行う（図11）．現在は部分切除を行うことは少なく，関節唇縫合術や修復術が多い．臼蓋形成不全では，ほとんどの場合で股関節唇は変性肥厚しているが，寛骨臼回転骨切り術が根本的な治療になる．その場合，関節唇部分切除術のみを行うと股関節の不安定性を助長させ，股OAへの進行を加速させるリスクになる．

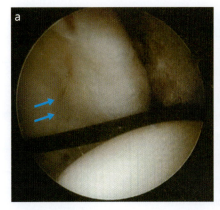
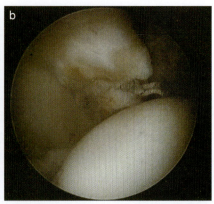

図11 関節鏡視下での所見
a：関節唇断裂(矢印)
b：関節唇縫合術後

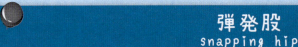

弾発股
snapping hip

Profile 股関節の屈伸などの動作時に異常音や弾発現象が生じ，有痛性の場合と無痛性の場合がある。原因により，①外側型(腸脛靱帯後方部や大殿筋前方線維肥厚部が大転子を乗り越えるときに発生)，②内側型(腸腰筋が腸恥隆起を乗り越えるときに発生)，③関節内型(関節唇損傷，大腿骨頭靱帯断裂，骨折片，滑膜骨軟骨腫症，関節内遊離体，臼蓋形成不全，亜脱臼股，Perthes病，大腿骨頭壊死症，股OAなどが原因)に分けられる。

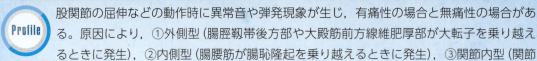

身体所見

症状は，股関節屈伸などの動作時にクリック音や引っかかり感があり，疼痛を伴うこともある。外側型では，股関節内転位で股関節屈伸時に大転子部上を腸脛靱帯が通過するときに，内側型では股関節屈伸時に鼠径部の深部に引っかかりを感じる。また，脱臼感の場合もある。外側型と内側型では患者自身で弾発現象を誘発できる場合が多い。関節内型の関節内遊離体(関節ねずみ)や断裂した関節唇が関節内に入り込んだ場合は，疼痛が強く，患者自身で症状を軽減できない場合が多い。スポーツ歴では，繰り返して弾発現象を起こす特徴的な動作の聴取が重要である。長距離ランナーに多い。

徒手検査

外側型では，側臥位にて大転子に手を当てながら股関節を屈伸させると，腸脛靱帯と大転子の引っかかりが触知できる。Ober testで大腿筋膜張筋，腸脛靱帯の緊張を確認する(図12)。

内側型，関節内型は鑑別診断が困難な場合が多い。内側型では，仰臥位で股関節前面に手を当てて，股関節を屈伸，屈曲外転，伸展内転させることにより弾発現象が確認できる。

画像所見

単純X線像では関節唇，軟骨，靱帯が原因の場合は写らない．関節造影検査，CTでは，関節内遊離体の場合に有用になる．MRIは弾発現象が滑液包炎の場合に参考になる．関節内型の関節唇損傷では放射状MRIが有用であり，軟部組織の炎症ではMRIは診断の補助になる．エコーでの動的検査や腸腰筋腱滑液包造影も有用な場合がある．

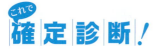

身体所見や徒手検査で弾発現象の再現があれば診断できる．原因が重要であり，鑑別診断を念頭に置いて診断を進めていく．診察に加えて画像所見がそろえば確定診断ができる．

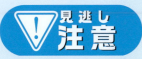

原因が多く，年齢や性別だけではなく，患者の家族歴，幼少期の発育性股関節形成不全，Perthes病などの既往歴，スポーツ歴なども詳細に問診を行う．また，スポーツ以外にも発生する場合があり，関節唇損傷，大腿骨頭靱帯断裂，骨折片，滑膜骨軟骨腫症，関節内遊離体などの関節内型を念頭に置く必要がある．

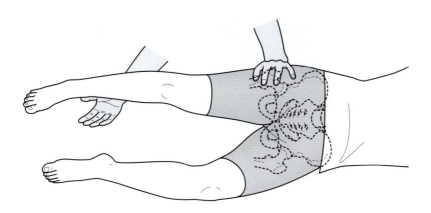

図12　Ober test
検者は患者を側臥位にして，腰椎の前弯を取り除くために，股関節と膝を屈曲させる．その際，膝あるいは大腿部を支えて膝を90°に曲げる．その後，股関節を伸展・外転させる．その後，膝あるいは大腿部の支えをはずしたときに，股関節が床と平行以上に内転しなければ陽性である．腸脛靱帯の緊張を特定するテストとして有用である．

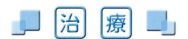

STEP 1 治療戦略

弾発現象の発生する動作を避けて安静にし，まずは保存療法を行う。原因を同定して，原因に対する治療を行う。

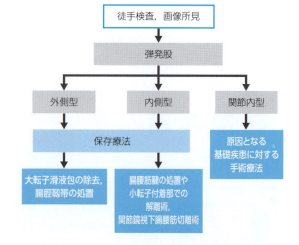

STEP 2 保存療法

スポーツや運動が発生に関与していれば，スポーツ活動の制限や休止を行う。外側型や内側型であれば，腸脛靱帯や腸腰筋腱のストレッチング，筋力トレーニング，バランストレーニング，リハビリテーションでの物理療法，消炎鎮痛薬の処方，エコーガイド下で局所麻酔薬とステロイドの局所注射などを行う。

保存療法 → 手術療法 のターニングポイント

患者の活動性が高く，スポーツ活動に支障をきたし，保存療法に抵抗し，持続的な症状を有する場合，パフォーマンスや日常生活に制限がある場合，原因に対する手術を検討する。

STEP 3 手術療法

外側型は，大転子滑液包の除去，腸脛靱帯のZ形成術やステップカット，大転子上で楕円状切除などを行う。

内側型は，腸腰筋腱のZ形成術やステップカット，腸腰筋の小転子付着部での解離術，切離術などを行う。股関節鏡視下で腸腰筋切離術を行うこともある。

関節内型では，原因に対する治療を行う。股関節鏡視下の関節唇修復術，遊離体摘出術，難しい場合ではsurgical dislocation法により処置を行うこともある。

疲労骨折
stress fracture

Profile 健常な骨に，骨折が起こらない程度の軽微な外力や負荷が繰り返し加わった場合に生じる骨折である．急に環境や習慣が変わり，激しい運動が繰り返されたときに起こりやすい．繰り返されるoveruseや過負荷が原因であり，治癒するまでには長期間を要する．ときに完全骨折に至ることもある．女性では，月経異常や無月経の長距離ランナーで問題になる．

診 断

身体所見

・大腿骨頸部疲労骨折

大腿骨頸部疲労骨折では，歩行時の鼡径部痛や股関節痛があり，特に前方の圧痛，大転子の叩打痛，運動時痛，股関節内旋可動域の低下などがある．安静にして症状は軽快し，活動により再発する．ときに膝痛や夜間痛のこともある．骨粗鬆を伴った高齢者のジョギングで発生することもある．バスケットボール，野球，ランニング選手などに多い．

・恥骨・坐骨疲労骨折

恥骨・坐骨疲労骨折は，恥骨下枝と坐骨の間や恥骨上枝に好発し，鼡径部，大腿部や膝への放散する疼痛，会陰部，殿部，恥骨部の疼痛などが多い．

徒手検査

股関節内旋やジャンプしたとき（hop test）の股関節痛，可動域制限，最大股関節可動域時痛などがある．また，大腿骨の長軸方向への圧迫による疼痛，大転子の叩打痛，log roll test陽性（図13），Stinchfield resisted hip flexion test陽性，FABER test（Patrick testあるいはJansen test）陽性，疼痛回避跛行，疼痛性Trendelenburg跛行などもある．

恥骨疲労骨折は，Noakesの三徴として，ランニングの障害となる鼡径部痛，恥骨下枝の圧痛，positive standing signがある．

坐骨疲労骨折は，走行時の殿部痛や坐骨結節部のハムストリング付着部に限局した圧痛などがある．

画像所見

単純X線像では，初診時に所見を認めないことが多い．再度X線撮影で認められることがある．早期診断には，骨シンチグラフィー，MRI，CTが有用である．骨シンチグラフィーでは，骨折部に取り込み像（hot spot）がある．MRIでは，骨折線と骨折部の周辺の骨髄内浮腫像を認める（図14）．恥骨疲労骨折の亜急性期では，恥骨下枝の骨折線とともに仮骨形成を認める．

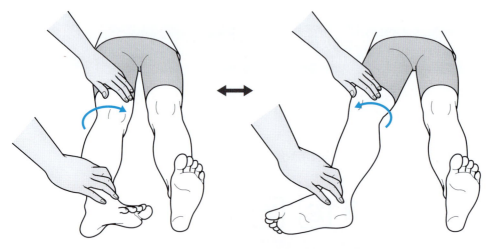

図13　Log roll test

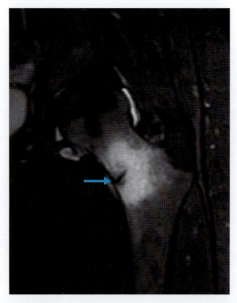

図14　大腿骨頚部疲労骨折のMRI
髄内浮腫像（高輝度）のなかに骨折線（低輝度，矢印）を認める。

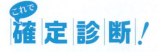
問診にて，練習量の増加，重要な大会前や休養明けの練習などの練習環境の変化，走行する地面の変化，靴の新調などの聴取が重要である．MRIで，骨折部と軟部組織に波及した炎症所見，骨折部の周辺の骨髄内浮腫像で診断できる．恥骨・坐骨疲労骨折は，MRIの脂肪抑制像で高信号の骨折線を認める．

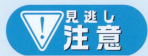
診断が遅れると，大腿骨頭壊死，骨癒合不全，偽関節，内反変形などの合併症が発生するリスクがある．単純X線像で初診時に骨折線がなくても，受傷後2〜4週までは再撮影を繰り返しながら注意深く経過をみる．

治療

STEP 1 治療戦略

ベースに骨粗鬆症を併発している可能性を念頭に置く。

大腿骨頚部疲労骨折では，伸張（離開，横断）型であれば手術療法を，圧縮型であれば保存療法を選択する。圧縮型では頚部の幅が50％以上の場合，手術療法を行う。50％未満では松葉杖を用いて非荷重として，頻回に単純X線像での確認を行う。場合によっては手術療法を行う。選手，監督，コーチ，トレーナー，チームドクターなどのスタッフと，現状の病態に対して共通認識をもって復帰プランを立てる。骨癒合が認められた後も，早期のスポーツ復帰では再骨折のリスクがあり，徐々に運動強度を上げていくことが重要である。

恥骨・坐骨疲労骨折でも早期診断は重要である。

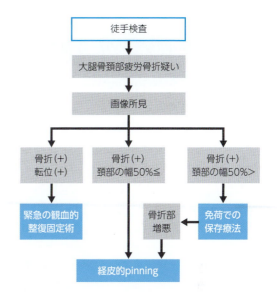

STEP 2 保存療法

リスクファクターには，栄養状態やホルモンの不均衡による相対的骨粗鬆症の女性競技者，骨代謝異常，誤ったトレーニング，不適切な靴の使用，不整地でのランニング，急なトレーニング強度や時間の増加，overuse，股関節や骨盤周囲の衝撃吸収能力の減少による筋疲労などがあり，注意深く問診する。スポーツを中止させ，安静を指示し，3カ月の運動制限を行う。低出力超音波パルスや体外衝撃波などによる治療も選択肢の1つである。長期間の安静では，筋肉や骨などの運動器全般の機能低下が起こるリスクがあり，保存療法中も筋力トレーニングや関節可動域訓練は継続する。

保存療法→手術療法 のターニングポイント

患者の活動性が高く，骨折部の転位があるか，今後起こす可能性が高い場合には，手術を勧めるべきである。非荷重歩行での保存療法について患者の同意が困難な場合でも手術療法は推奨される。

STEP 3 手術療法

骨折部に転位がある場合には，緊急で観血的整復固定術を行う。大腿骨頚部疲労骨折の完全骨折では転位するリスクがあるため，3本のスクリューによる内固定を行う。転位がなくても早期にス

ポーツ復帰を希望する場合では，同様に手術療法を考慮する．遷延癒合や偽関節では，病巣掻爬，ドリリング，骨移植，内固定などを行う．

鼠径部痛症候群
groin pain syndrome

Profile スポーツ動作時に鼠径部に疼痛が起こる症候群であり，器質的疾患の関与もある．国際的には，鼠径部痛の原因を局所別に分類して治療することが推奨されている．しかし，診断基準と分類法のコンセンサスがなく，質の高い研究報告がないことも問題である．2016年のイタリアでのコンセンサス会議では，「鼠径・恥骨・内転筋領域に局在し，スポーツ活動に影響を及ぼし，および／または日常生活活動(activities of daily living；ADL)を妨げ，医療を必要とする患者によって報告される臨床症状」と定義している．

診 断

身体所見

スポーツのフィールドで，ランニング，サイドステップ，キック，ジャンプ着地などの動作時に，大腿内側部，股関節前面，鼠径部周辺に疼痛が生じる．特にサッカー選手に多く発生する．スポーツ動作において，体幹から股関節周辺の筋力，筋緊張のバランスが崩れた結果，股関節が不安定になり，鼠径部周辺に痛みが生じる病態とも考えられている．

徒手検査

股関節前面，浅鼠径輪部，内転筋，恥骨結合部，大腿直筋部などの鼠径部周辺に圧痛がある (図15)．自動運動や抵抗を加えた腹筋運動や下肢伸展挙上(straight leg raising；SLR)テスト，仰臥位か端座位での股関節内転動作で鼠径部痛が誘発される．

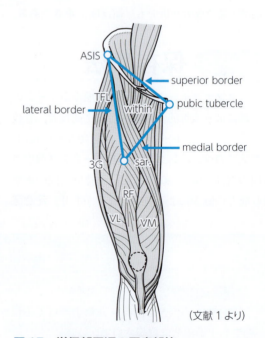

(文献1より)

図15 鼠径部周辺の圧痛部位
ASIS：上前腸骨棘，TFL：大腿筋膜張筋，
3G：The 3G point [the groin (鼠径部), gluteal (殿部), greater trochanteric regions (大転子部)]，
VL：外側広筋，RF：大腿直筋，sar.：縫工筋，
VM：内側広筋

画像所見

単純X線，CT，エコー，MRIで器質的疾患が診断されることがある．従って，画像検査により原因検索を行うことが重要である．

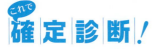

鼠径・恥骨・内転筋領域に疼痛が局在し，スポーツ活動やADLを妨げ，医療が必要になった場合に確定できる．症候群のため原因は多彩であること，原因不明なこともある．鼠径部痛症候群の器質的疾患の原因には，下前腸骨棘裂離骨折，大腿骨頸部疲労骨折，恥骨骨炎，内転筋付着部炎，股OA，大腿骨頭壊死症，鼠径ヘルニア，腫瘍，化膿性股関節炎，腸腰筋膿瘍などさまざまである（表1）．

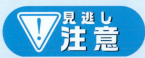

鼠径部痛は，原因となる体幹や下肢の可動性，安定性，協調性の不調和によることもあり，問診だけでなく体幹の評価も重要である．トップアスリートの場合では，原因は単一であることは少なく，腰椎疾患がオーバーラップしていることも少なくない．

表1 鼠径部痛症候群の原因

境界	一般	一般的ではない	見逃してはならない
内側	内転筋に関連する恥骨に応力がかかった損傷	恥骨下行枝の疲労骨折 絞扼性神経障害として 閉鎖神経 腸骨鼠径神経 陰部大腿神経(陰部枝) external iliac artery endofibrosis (EIAE)	腹腔内の病気 神経根症 大腿骨頭壊死 全身性疾患あるいは系統疾患 転移 腫瘍
外側	股関節 大腿骨寛骨臼インピンジメント(FAI) 関節唇損傷 変形性股関節症	腸脛靱帯摩擦症候群 大腿骨頸部疲労骨折 絞扼性神経障害として 外側大腿皮神経	
上方	腹壁に関連するもの 腹直筋 結合腱(鼠径管あるいは鎌) 外腹斜筋 ヘルニア	絞扼性神経障害として 腸骨鼠径神経 腸骨下腹神経 陰部大腿神経(陰部枝) 外側大腿皮神経	
内部	腸腰筋に関連するもの	大腿直筋 大腿ヘルニア 絞扼性神経障害として 陰部大腿神経(大腿枝) 内側大腿皮神経	

治療

STEP 1 治療戦略

あらゆる画像により原因の特定をする。アスリートで，原因に対する保存療法に抵抗し，慢性的かつ再発性の経過の場合では，運動連鎖や潜在記憶の異常，さらに代償されたアライメント異常による姿勢の不均衡によることが少なくない。最適な姿勢を指導し，股関節周辺を中心とする筋腱の柔軟性を獲得し，体幹筋力を強化し，安定性を獲得する。スポーツ復帰までのリハビリテーションを計画する。

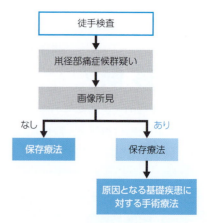

STEP 2 保存療法

積極的かつ機能的なアスレティックリハビリテーションを行う。股関節周囲筋，特に内・外旋筋などの深層筋や，大殿筋や中殿筋などの浅層筋，腸腰筋，さらに硬くなっている姿勢筋のストレッチングを行う。また，腹横筋や体幹筋の筋力トレーニング，コアを構成する筋群の筋力強化を行う。その場合，事前にマッスルインバランスを取り除き，協調運動パターンを正常化するように注意する。特に，肩関節，肩甲帯，胸郭，体幹，骨盤，股関節，下肢までを連動させた可動性，安定性，協調性の改善を図る。拘縮部には，マッサージ，関節manipulation，mobilization，筋膜リリースなどにより可動域を拡大させる。立位での下肢の振り子運動による協調運動も，スポーツ復帰や予防に有用である。

保存療法 → 手術療法 のターニングポイント

患者の活動性が高く，保存療法に抵抗し，持続的な症状を有する場合に，原因が同定されれば手術療法を検討するべきである。

STEP 3 手術療法

原因が診断できた場合には，原因に対する手術療法が行われる。器質的疾患がない場合には手術療法の適応はない。術後は機能的なアスレティックリハビリテーションまで併せて行う。

（高平尚伸）

文献

1) Falvey EC, Franklyn-Miller A, McCrory PR. The groin triangle：a patho-anatomical approach to the diagnosis of chronic groin pain in athletes. Br J Sports Med 2009；43：213-20.

II 疾患別治療法

股関節
関節症・炎症性疾患

21世紀の股関節外科のトピックスとして，関節リウマチ（rheumatoid arthritis；RA）に対する生物学的製剤の導入，原発性変形性股関節症（osteoarthritis of the hip；股OA）の原因としての大腿骨寛骨臼インピンジメント（femoroacetabular impingement；FAI），股関節鏡視下手術の発展などが挙げられる。RAは，成人の股関節外科の代表的対象疾患であったが，関節破壊抑制効果に優れた生物学的製剤が導入され（わが国では2003年から），股関節外科治療を必要とする症例は激減した。もっとも数は激減したとはいえ，コントロール困難症例は存在する。強力な免疫抑制作用をもつ生物学的製剤を投与されている症例に人工股関節全置換術（total hip arthroplasty；THA）を施行する場合，周術期の管理にはこれまで以上の注意が必要である。

さて，RAが減少した現在，股関節外科治療の主体は股OAに移っている。股OAは股関節軟骨の変性・摩耗による関節破壊と骨増殖（骨棘，骨硬化）を特徴とする疾患であるが，原因不明の原発性（一次性）と，臼蓋形成不全や大腿骨頭壊死症（avascular necrosis of the femoral head；ANF）など，原因が明らかな続発性（二次性）関節症に分類される。わが国においては，臼蓋形成不全に続発する股OAが多くを占めており，比較的若年者に対しては骨切り術が適応となるが，高齢者の股OAにはTHAが選択されることが多い。FAIは原発性股OAの原因の1つとして提唱された比較的新しい概念で，股関節鏡視下手術の発展に伴い，近年非常に注目されている。

トピックス－股関節鏡視下手術

21世紀に入り，内視鏡手術は股関節において著しく発展してきた。その手術適応として，①関節炎（感染，RAなど）に対する滑膜切除，関節洗浄，②関節内遊離体の除去，③関節唇損傷に対する関節唇縫合・切除，④FAIに対する関節形成術や関節唇形成など多岐にわたる。一方で，内視鏡手術の適応の限界について，いまだ明らかになっていない点も多く，慎重な手術適応が望まれる。

◆ 症例1

55歳，女性。左股関節痛。2年前に左股関節痛を主訴に受診した。臼蓋形成不全の診断で経過観察中に，強い運動時痛，自発痛，さらには夜間痛が出現した（**図1a**）。MRIで関節唇損傷が疑われ，股関節鏡視下に関節唇切除を行った（**図1b, c**）。直後から一時的に運動時痛と自発痛は消失したも

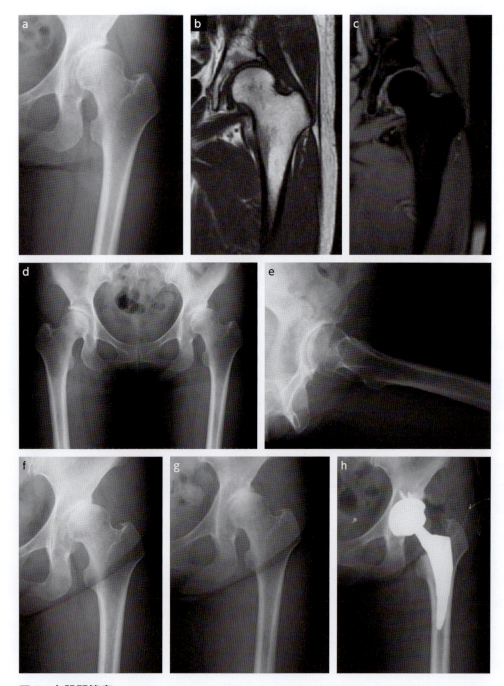

図1 左股関節痛

55歳，女性。
a：股関節鏡視下関節唇切除前のX線像。臼蓋形成不全を認めるが，関節裂隙は保たれている。
b，c：MRI。寛骨臼上方の関節唇損傷が疑われた。
b：T1強調像
c：T2強調像
d〜h：術後のX線像。経時的に関節裂隙が狭小化，および亜脱臼が進行したため，術後6カ月で左人工股関節全置換術（THA）を施行した。
d，e：術後1カ月
f：術後4カ月
g：術後5カ月
h：術後6カ月，左THA施行直後

のの，術後1カ月後ごろより股関節痛が再燃した（図1d, e）。その後，経時的に関節裂隙の狭小化が急激に進むとともに疼痛が悪化し，股関節鏡視下手術後6カ月でTHAに至った（図1f〜h）。

変性し，断裂した関節唇でも関節の安定性に寄与していると考えられ，背景に臼蓋形成不全がある場合，安易な鏡視下切除で対応すべきではない。

関節リウマチ
rheumatoid arthritis（RA）

Profile 全身の滑膜に対する炎症性自己免疫疾患で，股臼底突出症（protrusio acetabuli）という独特な股関節破壊様式を採ることが多い。すなわち，比較的短期間の間に関節裂隙は狭小化し，続いて脆弱な臼底は，微小骨折とその修復を繰り返しながら菲薄化，硬化していきつつ，骨頭は寛骨臼内に突入していく。進行に伴い，骨頭は骨盤内にまで突出していくが，通常臼底側の骨性被覆は保たれる。
かつてはTHAの対象疾患として多くを占めていたが，生物学的製剤が導入されて以来，大関節の関節破壊に至る症例は激減した。この結果，現在では各国でRAの人工関節症例数の減少が報告されており，日本でも全人工関節症例の2.57％（2017年 日本人工関節学会レジストリー）に過ぎなくなっている。

◆ 症例2

76歳，女性。RA。右股関節痛を訴えた初診時に，すでに関節裂隙は消失していた（図2a）。その後臼底突出は進行し（図2b），8カ月後に骨頭は骨盤腔内に突出した（図2c）。

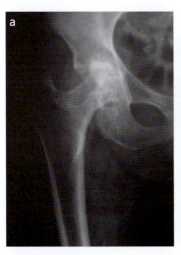
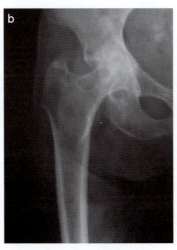
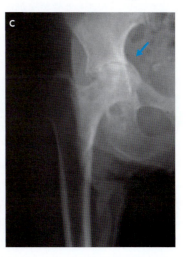

図2 関節リウマチ（RA）による寛骨臼突出症の経時的変化
76歳，女性。受診後，8カ月で骨頭は寛骨臼内板よりも骨盤内に突出した（矢印）。
a：初診時
b：受診4カ月後
c：受診8カ月後

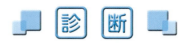

身体所見

　股関節のみに発生する単発性のRAは，非常にまれである。通常は股関節・膝関節といった大関節にリウマチ病変が発症するに先立って，手関節・手指といった比較的小関節から症状が始まっていることが多い。このような問診による現病歴に加え，リウマトイド因子，抗シトルリン化ペプチド（cyclic citrullinated peptide；CCP）抗体，C反応性蛋白（C-reactive protein；CRP）といった血清マーカーの上昇，関節所見，罹病期間などから，現在ではアメリカリウマチ学会（American College of Rheumatology；ACR）／ヨーロッパリウマチ学会（European League Against Rheumatism；EULAR）による2010年RA分類基準を用いたRAの早期診断が可能となった。

画像所見

　他の疾患との鑑別が大切となり，単純X線像で骨萎縮，臼底突出を伴う関節裂隙の狭小化などが，他疾患との鑑別に有用である。

　RA早期発見と，可能であればメトトレキサート（MTX）や生物学的製剤の早期介入により，股関節破壊を未然に防ぐことが大切なことはいうまでもない。しかし薬物療法にもかかわらず，関節軟骨の狭小化が進行する場合は，THAの適応となることが多い。もともと骨萎縮が背景にあるうえに，寛骨臼突入が進行すると骨頭の脱臼は困難となり，さらに臼底に骨移植を行わなければならず，比較的難度の高い手術になる。このため，薬物コントロールが期待されない場合は，いたずらに経過をみることなく，早期に外科的介入を考慮する。

変形性股関節症
osteoarthritis of the hip

RAと異なり，原則としてCRPは正常で骨増殖性の軟骨変性疾患である。
わが国の股OAの多くは続発性であり，基礎疾患としては臼蓋形成不全が圧倒的に多く，その他ANF，外傷などが挙げられる。外傷性を除き，股OAは比較的緩徐に進行するが，数カ月～半年の経過の間に，きわめて急速に破壊が進行することがあり，急速破壊型関節症（rapidly destructive coxopathy；RDC）とよばれる。
従来原因不明とされていた原発性股OAであるが，2003年Ganzら[1]が，FAIによる関節唇・軟骨損傷との関連を発表して以来，FAIは現在の股関節外科医の間のトピックスとなっている。

トピックス－股関節痛と膝痛

　股OAの疼痛部位で最も多いのは，当然股関節周囲の痛みで，鼠径部痛（80％以上），次いで殿部や大腿外側痛である。しかしながら，必ずしも主症状が股関節痛とは限らず，特に気を付けておかなければならないのは，関連痛としての膝痛である。三宅ら[2]によれば，THAによって改善した股OAの31％が膝の痛みを訴えていた。このため，当科では初診時に膝と股関節の両方を確認することとしている。

◆ 症例3

　70歳，女性。主訴は左膝痛および歩行困難である。X線像では，左膝関節裂隙の狭小化は軽度で，関節注射などの保存療法に無効なため紹介された（図3a）。股関節のX線撮影により，両股関節の末期股OAによる関連痛と診断された（図3b）。両側のTHAにより，膝痛は消失し，独歩可能となった。

大腿骨寛骨臼インピンジメント
femoroacetabular impingement（FAI）

Profile　正常な股関節では，若干前開きの寛骨臼と，径の小さい大腿骨頚部の形状によって，安定でかつ十分な可動性を得ている。しかし，股関節周辺の特殊な形態異常があると，股関節の運動時に寛骨臼辺縁と大腿骨頚部付近が衝突（インピンジメント）することにより，関節唇，関節軟骨損傷が引き起こされる。繰り返しこの衝突が起こることで，ついには股OAに至るとされており，これまで原因不明だった原発性股OAの要因の1つであると推測されている。
形態異常の種類によって，①pincer type，②cam type，③combined typeの3タイプに大別される（図4）。
Pincer typeでは，寛骨臼過形成や後ろ開きといった寛骨臼辺縁の過度の骨性被覆が存在し，股関節運動時に寛骨臼辺縁と頚部が衝突して辺縁部の損傷をきたす。
Cam typeでは，骨頭頚部移行部分が膨隆しているため，膨隆部が寛骨臼内に入ると寛骨臼辺縁で摩擦・衝突が生じ，反対側には亜脱臼方向の応力が働く。結果として反対側にも関節唇・軟骨損傷を引き起こす。
最後に，pincer typeとcam typeの両方の特徴を有す形態異常が，combined typeに分類される。
一方，正常な股関節形態であっても，バレエや新体操などの過剰に大きな可動域を必要とする競技や，衝撃の多いスポーツ選手などにおいても発生することが知られている。また，そもそものFAIの形態異常の成因については，小児期の大腿骨頭すべり症やPerthes病の遺残変形との関連も報告されている[3]。

◆ 症例4

　43歳，男性。社会人野球の選手，pincer type。寛骨臼辺縁に過剰な骨形成を認め，術前は屈曲80°，内旋10°で股関節痛を訴えていた（図5a, b）。Semi-openで過剰な骨性被覆を切除後，股関節運動時痛は消失し，屈曲90°，内旋30°可能となった（図5c, d）。

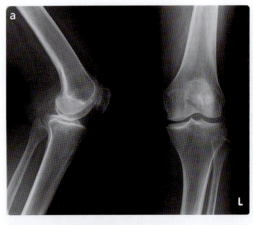 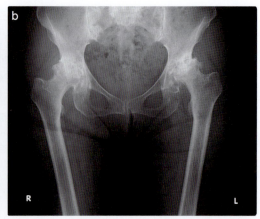

図3 変形性股関節症（股OA）
70歳，女性．主訴は左膝痛と歩行困難であった．
a：左膝は軽度の関節症変化を認めるのみである．
b：両側の末期股OAを認める．

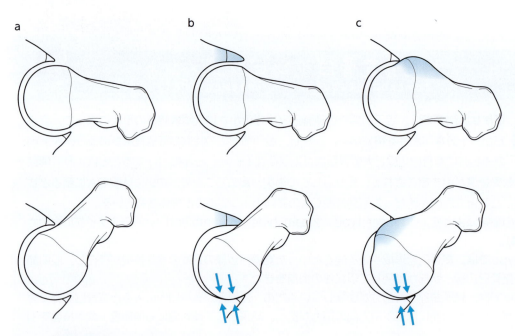

図4 大腿骨寛骨臼インピンジメント（FAI）
a：正常な股関節は寛骨臼は前開きしており，生理的な股関節運動域内で寛骨臼縁と大腿骨頚部は衝突（インピンジメント）しない．
b：Pincer type．寛骨臼辺縁の過度の骨性被覆があるため，股関節運動時に寛骨臼辺縁と頚部が衝突し，辺縁部の損傷をきたす．
c：Cam type．骨膨隆部が寛骨臼内に入ると，寛骨臼辺縁で摩擦・衝突が生じ，反対側には亜脱臼方向の応力が働く．結果として反対側にも関節唇・軟骨損傷を引き起こす．

◆ **症例5**

33歳，男性．左官，cam type．股関節屈曲内旋で疼痛が誘発され，仕事に支障をきたしていた（図6）．Semi-openでbumpectomyを行い症状は消失し，仕事に復帰した．

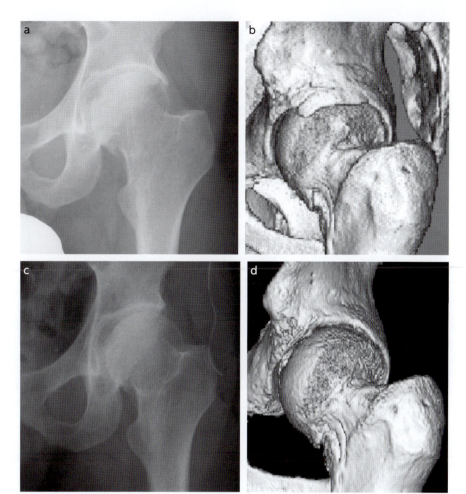

図5 症例4

43歳，男性。社会人野球の選手。Pincer typeの術前後のX線像および3D-CT。
a：術前X線像
b：術前3D-CT
c：術後X線像
d：術後3D-T

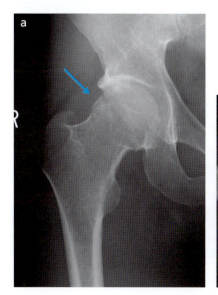
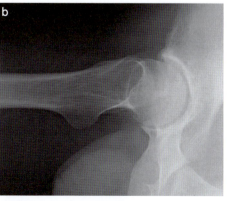

図6 症例5

33歳，男性。左官。Cam typeの術前X線像。大腿骨頚部移行部に膨隆（a矢印）を認め，頚部は22°後傾している（b）。

診断

FAIは比較的新しい概念であり，いまだ定義および診断基準が確立しているとはいえない。2015年に日本股関節学会により，FAIの診断指針が提案されたので，**表1**に示す。股関節運動時痛と単純X線像，CTなどで前述の骨性異常形態（pincer，cam病変）を認めれば，FAIを念頭に置くことは当然であるが，FAI以外にも股関節損傷をきたす疾患を除外するなど，慎重な対応が求められている。

表1 日本股関節学会によるFAIの診断指針

明らかな股関節疾患に続発する骨形態異常を除いた狭義の大腿骨－寛骨臼間インピンジメント。

画像所見

- Pincer typeのインピンジメントを示唆する所見
  ① CE角40°以上
  ② CE角30°以上かつAcetabular roof obliquity（ARO）0°以下
  ③ CE角25°以上かつcross-over sign陽性
  ＊正確なX線正面像による評価を要する。特にcross-over signは偽陽性が生じやすいことから，③の場合においてはCT・MRIで寛骨臼のretroversionの存在を確認することを推奨する。

- Cam typeのインピンジメントを示唆する所見
  CE角25°以上
  主項目：α角（55°以上）
  副項目：Head-neck offset ratio（0.14未満），Pistol grip変形，Herniation pit
  （主項目を含む2項目以上の所見を要する）
  ＊X線，CT，MRIのいずれによる評価も可

身体所見

- 前方インピンジメントテスト陽性（股関節屈曲・内旋位での疼痛の誘発を評価）
- 股関節屈曲内旋角度の低下（股関節90°屈曲位にて内旋角度の健側との差を比較）

最も陽性率が高く頻用される所見は前方インピンジメントテストである。Patrickテスト（FABERテスト）（股関節屈曲・外転・外旋位での疼痛の誘発を評価）も参考所見として用いられるが，ほかの股関節疾患や仙腸関節疾患でも高率に認められる。また，上記の身体所見もほかの股関節疾患で陽性となりうることに留意する必要がある。

診断の目安

上記の画像所見を満たし，臨床症状（股関節痛）を有する症例を臨床的にFAIと判断する。

除外項目

以下の疾患のなかには二次性に大腿骨－寛骨臼間のインピンジメントをきたしうるものもあるが，それらについては本診断基準をそのまま適用することはできない。

- 既知の股関節疾患
  炎症性疾患（関節リウマチ，強直性脊椎炎，反応性関節炎，SLEなど），石灰沈着症，異常骨化，骨腫瘍，痛風性関節炎，ヘモクロマトーシス，大腿骨頭壊死症，股関節周囲骨折の既往，感染や内固定材料に起因した関節軟骨損傷，明らかな関節症性変化を有する変形性股関節症，小児期より発生した股関節疾患（発育性股関節形成不全，大腿骨頭すべり症，Perthes病，骨端異形成症など），股関節周囲の関節外疾患
- 股関節手術の既往

（文献6より）

治療

確実な診断の下，保存療法が無効であれば外科的に過剰な骨切除を行う．内視鏡下切除が最も理想的であるが，必要十分な骨切除を行うことは，手技的に困難かつ熟練を要する．Surgical dislocation下の骨切除が最も確実であるが，侵襲は大きく，当科では原則として小切開で骨切除を行うこととしている．

臼蓋形成不全
acetabular dysplasia

Profile 骨頭の寛骨臼による被覆は，80〜90％とされているが，その被覆の程度が正常に比べて小さいため，股関節荷重面に大きな負荷がかかり，続発性股OAに発展する．遺伝要素が大きくかかわっているとされ，男女比は1：9で圧倒的に女性に多い．20〜30歳代のころに股関節痛を自覚するようになっても，初期では安静により軽快することが多いため，ある程度進行してから整形外科を受診し，診断されるケースが多い．

診断

X線像で，臼蓋形成や亜脱臼の程度を把握することで診断は容易である（図7）．

治療

進行期股OAまでに発見できた場合は，免荷などの保存療法，骨切り術が選択される．小児期から成人には寛骨臼回転骨切り術（rotational acetabular osteotomy；RAO），成人にはChiari骨盤骨切り術が選択されることが多い（図8）．高齢（目安は閉経前後）および股OAが進行した症例では，人工関節の成績が安定した現在，骨切り術は選択されることが少なくなっている．

◆ 症例6

53歳，女性．左股関節痛のため，41歳のときに初診した．X線像で左臼蓋形成不全による初期股OAを認めた（図9a）．安静により疼痛が緩和され，家庭の事情もあり，近医での保存療法を選択した．12年後，保存療法に抵抗する夜間痛，歩行時痛を主訴に来院したときには，すでに末期股OAになっていたため（図9b），THAを施行した（図9c）．

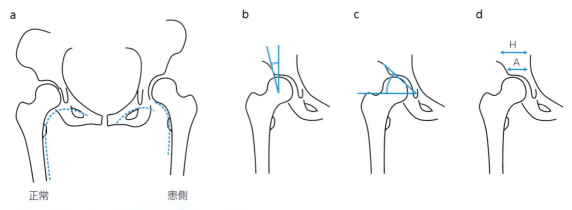

正常　　　　　　　　　患側

図7　臼蓋形成不全：単純X線像による指標
a：Shenton線。正常股関節では，閉鎖孔の上縁に沿う曲線と大腿骨頚部内側縁に沿った線は一致する（点線）。もともとは小児股関節脱臼の基本線であるが，成人の臼蓋形成不全，亜脱臼股関節の診断にも有用である。
b：Center-edge angle（CE角）。正常25〜30°。
c：Sharp角。正常35〜40°。
d：Acetabular-head index（AHI）。A/H×100，正常80〜85％。

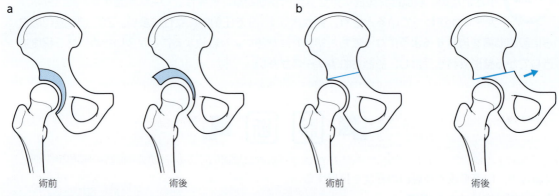

術前　　　　術後　　　　　　　　　術前　　　　術後

図8　寛骨臼回転骨切り術（RAO）およびChiari骨盤骨切り術
a：RAO。寛骨臼周囲をドーム状に繰り抜い，回転させることで骨頭を被覆する。
b：Chiari骨盤骨切り術。関節唇直上で骨盤を骨切りし，外側にずらすことで関節包を介在させて，骨頭の骨性被覆を増やす。

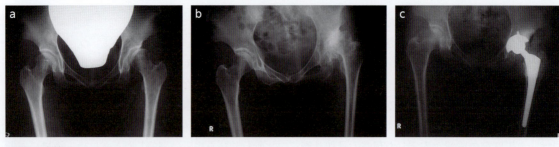

図9　症例6
53歳，女性。初診時，左臼蓋形成不全であったが，12年後に末期股OAに至った。
a：初診時X線像。左臼蓋形成不全を認めるが，関節裂隙は保たれていた。
b：初診から12年後。荷重部関節裂隙は消失し，末期股OAと診断した。
c：歩行時痛のみならず，夜間痛もあり，THAを施行した。

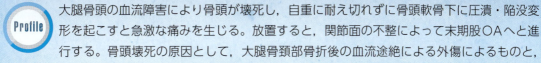

大腿骨頭壊死症
avascular necrosis of the femoral head (ANF)

Profile 大腿骨頭の血流障害により骨頭が壊死し，自重に耐え切れずに骨頭軟骨下に圧潰・陥没変形を起こすと急激な痛みを生じる．放置すると，関節面の不整によって末期股OAへと進行する．骨頭壊死の原因として，大腿骨頸部骨折後の血流途絶による外傷によるものと，原因が不明の特発性大腿骨頭壊死 (idiopathic osteonecrosis of femoral head；ION) に分類される．IONの要因としては，アルコールの過剰飲酒，ステロイドの服用などが関連することが判明している．好発年齢は30〜50歳代で，男女比は1.8：1と男性に多いとされているが，ステロイド関連に限ると0.8：1でやや女性に多い．

診断

X線像で帯状硬化像（Stage 2）や骨頭の圧潰（Stage 3）などがあれば，診断は比較的容易である（図10a）．X線像で特徴的な所見がないStage 1では，MRIが早期発見に有効である（図10b，表2）．

治療

骨頭壊死があっても，圧潰がなければ症状はないため，病巣部位が荷重部になければ保存療法が優先される．一方で，病巣が広範で，荷重部にある場合（Type C，図11），外科的治療の対象となることが多い．一般的には病巣の範囲が前上方に偏在することが多いため，後方の健常部を荷重面へ回転移動する前方回転骨切り術の適応となることが多い（図12）．しかし，術後の後療法に長期間を要すため，壮年期の男性に骨切り術を施行することは現実的でないことも多く，60歳代以降であったり，ステロイド性骨頭壊死には，THAが適応となることが多い．

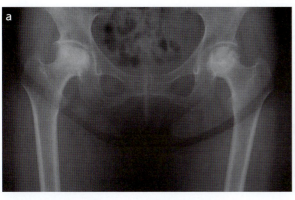
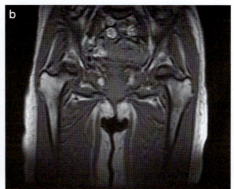

図10　両側の特発性大腿骨頭壊死（ION）
59歳，女性．喘息のため，長期にわたるステロイド服用歴あり．
a：X線像．左右とも陥没があり，Stage 3B，Type C1．
b：MRI．特徴的な骨頭内帯状低信号領域を呈している．

表2　特発性大腿骨頭壊死症の壊死域局在による病期（Stage）分類（厚労省研究班 2001.6 改訂）

Stage 1	X線像の特異的異常所見はないが，MRI，骨シンチグラム，または病理組織像で特異的異常所見がある時期
Stage 2	X線像で帯状硬化像があるが，骨頭の圧潰(collapse)がない時期
Stage 3	骨頭の圧潰があるが，関節裂隙は保たれている時期（骨頭および臼蓋の軽度な骨棘形成はあってもよい） 　　Stage 3A　圧潰が3mm未満の時期 　　Stage 3B　圧潰が3mm以上の時期
Stage 4	明らかな関節症性変化が出現する時期

注1）骨頭の正面と側面の2方向X線像で評価する（正面像で骨頭圧潰が明らかでなくても側面像で圧潰が明らかであれば側面像所見を採用して病気を判定すること）
注2）側面像は股関節屈曲90°・外転45°・内外旋中間位で正面から撮影する（杉岡法）

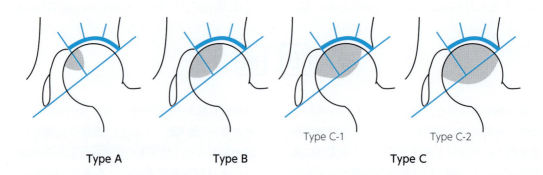

Type A　　　Type B　　　Type C-1　Type C-2
　　　　　　　　　　　　　　　　Type C

Type A：壊死域が臼蓋荷重面の内側 1/3 未満にとどまるもの，または壊死域が非荷重部のみに存在するもの
Type B：壊死域が臼蓋荷重面の内側 1/3 以上 2/3 未満の範囲に存在するもの
Type C：壊死域が臼蓋荷重面の内側 2/3 以上に及ぶもの
　　　　　Type C-1：壊死域の外側端が臼蓋縁内にあるもの
　　　　　Type C-2：壊死域の外側端が臼蓋縁を越えるもの
注1）X線/MRI の両方またはいずれかで判定する
注2）X線は股関節正面像で判定する
注3）MRI は T1 強調像の冠状断骨頭中央撮像面で判定する
注4）臼蓋荷重面の算定方法
　　　臼蓋縁と涙痕下縁を結ぶ線の垂直2等分線が臼蓋と交差した点から外側を臼蓋荷重面とする。

図11　特発性大腿骨頭壊死症の壊死域局在による病型（Type）分類（厚労省研究班 2001.6 改訂）

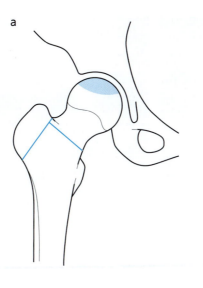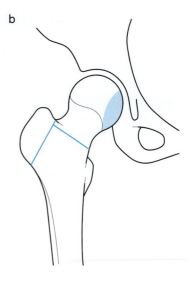

図12 大腿骨頭前方回転骨切り術
a：術前
b：術後

急速破壊型股関節症
rapidly destructive coxopathy (RDC)

Profile 通常，65歳以上の比較的高齢者において，1年以内に急速かつ高度の股関節破壊の進行を呈するもので，1957年Forestierによって初めて報告され，1970年Postelら[4]による英文報告で広く知られるようになった。もともと正常股関節に発症するものが多いとされているが，軽度の臼蓋形成不全や股OAが急性増悪するものも含まれる。このため，骨粗鬆を基盤とした骨頭軟骨下脆弱性骨折（subchondral insufficiency fracture；SIF）[5]や，寛骨臼周辺の骨折との関与が注目されている。

◆症例7

67歳，女性。両側のRDC。以前から右股関節痛があり，2年前の近医受診時に右股OAと診断されたが，投薬などで経過をみていた（**図13a**）。半年前から右股関節痛が急激に悪化するとともに，左股関節痛も自覚し，歩行困難となったため当科紹介受診となった。右RDCのみならず，左の寛骨臼縁・骨頭骨折がみられ，左RDCへの移行が予想される（**図13b**）。

診断

単純X線像では，骨頭のみならず寛骨臼側の破壊も著明で，初診時すでに骨頭が圧潰し，半分以上が消失している症例も少なくない。

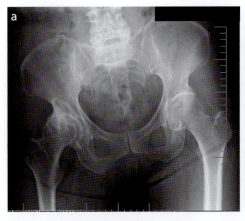 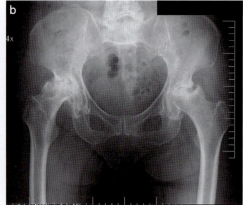

図13　急速破壊型股関節症（RDC）
67歳，女性．
a：初診時X線像．右股OAを認めるが，左側の関節裂隙は保たれ，明らかな臼蓋形成不全を認めない．
b：当科紹介時X線像．右RDC像を呈するのみならず，左側の骨頭骨折ならびに寛骨臼縁の損傷が認められる．

治療

　初診時すでに骨破壊が高度で，強い疼痛と歩行障害を呈していることが多く，かつ高齢者が多いことから，早期のTHAが適応となることが多い．関節包内は，易出血性の滑膜や肉芽組織が増殖し，軟骨片や，おから状の組織が散在していることが多い．なお，臼底の破壊状態を術前に把握しておくためには，CT検査が有用である．

（難波良文）

文献

1) Ganz R, Parvizi J, Veck M, et al. Femoroacetabular impingement：a cause for osteoarthritis of the hip. Clin Orthop Relat Res 2003；417：112-20.
2) 三宅由晃，三谷　茂，難波良文，ほか．THA術前の疼痛部位に関する検討．Hip Joint 2017；43：84-7.
3) 三谷　茂，遠藤裕介．小児股関節疾患とFAI．関節外科 2011；30：1349-56.
4) Postel M, Kerboul M. Total prosthetic replacement in rapidly destructive arthrosis of the hip joint. Clin Orthop Relat Res 1970；72：138-44.
5) Bangil M, Soubrier M, Dubost JJ, et al. Subchondral insufficiency fracture of the femoral head. Rev Rhum Engl Ed 1996；63：859-61.
6) 日本股関節学会FAIワーキンググループ．大腿骨寛骨臼インピンジメント（FAI）の診断について（日本股関節学会指針）．Hip Joint 2015；41：1-6.

Ⅱ 疾患別治療法

股関節
骨盤・股関節部の外傷

　股関節は寛骨臼と大腿骨頭からなる球状関節で，可動域が広く，さらに荷重関節であるために適切な外傷治療が行われないと，疼痛残存，可動域制限を認め，歩行や日常生活動作（ADL）に大きな障害を残すことになる。また，外傷後の股関節症や大腿骨頭壊死症などの出現にも注意が必要であり，長期の詳細な経過観察が必要になる。

　骨盤は脊椎から下肢へ荷重を伝達する役割があり，立位・座位で荷重がかかるため，外傷後の偽関節や変形癒合などが残存すると慢性的な疼痛の原因となる。さらに，変形癒合によって下肢脚長差を認める場合，歩行やADLに大きな障害を残すことになる。従って，骨盤・股関節部の外傷では，他の部位の外傷と同様に正確な診断と適切な治療を早期に行う必要がある。

　ここでは，骨盤・股関節部の外傷における診断と治療について述べる。

　骨盤骨折は大きく寛骨臼骨折と骨盤輪骨折に分類される（図1，2）。さらに，骨盤輪骨折は高エネルギー外傷により受傷する骨盤輪骨折と，転倒など比較的軽微な外力で受傷する脆弱性骨盤輪骨折がある。

　寛骨臼骨折と骨盤輪骨折は，治療方針，予後が大きく異なるため別々に述べる。

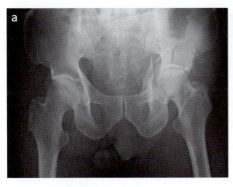 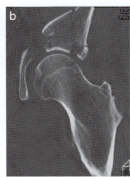 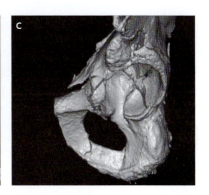

図1　寛骨臼骨折
a：X線像。寛骨臼骨折を認める。
b, c：CTでは，関節面不整が詳細に観察できる。
b：CT MPR像
c：3D-CT

175

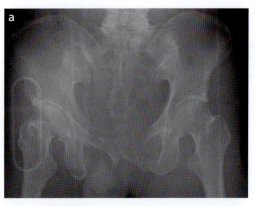
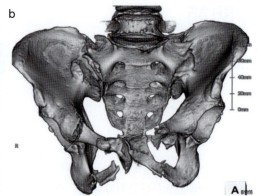

図2　骨盤輪骨折
a：X線像
b：3D-CT。完全不安定型骨盤輪骨折（AO/ASIF分類C type）を認める。

寛骨臼骨折
acetabular fracture

Profile　寛骨臼骨折は股関節の関節内骨折となり，後述する股関節脱臼を伴うことが多い。関節内骨折であるため関節面の適合性が重要であり，関節の不安定性が生じる場合や，関節面の段差を認める場合は手術適応となる。

診断

身体所見

　他の部位の外傷診察と同様に，視診（打撲痕，変形，下肢脚長差），触診（圧痛）が基本となる。

徒手検査

　股関節の可動時痛が参考になるが，出血や疼痛を伴うために安易に試すべきではない。

画像所見

　単純X線像でほぼ骨折を診断できる（図1a）。さらに，CT検査，特に3D-CT検査で骨折部の転位が把握可能である（図1b, c）。

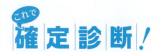

3D-CTが診断には有用であるが，寛骨臼骨折では関節面をCTの冠状断像，矢状断像などを用いて詳細に関節面骨折部の転位を評価して，治療方針を決定する。

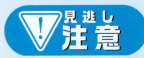 高エネルギー外傷の場合，外傷初期診療ガイドライン日本版（Japan Advanced Trauma Evaluation and Care；JATEC™）に沿った治療により，全身精査のなかで骨盤単純X線撮影を行う。ほぼ診断可能であるが，転位が少ない場合などは骨折がはっきりしないことがある。骨盤斜位X線撮影の追加，CT検査などを行い，正確に骨折の評価が必要である。

治療

STEP 1 治療戦略

　高エネルギー外傷患者で骨盤骨折を疑った場合，全身状態の安定化を優先しながら，X線・CT検査を施行する。寛骨臼骨折では脱臼を認める場合，大腿骨頭壊死症の予防のために早急に整復を必要とする。さらに，関節面陥没骨折，荷重面の骨折転位，関節内骨片嵌入，関節不安定性のいずれかを認める場合は，直達牽引後に観血的骨接合術を行う。

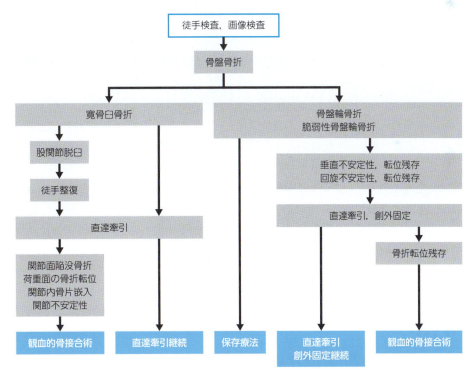

STEP 2 保存療法

　寛骨臼骨折は関節内骨折のため，厳密な整復が必要であり手術療法になることが多い。しかし，まれではあるが骨折転位のない症例などでは，直達牽引のみで股関節の安静を保ち，骨癒合させることも可能である。

保存療法 → 手術療法 のターニングポイント

全身状態不良のために手術を回避している場合は，全身状態の回復を待って手術療法に切り替える。寛骨臼骨折で受傷後長期に手術ができない場合は，骨折整復が困難となるため，補強プレートなどを使用した一期的人工股関節全置換術（total hip arthroplasty；THA）も検討する。

STEP 3 手術療法

寛骨臼骨折は，骨折型によりさまざまなアプローチを利用する。寛骨臼後壁骨折に対しては，Kocher-Langenbeckアプローチやtrochanteric flip osteotomyアプローチなどの後方系のアプローチを用いる。また，前柱骨折，両柱骨折など骨折が広範囲に及ぶ場合，ilioinguinalアプローチなどの前方系のアプローチを用いる。さらに両者の合併損傷では，前方・後方アプローチの合併手術が必要になることが少なくない。インプラントは骨盤骨折用の金属プレートがあり，専用の整復器具を用いて特に関節面の整復を慎重に行う。

骨盤輪骨折，脆弱性骨盤輪骨折
pelvic ring fracture, fragility fracture of pelvis

Profile 高エネルギー外傷に伴う骨盤輪骨折は救命のための初期治療が重要であり，出血に十分留意する必要がある。手術適応の骨折型は，部分不安定型（AO/ASIF分類B type），または完全不安定型骨盤輪骨折（同分類C type）となるが，全身状態によっては内固定ができず，創外固定のみの治療となることがある。脆弱性骨盤輪骨折は，恥骨・坐骨骨折を認めたときに後方の仙骨骨折を疑うことが重要であり，偽関節による腰痛を残存させない加療が必要となる（図3a）。

診断

身体所見

他の部位の外傷診察と同様に，視診（打撲痕，変形，下肢脚長差），触診（圧痛）が基本となる。

徒手検査

骨盤輪骨折の場合，前後方向の不安定性を徒手的にチェックするが，出血や疼痛を伴うので安易に何度も施行すべきではない。

画像所見

高エネルギー外傷に伴う骨盤輪骨折は，単純X線像でほぼ骨折を診断できる（図2a）。さらに，CT検査，特に3D-CT検査で骨折部の転位が把握可能である（図2b）。しかし，脆弱性骨盤輪骨折ではMRI検査が必要となることも多い。

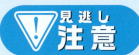 3D-CTが診断には有用である。仙骨骨折，恥骨・坐骨骨折などの脆弱性骨盤輪骨折の場合，CT検査でも骨折線が判断しにくく診断が難しいため，MRI検査が必要になることがある。MRIでは脂肪抑制像で骨髄浮腫を表す高信号領域，T1強調像で骨折線を表す低信号領域として描出される（図3b，c）。

高エネルギー外傷の場合JATEC™に沿った治療により，全身精査のなかで骨盤単純X線撮影を行う。ほぼ診断可能であるが，転位が少ない場合や仙骨骨折などは診断しにくいため，出血源の精査も含めて，造影CT検査を施行すべきである（図4）。
また，脆弱性骨盤輪骨折では軽微な外傷でも疑うことが大事であり，殿部・股関節痛があるにもかかわらず，大腿骨頚部骨折を認めない場合などは要チェックであり，CT・MRI検査を追加して隠れている脆弱性骨盤輪骨折を見逃さないようにする（図3b，c）。

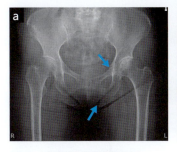
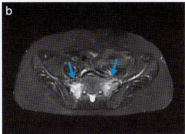
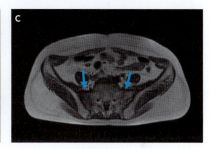

図3 脆弱性骨盤輪骨折
X線像では恥骨・坐骨のみに骨折線を認めたが（a矢印），MRIでは両側仙骨骨折（b，c矢印）が明瞭に描出されている。
a：X線像
b：MRI STIR像
c：MRI T1強調像

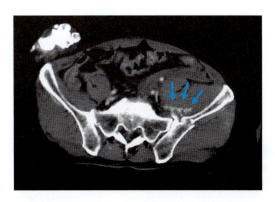

図4 骨盤造影CT検査画像
骨折部付近で造影剤の漏出を認める（矢印）。

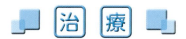

治療

STEP 1 治療戦略

　高エネルギー外傷患者で骨盤輪骨折を疑った場合，全身状態の安定化を優先しながら，X線・CT検査を施行する。高エネルギーによる骨盤輪骨折で，垂直・回旋不安定性を認める場合には，初期治療として直達牽引，創外固定術を施行する（図5）。転位が残存する場合や早期離床を目的とする場合は観血的骨接合術を行う。

　脆弱性骨盤輪骨折も高エネルギー外傷に伴う骨盤輪骨折と同様の治療方針となるが，比較的高齢者が受傷するため，全身状態，術前ADLなどを考慮して手術適応を判断する必要がある。

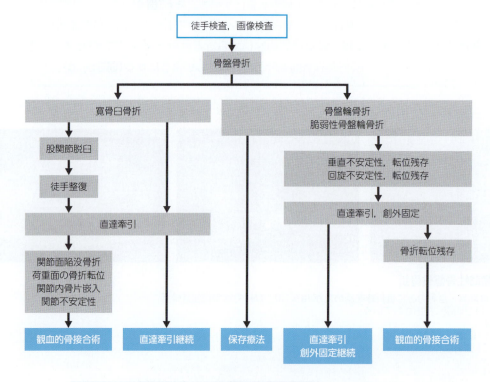

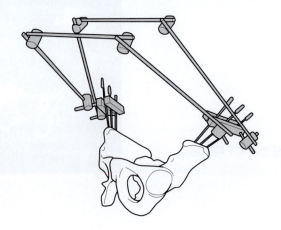

図5　骨盤創外固定（high root法）
高エネルギーによる骨盤輪骨折で，垂直・回旋不安定性を認める場合，初期治療として行う。腸骨稜を用いたhigh root法のほかに，下前腸骨棘付近に刺入するlow root法，前方より腸骨稜下に刺入するsubcristal法などがあり，骨折型，手術法に応じて使い分ける。

STEP 2 保存療法

　高エネルギー外傷に伴う骨盤輪骨折では，AO/ASIF分類A typeなどの安定型骨折では保存療法となる．また，AO/ASIF分類B typeまたはC typeでは基本的には手術療法の適応だが，多発外傷や出血性ショックなど全身状態不良の場合は骨折転位を認めても，保存療法または創外固定術のみとなってしまうこともある．

　脆弱性骨盤輪骨折では不安定性を認めることは少なく，安静による保存療法が主となる．しかし，高齢による骨粗鬆症のため骨癒合を得られない場合，仙骨骨折が偽関節状態になり，重篤な腰痛が残存してしまうため，慎重な経過観察が必要となる．

保存療法 → 手術療法 のターニングポイント

　全身状態不良のために手術を回避している場合は，全身状態の回復を待って手術療法に切り替える．高エネルギー外傷の骨盤輪骨折で，受傷時に転位を認めなくても，徐々に転位した場合は手術療法に切り替えるべきである．
　また，脆弱性骨盤輪骨折では転位を認めなくても仙骨部偽関節になることも多く，腰痛が残存してしまい，偽関節手術が必要となることがある．

STEP 3 手術療法

　高エネルギー外傷による骨盤輪骨折は，腸骨，仙骨，恥骨など骨折部に応じたスクリュー固定や後方要素の破綻が強いときは，仙腸関節前方プレート固定法や後方プレート固定法，脊椎インストゥルメントを用いた後方固定術などが行われる．

股関節脱臼・脱臼骨折
dislocation/fracture dislocation of the hip

　股関節は寛骨臼と大腿骨頭からなる球関節であり，靱帯成分も強固であり，高エネルギー外傷に伴い受傷することが多い．脱臼は約90％が後方脱臼であり，他は前方脱臼となる．前方脱臼はさらに閉鎖孔脱臼，恥骨脱臼，腸骨脱臼に分類される．また，脱臼に伴い前述した寛骨臼骨折，大腿骨頭骨折を合併することも多く治療に難渋する．さらに，受傷後，中・長期の合併症として，外傷性大腿骨頭壊死症，外傷性股関節症を認めることがある．大腿骨頭壊死症は受傷後6時間以内で整復されたものの発生率が4％であったが，6時間以降の場合52％を要した報告[1]もあり，脱臼の整復が遅れると二次性の大腿骨頭壊死症の発生に影響するため，可及的早期の整復が重要である．また，外傷性股関節症は関節面の骨折がなくても，受傷時の軟骨損傷のために発症することがあるので，大腿骨頭壊死症，外傷性股関節症ともに受傷後も長期に慎重な経過観察が必要となる．

身体所見

股関節部の強い疼痛を認め，自動運動が困難である。前方脱臼の場合は軽度屈曲，外転，外旋位となり，後方脱臼では軽度屈曲，内転，内旋位となるが，骨折を伴っているときは伸展位のままのときもあるので注意が必要である。また，後方脱臼では約10〜15%に坐骨神経麻痺が合併[2]するといわれ，特に腓骨神経領域の麻痺を認めるので，足関節背屈，固有領域の知覚などの所見を調べる必要がある。

徒手検査

脱臼，脱臼骨折のため，むやみに下肢を動かすのは患者に苦痛を与えるために禁忌である。徒手検査の必要はない。

画像所見

第一選択は股関節単純X線正面像である（**図6a**）。手術の治療戦略のために，整復後の関節適合性や骨片の関節内嵌入を詳細に精査する必要があり，整復後に3Dまで含めたCT検査は必須である（**図6b, c**）。また，大腿骨頭骨折を合併している場合は，治療方針に有用なPipkin分類（**図7**）を用いる。

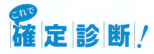
股関節単純X線正面像でほぼ診断がつくが，脱臼方向，骨折の評価は整復前にも3D-CTが必要となることもある。

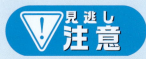
疼痛や自動運動不可のため，正確な股関節単純X線正面像が撮影できない場合があり，後方脱臼では寛骨臼と大腿骨頭が重なり，一見脱臼していないようにみえることもある。このような場合でもCTは容易に診断可能であり有用である。

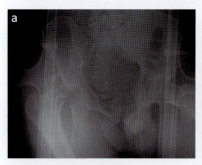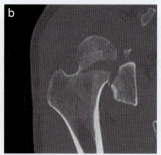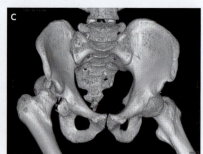

図6 股関節脱臼骨折
a：単純X線像。後壁骨折を伴う後方脱臼を認める。
b：CT MPR像。単純X線像では不明瞭であったが，大腿骨頚部骨折の合併を認めた。
c：3D-CT。脱臼の方向が一目瞭然である。

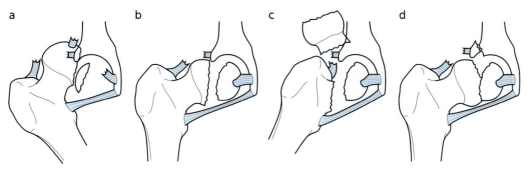

図7 Pipkin分類
a：TypeⅠ。骨頭窩よりも尾側に骨頭骨折を合併して脱臼。
b：TypeⅡ。骨頭窩よりも頭側に骨頭骨折を合併して脱臼。
c：TypeⅢ。TypeⅠまたはtypeⅡに大腿骨頚部骨折を合併する。
d：TypeⅣ。TypeⅠまたはtypeⅡに寛骨臼縁骨折を合併する。

治療

STEP 1 治療戦略

　受傷機転，搬送時の下肢の肢位，患側の短縮より，股関節脱臼・脱臼骨折を疑う．股関節単純X線像で脱臼が確認されたら十分な鎮静の下，Allis法などの徒手整復を行う．関節包靱帯，短回旋筋群などにはさまり，徒手整復不可能な場合もあるので，決して無理な徒手整復をむやみに続けてはならない．その場合，手術室での観血的脱臼整復術を行う必要がある．早期の整復を行うことにより，二次性の大腿骨

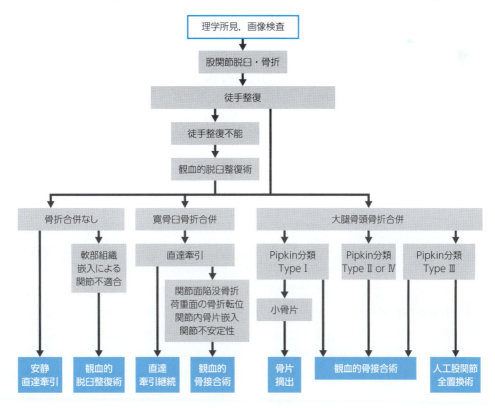

頭壊死症の発生を減少させることができる。
　整復後は3D-CT検査を施行して，寛骨臼骨折，大腿骨頭骨折，軟部組織嵌入による関節面不適合，骨片の関節内嵌入などの評価が必要である。以上の所見を認める場合は観血的手術を考慮する。骨折を認めず，関節適合性の問題がない場合は疼痛が落ち着くまで，安静，直達牽引などの保存療法となる。

 ## STEP 2　保存療法

　骨折合併症例に保存療法の適応はほぼなく，軟部組織嵌入による関節不適合を認めない場合や，寛骨臼骨折で関節面陥没，荷重面の骨折転位，関節内骨片嵌入関節不安定性を認めない場合に限られる。これらの場合も，局所安定のために直達牽引を4週間程度施行する必要がある。

保存療法 → 手術療法 のターニングポイント

　受傷早期では保存療法から手術療法への変更は少ないが，受傷後，中・長期的に外傷性大腿骨頭壊死症や外傷性股関節症を認める場合は，疼痛，可動域制限などを考慮してTHAなどへ変更が必要となる。

 ## STEP 3　手術療法

　股関節脱臼骨折で寛骨臼後壁骨折を合併する症例では，Kocher-Langenbeckアプローチで手術進入する必要がある。骨頭壊死の予防のためには，内側大腿回旋動脈の保護が重要になる。また，後壁骨片は薄く，確実な整復固定が難しく，さらに受傷時の軟骨損傷のために，受傷後早期に外傷性股関節症に進行することもあり，慎重な経過観察が必要である。大腿骨頭骨折や，非観血的脱臼整復が困難な場合は，内側大腿回旋動脈の保護の観点からGanzら[3]の報告にあるsurgical dislocation of the hipや，Smith-Petersenアプローチなどの股関節前方系アプローチを用いる。ただし，Pipkin分類TypeⅣでは寛骨臼後壁骨折も認めるため，Kocher-Langenbeckアプローチで手術進入となる。また，Pipkin分類TypeⅢでは大腿骨頚部骨折の合併により，高率に大腿骨頭壊死症を認めるため，初期からTHAが選択される場合がある。

大腿骨近位部骨折
hip fracture

　大腿骨近位部骨折は，関節包靱帯内の大腿骨頚部骨折と関節包靱帯外の大腿骨転子部骨折，大腿骨転子下骨折に分類される。これは，骨癒合率，大腿骨頭壊死症の発症率などが異なり，治療方針が変わるためである。骨脆弱性が原因によることが多く，高齢者が受傷して要介護者，寝たきり状態となってしまうことも多く，早期離床を目指した治療が必要となる。若年者の高エネルギー外傷に伴う場合は骨頭壊死の発生を予防するために，受傷後可及的速やかな早期手術が必須である。

診断

身体所見

　大腿骨頸部骨折では股関節痛があり，歩行はほとんどの場合不能である。大腿骨転子部骨折も股関節痛があり同じく歩行不能であるが，加えて下肢短縮，大腿部腫脹を認めることも多い。

徒手検査

　Scarpa三角の圧痛を認め，股関節を動かすことで疼痛を誘発できるが，骨折の場合患者に苦痛を強いることになるので必要最小限とする。

画像所見

・X線，CT

　股関節単純X線正面像やCT検査での診断となる（図8〜10）。大腿骨頸部骨折はGarden分類，大腿骨転子部骨折はEvans分類やAO分類などを用いる。最近は3D-CTによる骨折型分類も利用され，大腿骨転子部骨折に対しては中野らの提唱した分類が治療方針の参考となり，有用である。

・MRI

　強い股関節痛を認めるが，X線像，CTで骨折が明らかでない場合は，不全骨折を疑いMRI検査を施行する。脂肪抑制像で骨髄浮腫を表す高信号領域，T1強調像で骨折線を表す低信号領域を認め，不全骨折が診断可能となる。

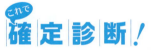
　一般的に確定診断は股関節単純X線正面像で十分であるが，大腿骨頸部骨折・転子部骨折の境界的な骨折の場合や，粉砕している骨折の場合は，手術での治療戦略のために3D-CT検査は必須である。

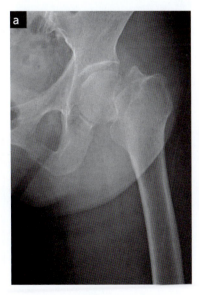
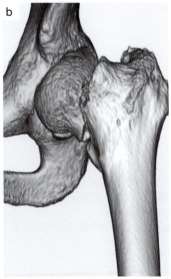

図8　大腿骨頸部骨折
a：単純X線像。大腿骨頸部骨折Garden分類StageⅢ。
b：3D-CT。骨頭の後方への回旋，転位など詳細な情報が得られる。

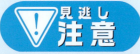
股関節痛が強いがX線像，CTで骨折を認めないときは，MRI検査を施行する。脂肪抑制像で骨髄浮腫を表す高信号領域，T1強調像で骨折線を表す低信号領域として描出される（**図11**）。MRI検査を施行できない施設では，時間を置いてからX線検査などを再施行する必要があり，疼痛が継続しているが，診断できない間に荷重歩行をさせるべきではない。大腿骨頸部骨折・転子部骨折のみを疑っていると，恥骨骨折，坐骨骨折，仙骨骨折などの脆弱性骨盤輪骨折を見逃すこともあるので注意を要する。

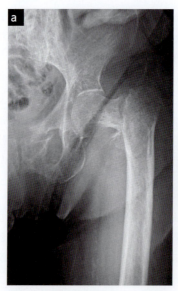
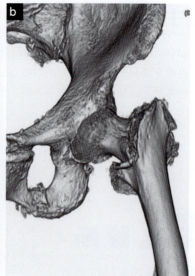

図9　大腿骨転子部骨折
a：単純X線像
b：3D-CT。中野の3D-CT分類が可能になり，治療方針の参考になる。

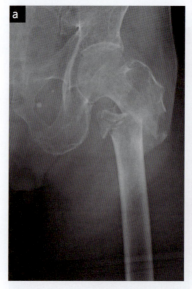
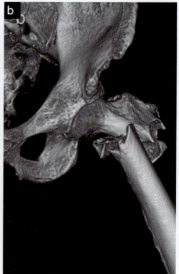

図10　大腿骨転子下骨折
a：単純X線像
b：3D-CT。骨折部の粉砕など詳細な情報が得られ，インプラント選択の参考になる。

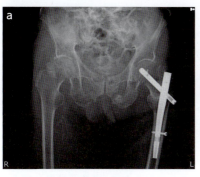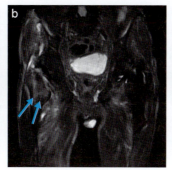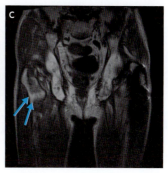

図11　大腿骨転子部骨折
a：大腿骨転子部不全骨折単純X線像。大腿骨大転子骨折と診断された。
b，c：しかし，MRIでは小転子まで骨折線を明瞭に認め（矢印），大腿骨転子部骨折の診断となった。
b：大腿骨転子部不全骨折MRI STIR像。
c：大腿骨転子部骨折MRI T1強調像。

  治 療

STEP 1　治療戦略

　大腿骨近位部骨折を疑う場合まず股関節単純X線検査，3D-CT検査を施行する。大腿骨頚部骨折，大腿骨転子部・転子下骨折の診断をして，それぞれの分類まで行う。全身状態に問題なければ基本的には手術療法が選択される。歩行能の再獲得の ためには，早期手術・早期歩行訓練が必須である。施設により制約があるが，受傷後48時間以内の手術が推奨される。
　大腿骨頚部骨折の場合，Garden分類Stage 1，2の場合は安定型として骨接合術が選択され，

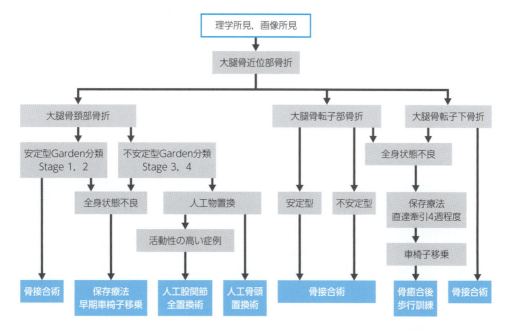

Garden分類Stage 3, 4では人工物置換が行われ，人工骨頭置換術（bipolar hip arthroplasty；BHA）または活動性が高い場合はTHAとなる。

大腿骨転子部骨折はshort femoral nailかsliding hip screwでの骨接合術が一般的である。過度なテレスコープを防ぐために，髄外型整復やフックピンタイプなどで回旋転位予防をすることが重要である。

 STEP 2 保存療法

全身状態の許す限り保存療法はなく，早期手術，早期離床を目指す。やむなく保存療法となる場合，大腿骨頚部骨折では骨癒合はほぼ不可能なため，疼痛に応じて車椅子移乗を目指す。疼痛は徐々に治まるが，多くの場合，歩行不能となる。

大腿骨転子部・転子下骨折は直達牽引で骨癒合を目指す。4週程度牽引した後，車椅子移動とする。骨癒合を確認した後に歩行訓練を行うが，歩行能を再獲得する可能性は低い。

> **保存療法 → 手術療法 のターニングポイント**
>
> 基本的には保存療法から手術療法に変わることはあまりないが，大腿骨頚部骨折の保存療法中に全身状態の改善を認めたときには，歩行能再獲得のためにBHAまたはTHAを行うことがある。

 STEP 3 手術療法

大腿骨頚部骨折のGarden分類Stage 1, 2は骨接合術となる。大腿骨頭壊死を発症させないためには，できるだけ早期手術が望ましい。インプラントはフックピンタイプや螺子タイプなどがあるが，回旋予防と良好な整復が重要である。

Garden分類Stage 3, 4の骨接合術では高率に骨頭壊死を認めるため，60歳以下の若年者を除き人工物置換術となる。一般的にはBHAでよいが，臼蓋（寛骨臼）形成不全症例や高齢者でも活動性の高い症例ではTHAが必要となる。人工物置換術では通常の変形性股関節症患者と違い，関節可動域の広い症例が多いために，脱臼率の低い前方・側方系のアプローチを用いるか，後方アプローチでは後方軟部組織の修復を行い，dual mobility cupなどを使用して脱臼予防に努める。

大腿骨インプラント周囲骨折
periprosthetic femoral fracture

 人工物置換術後の転倒などで発症する。BHA, THAの施行症例の増加と超高齢社会により，今後大腿骨インプラント周囲骨折症例数の増加が予想される。骨折部位とインプラントの弛みなどで治療方針が変わり，骨欠損がある場合などは治療に難渋する。基本的にインプラントに弛みがない場合は骨接合術で対応して，弛みがある場合はステムの入れ替えに骨接合術を組み合わせて対応する。早期に歩行再開できる手術が必要になる。

診断

身体所見

歩行不能であり，股関節痛，大腿部痛，大腿部変形を認める．人工物置換術後の場合は股関節脱臼との鑑別が重要となる．

徒手検査

骨折のため，骨折部の圧痛と大腿部異常可動性以外はほぼ徒手検査はなく，患者に疼痛，苦痛を与えるため最小限とする．

画像所見

X線・CT検査で診断可能である（**図12**）．骨折線とインプラントの位置関係でBaba分類（**図13**），Vancouver分類を用いて治療方針を決定する．

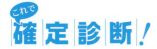
股関節単純X線・CT検査で十分診断可能である．

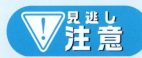
前述のようにX線・CT検査でほぼ診断が可能だが，大腿骨ステム周囲骨折に注意がいくあまり，寛骨臼インプラント周囲の骨折や，脆弱性骨盤輪骨折の恥骨骨折，坐骨骨折，仙骨骨折を見逃さないように注意を要する．

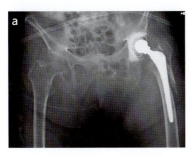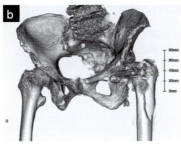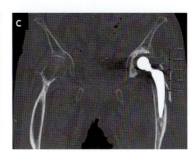

図12 大腿骨ステム周囲骨折
a：単純X線像
b：3D-CT
c：CT MPR像

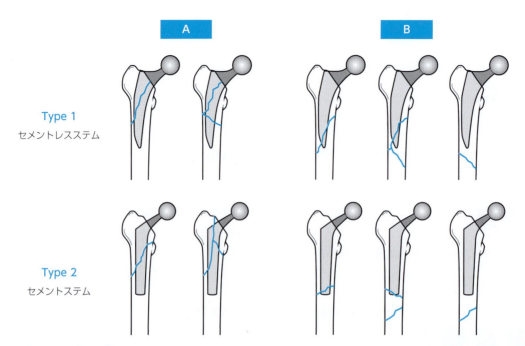

図13 Baba分類
Type 1：セメントレスステム
A. 主骨折部が，ポーラスコーティング部分にかかる骨折。ポーラスコーティング部分はステムの安定化に必要なステムと骨の固着部分であるので，同部位の骨折はステムが不安定な可能性が高い。
B. 主骨折部が，ポーラスコーティング部分にかからない骨折。ステムがポーラスコーティング部分で骨と固着しているので，それより遠位で骨折している場合，ステムは安定している。
Type 2：セメントステム（直接骨と接触しているセメントとステムを含めて「インプラント」と考える）
A. 主骨折がインプラントにかかる骨折。セメントと骨の固定が破綻していると考え，インプラントは不安定な可能性が高い。
B. インプラントより遠位の骨折（先端の骨折も含む）。このtypeはセメントと骨が固定されているので，その遠位で骨折している。よってインプラントは安定している。

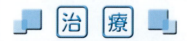

STEP 1 治療戦略

　理学所見などで大腿骨インプラント骨折が疑われる場合，X線・CT検査を行う。Baba分類では，セメントステム，セメントレスステムで分類，インプラントと骨との固着部と骨折部の位置関係を精査してインプラントの弛みを推測し，治療方針とする[4]。Baba分類が臨床に即していると考える[4]。

　Type 1，2Aでは術中stability testを行い，弛みがあればステム再置換術に骨接合術を追加する。弛みがなければ骨接合術単独で加療する。

　Type 1，2Bでは，先端部での主骨折線以外の症例では骨接合術単独，先端部での骨折ではロングステムでの再置換術か骨接合術を行う。

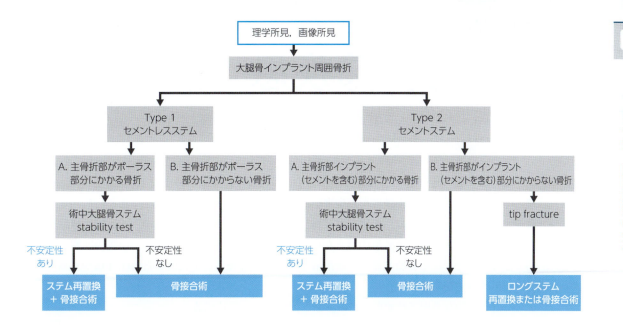

STEP 2 保存療法

　大転子骨折のみの場合や全身状態不良なとき，または転位が軽度でステムに弛みを認めないときなどは保存療法となる．床上安静後，車椅子などでADLを上げていく．保存療法中はX線撮影を行い，転位やステムの弛みを詳細に評価する必要がある．

保存療法 → 手術療法 のターニングポイント

保存療法中にステムの沈み込み，骨折の転位を認めた場合は，Baba分類の治療アルゴリズムに沿って手術療法とする．

STEP 3 手術療法

　ステムの入れ替えや術中stability testのため，骨接合術でもアプローチは股関節から大腿遠位まで広く展開できる後方アプローチやdirect lateralアプローチが有用である．インプラントはステム周囲骨折用の金属プレートを用いて，ワイヤリングを追加して強固に固定が可能である．

（神田章男）

文献

1) Hougaard K, Thomsen PB. Coxarthrosis following traumatic posterior dislocation of the hip. J Bone Joint Surg Am 1987；69：679-83.
2) Stewart MJ, Milford LW. Fracture-dislocation of the hip；an end-result study. J Bone Joint Surg Am 1954；36（A：2）：315-42.
3) Ganz R, Gill TJ, Gautier E, et al. Surgical dislocation of the adult hip a technique with full access to the femoral head and acetabulum without the risk of avascular necrosis. J Bone Joint Surg Br 2001；83：1119-24.
4) Baba T, Homma Y, Momomura R, et al. New classification focusing on implant designs useful for setting therapeutic strategy for periprosthetic femoral fractures. Int Orthop 2015；39：1-5.

II 疾患別治療法

膝関節
小児膝関節疾患

小児期の膝関節疾患としてよく遭遇するものに，O脚・X脚などの小児下肢変形がある。診察の際は，まずその小児下肢変形が生理的か病的かを判別することが必要である。診断には単純X線検査が有用であり，疾患により特徴的なX線像を示すことが多い。くる病は早期に内科的治療を行えば，下肢変形の矯正が期待できる症例が少なくないため，O脚の診察においてはくる病を早期に診断することが重要である。保存療法に抵抗性のBlount病やくる病では，手術療法を考慮する。

ここでは代表的な小児下肢変形疾患の診断と治療について述べる。

くる病 rickets

Profile くる病は，骨石灰化障害を生じる代謝性疾患である。ビタミンD欠乏性くる病のほか，ビタミンD依存性やビタミンD抵抗性，腫瘍性，薬剤性などがある。通常1歳を過ぎたころから下肢変形（O脚やX脚）のほか，脊柱の弯曲や動揺歩行，歯牙の異常などを認めることがある。近年は食生活が豊かになっているため，古典的なビタミンD欠乏性くる病は過去のものと考えられていた。しかし最近では産後ダイエットなどによる母親のビタミンD欠乏や日光曝露不足，完全母乳栄養，食事制限（アレルギーや偏食）などにより，ビタミンD欠乏性くる病は増加傾向にあるとされている。

診断

身体所見

幼少期のくる病の訴えは，ほとんどが下肢変形である。くる病に伴う下肢変形はO脚が多いが，X脚を呈する例もある。骨や筋肉の痛みを生じることもある。乳児期のビタミンD欠乏性くる病では，不機嫌だったり痙攣を生じたり，また頭蓋癆が認められたりする。

画像所見

単純X線像における骨幹端のくる病様変化としては，盃状陥凹（cupping），骨端線の拡大（splaying），横径拡大あるいは毛羽立ち（fraying）などがある（**図1**）。

血液・尿検査

血清アルカリフォスファターゼは上昇する。血清カルシウムは必ずしも低下するわけではなく、正常であることもある。血清リンや尿中カルシウムは低下、血中副甲状腺ホルモン (parathyroid hormone；PTH) は上昇することが多い。体内のビタミンDの蓄積状態の指標である血清25水酸化ビタミンD (25OHD) が低値の場合をビタミンD欠乏状態とよぶが、血清25水酸化ビタミンDはビタミンD欠乏性くる病では低値、ビタミンD依存性や抵抗性くる病では正常である。

> **POINT　生理的O脚と病的O脚に注意！**
>
> 小児では下肢の内・外反のアライメントは成長とともに変化し、一般的に生後12カ月までに内反が最大となり、生後24カ月ごろに中間位へと変化し、2～4歳をピークに7歳ごろまでは外反位となり、その後成人と同様のアライメントとなる（図2）。単純X線上大腿骨脛骨角 (femorotibial angle；FTA) が190°以上で、骨端部から骨幹端部にかけての異常を認めないO脚が生理的O脚とされ、多くは自然矯正される。外来でのO脚の多くはこの生理的O脚であるが、特にくる病などの病的O脚を初診時に鑑別することが重要である。

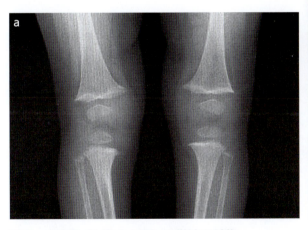
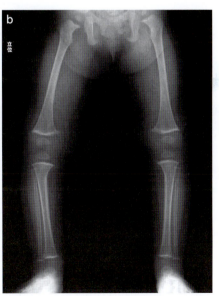

図1　くる病（1歳6カ月）の単純X線像
a：臥位正面像。不規則な骨透亮像で盃状陥凹 (cupping) を認め、横径は拡大している。
b：両下肢立位正面像。両下肢のO脚変形を認める。

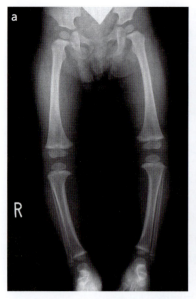
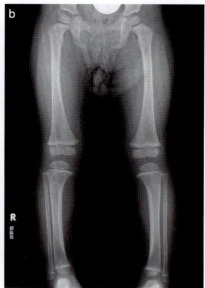
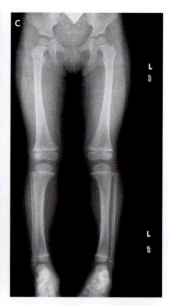

図2 生理的O脚の両下肢臥位X線正面像
a：1歳
b：1歳半
c：2歳

 治療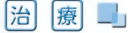

STEP 1 治療戦略

くる病は早期に活性型ビタミンD製剤投与などの内科的治療を行えば，下肢変形の矯正が期待できる症例が少なくないため，O脚の診察においては，くる病を早期に診断することが重要である。

STEP 2 保存療法

ビタミンD欠乏性くる病では天然型ビタミンDの投与が理にかなっているが，日本では天然型ビタミンDの薬価収載がされていないため，活性型ビタミンDを使用している。

ビタミンD依存性くる病はビタミンD依存症ともいい，生理量のビタミンD投与に抵抗性を示すくる病である。ビタミンD依存症1型に対しては通常量の活性型ビタミンDを投与する。ビタミンD依存症2型に対する治療の基本は活性型ビタミンDの大量投与である。

ビタミンD抵抗性くる病は低リン血症性くる病ともよばれ，こちらも天然型ビタミンDでは完治しない。リン製剤と活性型ビタミンD製剤を投与する。

また，低カルシウム血症が持続する場合や，カルシウム摂取が不十分と判断される場合，ビタミンD投与以外に食事改善やカルシウム製剤の併用投与も行う。

STEP 3　手術療法

　内科的治療による下肢変形の矯正・予防が不十分である場合には，手術療法が必要となることもある。くる病における下肢変形は主に大腿骨，下腿骨の内反に下腿内捻も合併した三次元的な変形であることが多いため，下肢全体のアライメントを考慮した術前プランが必要である。くる病では原疾患のコントロールが不良であると再発が生じる可能性があるため，できるだけ成長を待ってから手術を行ったほうがよい。成長終了後は下肢変形の自然矯正は期待できないため手術療法を考慮する必要があり，近年では創外固定器を用いた変形矯正が行われるようになっている。さまざまな方法が示されているが，最近では大腿骨には単支柱式創外固定器による一期的矯正，下腿骨には回旋変形にも対応でき，追加矯正も可能なリング式創外固定器による緩徐矯正を勧める報告もある。

　また強い小児下肢変形で，骨端線が開存しており半年以上成長が見込まれる例では，プレートやステープルなどを用いた骨端線抑制術による変形矯正も治療法の1つとなる。

Blount病
Blount disease

Blount病は，幼少期にO脚変形を生じる代表的な疾患の1つであり，脛骨近位内側における骨端部～骨幹端部の内反や骨幹端部の嘴状変形などのX線所見が特徴的である。発症時期が4歳以前かそれ以降かによって，early-onset（またはinfantile type）とlate-onsetに分類される。さらにlate-onsetは10歳前後でjuvenile typeとadolescent typeに分類される[1]。本症では肥満で低身長であることが多いとされている。Blount病の病因はいまだ不明であるが多因子である可能性が高く，脛骨近位端内側の成長軟骨に対するさまざまなストレスにより本症が発症すると考えられている。

診断

身体所見

　Blount病では処女歩行開始時期が一般よりも早いことが多いほか，肥満で低身長であることが多いとされている。家族内発生があることもある。

画像所見

　脛骨近位内側における骨端部～骨幹端部の内反や骨幹端部の嘴状変形（beak）とその段差（step）などのX線所見が特徴的である（図3）。

　Langenskiöldらは本症を病態の進行とともにX線像で6段階に分類している（図4）[2]。Stage V以降は不可逆的に進行するとされている。

　Metaphyseal-diaphyseal-angle（MDA）は脛骨近位骨幹端部の内外側を結んだ線と，脛骨骨軸に垂直な線とのなす角であり，脛骨近位内側の変形の程度を表す指標として用いられる（図5）。単純X線上，このMDAが10°未満であれば十分な自家矯正が期待できる生理的O脚の可能性が高いとされている[3]。

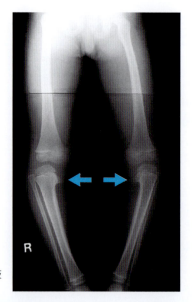

図3 Blount 病の両下肢臥位 X 線正面像
両脛骨近位内側における骨端部～骨幹端部の内反に伴う両下肢O脚変形と，骨幹端部の嘴状変形(矢印)がみられる。

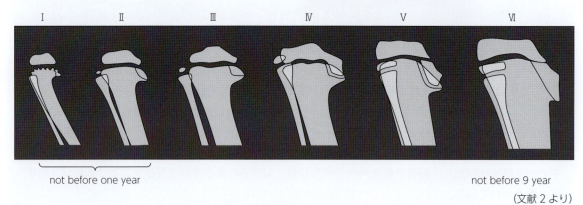

図4 Langenskiöld らによる Blount 病のX線分類

（文献2より）

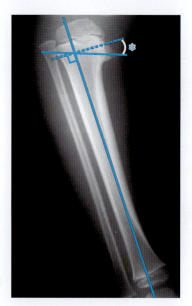

図5 Metaphyseal-diaphyseal-angle（MDA）
脛骨近位骨幹端部の内外側を結んだ線と，脛骨骨軸に垂直な線とのなす角(＊)。

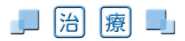

STEP 1 治療戦略

　幼少期のO脚変形については，まずはくる病の有無を診断する．くる病は早期に内科的治療を行わないと，下肢変形の矯正を得られない例が少なくないためである．さらに現病歴や身体所見，単純X線像などから骨系統疾患や骨端線損傷の可能性も低いと判断された場合，基本的には4歳までは保存療法あるいは定期的な経過観察を行う．4歳ごろまでにアライメントの十分な改善が得られない症例は，Blount病の可能性が高くなる．4歳以降でLangenskiöld分類のStage Ⅲ～Ⅵの症例では骨切り術などの手術を考慮する[1]．

STEP 2 保存療法

　幼少期のO脚変形に対する保存療法としては装具療法が代表的である．装具の種類には脛骨の内反を直接矯正することを目的とする短下肢装具や，荷重軸を外側にシフトさせることで脛骨近位端内側への負荷を軽減させることにより，脛骨の内反を矯正することを目的とする長下肢装具，また装着が簡便な靴型装具などがある．しかし長下肢装具や短下肢装具は日常的に装着しにくく，靴型装具は矯正力が弱い点が問題である．また，自然経過例でも半数以上でアライメントは良好に回復するとの報告もあり，装具療法の有効性は現在のところ不明である．

保存療法→手術療法 のターニングポイント
4歳以降でLangenskiöld分類のStage Ⅲ～Ⅵの症例では手術を考慮する．

STEP 3 手術療法

　4歳以降でStage Ⅲ，Ⅳの症例では，骨切り術などによって下肢アライメントを矯正することで，近位骨端成長軟骨障害を改善させることができるが，Stage Ⅴ以降は不可逆的に進行する．手術法は矯正骨切り術が一般的である．特に創外固定器を用いた矯正骨切り術は，下腿の内反だけでなく屈曲・回旋も含めた三次元的な変形や短縮を矯正できる点で優れている．また，一時的な骨端線閉鎖を目的としてプレートやステープルなどを用いた骨端線抑制術も行われることがある．

（中前敦雄，安達伸生）

文献

1) Sabharwal S. Blount disease. J Bone Joint Surg Am 2009；91：1758-76.
2) Langenskiöld A, Riska EB. Tibia vara (Osteochondrosis deformans tibiae)：A survey of seventy-one cases. J Bone Joint Surg Am 1964；46：1405-20.
3) 西須 孝，亀ヶ谷真琴，高澤 誠，ほか．O脚における治療の必要性について．日小児整外会誌 2008；17：363-6.

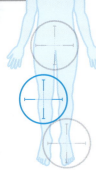

II 疾患別治療法

膝関節
発育期膝疾患，スポーツ障害

　主に発育期や若年のスポーツ選手に好発する膝周囲のスポーツ障害であるOsgood-Schlatter病，Sinding Larsen-Johansson病，有痛性分裂膝蓋骨，離断性骨軟骨炎，ジャンパー膝，腸脛靱帯炎，鵞足炎，滑膜ひだ障害の診断・治療について解説する。発育期には骨の成長に伴う筋の相対的なタイトネスや骨端部を中心として力学的に脆弱な部位が存在することを理解する必要がある。病巣部が不安定な離断性骨軟骨炎以外はまず保存療法を試みる。病態に応じた適切な治療を行う必要がある。

Osgood-Schlatter病
Osgood-Schlatter disease

Profile　Osgood-Schlatter病は，成長期に大腿四頭筋の牽引力が，力学的に脆弱な脛骨粗面の骨端部に繰り返し働くことで生じる骨端症である。10〜14歳の男子に好発する。発症早期に局所を安静にできれば，早期復帰，再発予防ができるが，痛みを我慢しながら運動を継続すると，脛骨粗面部にできる小骨片であるossicleを形成したり，膝蓋腱症を伴うと難治化する。大腿四頭筋のタイトネスの改善が重要である。

診断

身体所見

　脛骨粗面部の疼痛，腫脹，隆起がある。初期には脛骨粗面の圧痛のみであるが，病期が進むと大腿四頭筋の収縮動作により強い疼痛を生じ，運動時だけでなく，階段や椅子からの立ち上がり動作でも痛むようになる。大腿四頭筋の柔軟性が低下していることが多く，四頭筋のタイトネスは必ず確認する（**図1**）。キックの軸足やジャンプの際に軋音とともに強い疼痛が脛骨粗面部に起こった場合は，脛骨粗面裂離骨折の可能性を考慮する必要がある。

画像所見

　脛骨粗面の成長段階はcartilaginous stage, apophyseal stage, epiphyseal stage, bony stageに分けられる[1]。Osgood-Schlatter病はapophyseal stageおよびepiphyseal stageに発症しやすく，単純X線像で骨の成長段階を確認しておく（**図2**）。ossicleを形成していないかは必ず確認する（**図3**）。脛骨粗面の成長段階やossicle形成の経過を観察するのにエコー診断装置も非常に有用である。膝蓋腱実質部の変性の有無を確認するためにMRIを撮像することもある。

> **見逃し注意**
>
> 成長期に，ジャンプの着地の際やキックの軸足に，轢音とともに強い疼痛が脛骨粗面に起こった場合は脛骨粗面裂離骨折の可能性を考慮する必要がある（図4）。受傷直後から脛骨粗面に腫脹，圧痛があり，膝の自動伸展は不可能である。転位があれば手術を要する。

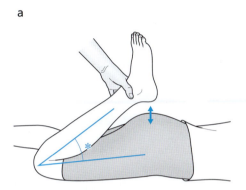
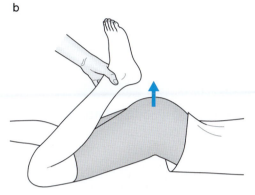

図1　大腿四頭筋タイトネスの確認
a：踵殿距離（両矢印）または膝関節の屈曲角度（＊）を測定する。
b：大腿四頭筋のタイトネスによる尻上がり現象（矢印）。

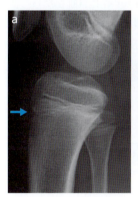
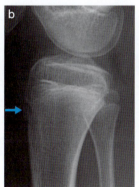
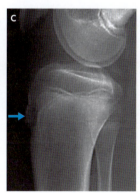
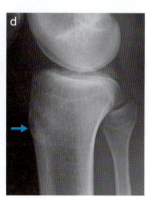

図2　単純X線側面像における脛骨粗面の成長段階
a：Cartilaginous stage
b：Apophyseal stage
c：Epiphyseal stage
d：Bony stage

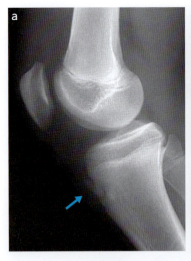 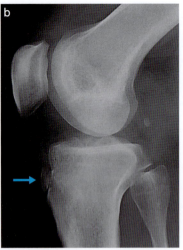 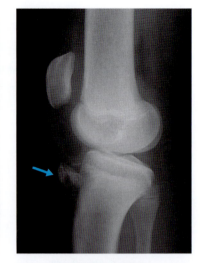

図3 Ossicle を形成した Osgood-Schlatter 病
a：成長期にossicleが形成されている（矢印）。
b：成人例。Ossicleが遺残している（矢印）。

図4 脛骨粗面裂離骨折
単純X線側面像。脛骨粗面が裂離し（矢印），膝蓋骨は高位となっている。

治療

STEP 1 治療戦略

　Osgood-Schlatter病は原則保存療法の適応である。Ossicleを形成したり，膝蓋腱症を生じると難治化したり再発しやすくなるため，できるだけこれらを起こさないように治療する必要がある。骨端線閉鎖後の遺残したossicleで症状が強いものに対しては切除術を考慮する。

STEP 2 保存療法

　Osgood-Schlatter病は痛いながらもスポーツ活動を継続できることが多く，本人，指導者，保護者の理解が得られにくいが，初期に運動を休止することがossicle形成を予防するために重要である。初発のOsgood-Schlatter病と診断したら，少なくとも3〜4週間は下半身のトレーニングを休止する。大腿四頭筋の牽引力により生じているため大腿四頭筋のストレッチを行う。ストレッチ痛，抵抗時痛の消失が部分練習再開の，圧痛の消失が完全復帰の目安である。

STEP 3 手術療法

　骨端線閉鎖後の遺残したossicleによる疼痛があり，運動制限や日常生活に支障があれば手術により遺残した骨片を切除する。

Sinding Larsen-Johansson 病
Sinding Larsen-Johansson disease

Profile Osgood-Schlatter病より少し早く，10歳前後に好発し，膝蓋骨の下極の痛みを生じる。伸展機構の牽引力が一因であるため，大腿四頭筋のタイトネスを改善させる。Osgood-Schlatter病と比べ，スポーツを中止させることで早く（3〜4週で）治癒する。圧痛が消失したらスポーツ再開可能である。

診断

身体所見

　スポーツによる膝蓋骨下極の痛みで，同部位に圧痛がある。大腿四頭筋の収縮動作により疼痛を生じる。大腿四頭筋の柔軟性が低下していることが多く，四頭筋のタイトネスは必ず確認する（図1）。キック動作の軸足で，またはジャンプの着地の際に軋音とともに強い疼痛が膝蓋骨下極に起こった場合はsleeve骨折の可能性を考慮する必要がある。

画像所見

　単純X線像で膝蓋骨下極の不整像または不規則な骨陰影が確認できる場合もある。外傷の受傷機転があればsleeve骨折を除外する。MRIは必須ではないが，単純X線像でみえにくい陰影を確認することができる。エコー診断装置も診断に有用である（図5）。

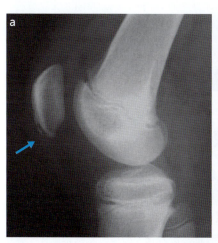 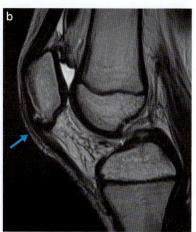

図5 Sinding Larsen-Johansson 病の画像所見
単純X線側面像（a），MRI矢状断像（b）で膝蓋骨下極の不整な骨陰影を確認できる（矢印）。

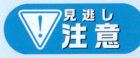

Sleeve骨折

キックの軸足やジャンプの際に軋音とともに強い疼痛が膝蓋骨下極に起こった場合は，sleeve骨折の可能性を考慮する必要がある．膝伸展機構への介達外力で成長軟骨が膝蓋骨から骨片を伴い剥離する骨折で，ほとんどが膝蓋骨下極に起こる．10～12歳ごろに多い．他の伸展機構損傷と同じくジャンプ動作や踏み込み動作で生じる．単純X線像で骨片がみえづらいこともあるが，下極側での損傷であれば膝蓋骨高位となる．

治療

保存療法として運動の制限・中止，局所のアイシング，大腿四頭筋のストレッチを行う．Osgood-Schlatter病より予後はよく，3～4週で治癒することが多い．圧痛が消失したらスポーツ再開可能である．

有痛性分裂膝蓋骨
patella partita

発育過程において外側支帯を介する外側広筋や腸脛靱帯の牽引力，膝蓋骨外側面にかかる曲げ応力により骨化核の癒合不全が起こり，分裂膝蓋骨を発症すると考えられている．無症候性の場合も多いが，有痛性分裂膝蓋骨では運動時の痛みがある．特に成長期に痛みを起こすことが多いが，成人後も膝関節痛を起こすことがある．Saupeは分裂膝蓋骨を3型に分類しており，Ⅲ型が最も多い（**図6**）．Ⅱ型とⅢ型の混合型などのタイプもある[2]．治療の原則は保存療法であるが，難治性の場合，手術療法を行う．

診断

身体所見

Ⅱ型，Ⅲ型では運動時の膝蓋骨外側の痛みを訴える．触診で膝蓋骨外側の骨性隆起や分裂部の陥凹を触れる．膝屈曲位荷重で大腿四頭筋にストレスをかけたり，大腿四頭筋のストレッチにより疼痛が誘発される．大腿四頭筋のタイトネス（**図1**）や筋萎縮を確認する．

画像所見

・**単純X線像**

単純X線像で分裂膝蓋骨を確認する．打撲後に症状が顕在化する場合もあり，裂離骨折と勘違いしないよう注意が必要である．分裂膝蓋骨では分離部周囲に硬化像や不整像がある（**図7**）．

・**CT**

分離部の詳細や手術適応を検討する際はCTが有用である（**図8**）．

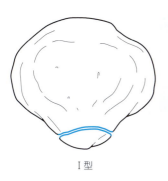 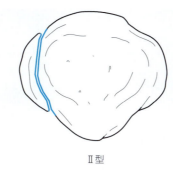 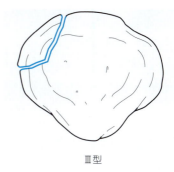

Ⅰ型　　　　　　　　　Ⅱ型　　　　　　　　　Ⅲ型

図6　Saupe 分類
Ⅰ型：膝蓋骨下極が分裂しているタイプ
Ⅱ型：膝蓋骨外側が分裂しているタイプ
Ⅲ型：膝蓋骨上外側が分裂しているタイプ

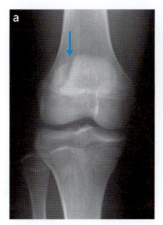 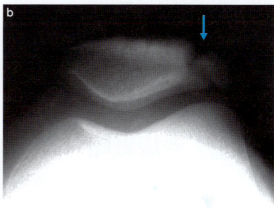

図7　分裂膝蓋骨の単純X線像
Saupe Ⅲ型の分裂膝蓋骨の単純X線正面像（a）と軸射像（b）。

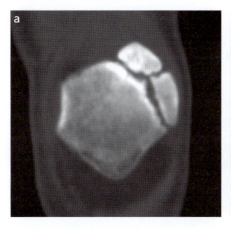 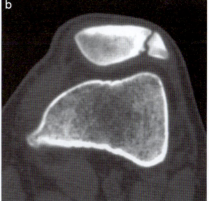

図8　分裂膝蓋骨のCT像
分裂部がさらに分離している（Saupe Ⅱ＋Ⅲ型）のがわかる。分裂部周囲の硬化と不整がよく観察できる。
a：冠状断像
b：軸位断像

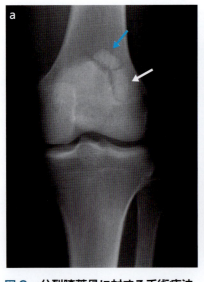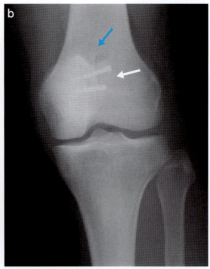

図9 分裂膝蓋骨に対する手術療法
a：左分裂膝蓋骨（Ⅱ＋Ⅲ型）の術前単純X線像。
b：術後単純X線像。比較的小さい近位骨片（青矢印）は切除し，大きい遠位骨片（白矢印）は新鮮化後スクリュー2本を用いて骨接合した。

治療

STEP 1 治療戦略

まずは原則，保存療法を行い，難治性の場合，手術を考慮する。

STEP 2 保存療法

運動制限または調整，局所のアイシング，大腿四頭筋のストレッチなどを行う。成人例ではステロイド薬の局所注射を行う場合もある。

STEP 3 手術療法

保存療法に抵抗するようであれば手術を行う。分離骨片が比較的小さい場合は分裂部の切除，骨片が大きい場合はドリリングやスクリュー固定などさまざまな手術療法が行われる（図9）。外側支帯の切離のみを行うという報告もある。

離断性骨軟骨炎
osteochondritis dissecans

Profile 男性に多く，スポーツ時の膝痛を訴える。発育期に多いが，成人例もある。頻度の高い大腿骨内側顆の病変は，単純X線正面像では診断しにくいことも多く，Rosenberg撮影が有用である。遊離期にはロッキングを主訴とすることもある。大腿骨外側顆の離断性骨軟骨炎は外側円板状半月板との関連が指摘されているうえ，外側円板状半月板の部分切除後に発症することもあり，注意を要する。

診断

身体所見

スポーツ歴を有することが多く，はっきりした受傷機転はないことが多い．運動時痛が主な症状であるが，病巣部の分離が進行すると運動時痛の悪化，引っかかり感，関節水症を生じる．骨軟骨片が完全に遊離するとロッキング症状や可動域制限を呈する．

画像所見

頻度の高い大腿骨内側顆の病変は単純 X 線正面像では診断しにくいことも多く，Rosenberg 撮影または顆間窩撮影を追加する．離断性骨軟骨炎を疑ったら，MRI 検査は必須である．大腿骨内側顆の病変の頻度が最も高いが，外側顆や膝蓋大腿関節に生じることもあり，注意深く観察する．外側顆の離断性骨軟骨炎の場合，外側円板状半月板（損傷）に合併していることも多く，半月板の読影もしっかり行う．MRI の T2 強調像や STIR 像で母床と病巣部との間に帯状または線状の高信号域がある場合は関節液の侵入があり，不安定性を示唆する所見である（図10）．

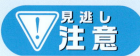

離断性骨軟骨炎と間違えやすい normal variant

離断性骨軟骨炎としばしば間違えられるものに femoral condyle irregularity がある．Femoral condyle irregularity は二次骨化中心の骨化の遅延により，大腿骨顆部の軟骨下骨の不整を呈するもので，内側にも外側にもみられる normal variant である[3]．7〜10歳ごろにみられ，しばしば離断性骨軟骨炎と診断されるため，注意が必要である．両側例が多いため，単純 X 線像は両側撮影する．MRI では離断性骨軟骨炎と異なり骨髄浮腫像や軟骨病変がない（図11）．

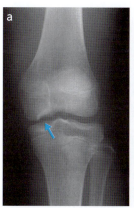 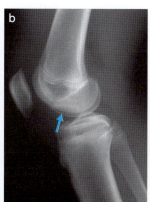 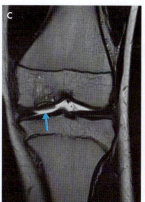 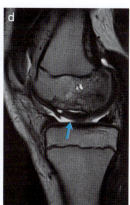

図10 離断性骨軟骨炎の画像所見
a, b：単純X線像（a：正面像，b：側面像）で，大腿骨内側顆の骨透亮像と周囲の骨硬化像があり（矢印），離断性骨軟骨炎を強く疑う．
c, d：MRI の T2 強調像（c：冠状断像，d：矢状断像）では病巣部が遊離しかけているのが観察できる（矢印）．病巣部と軟骨下骨の間には関節液が侵入しており，不安定性があると考えられる．

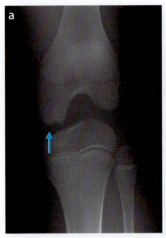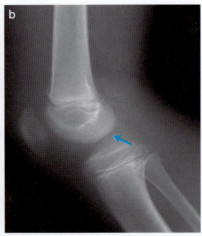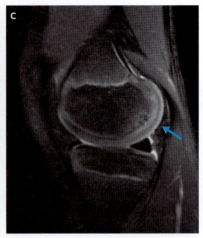

図11 Femoral condyle irregularity
a：右膝単純X線顆間窩撮影で，大腿骨内側顆の軟骨下骨に不整像（矢印）がある。
b：側面像では内顆後方の不整像（矢印）が確認できる。
c：MRI矢状断像で，骨髄浮腫や軟骨病変はなく（矢印），femoral condyle irregularityと判断できる。

治療

STEP 1 治療戦略

　初期や病巣部が安定している離断性骨軟骨炎に対しては保存療法を行う。保存療法を行っても症状の強いもの，病巣部が不安定であるもの，骨軟骨片が遊離してしまったものは手術適応となる。治療方針には病期だけでなく，年齢も考慮する。若年発症例では，できるだけ保存療法を行う。

STEP 2 保存療法

　保存療法は運動の中止が基本である。12歳以下の若年発症例では保存療法によく反応することも多いため，骨軟骨片の遊離がなければまず試みてよい。運動の休止は半年以上の長期に及ぶことも多い。

STEP 3 手術療法

　3カ月以上の保存療法に抵抗性であったり，病巣部が不安定であるもの，骨軟骨片が遊離してしまったものは手術適応となる。病巣部が比較的安定しているものにはドリリングが，不安定であるが遊離していないものや遊離しているものの整復が可能であり骨癒合が期待できる症例には自家骨を用いた骨釘移植術や吸収性ピンまたはheadless screwによる内固定が，骨軟骨片が遊離し整復不能であるものや遊離骨軟骨片が切除されている症例では，欠損範囲により骨穿孔術（マイクロフラクチャー），自家骨軟骨柱移植術または自家培養軟骨移植術を行う。

ジャンパー膝
jumper's knee

Profile 狭義には膝蓋腱炎のことであり，広義には大腿四頭筋腱炎などの膝伸展機構の筋腱付着部炎，骨端症を含む．バレーボールなどジャンプ動作を繰り返す競技や膝軽度屈曲位での踏ん張りを繰り返すような動作で発症しやすいoveruseの1つである．治療はアイシングやストレッチ，筋力訓練などの保存療法を行うことが原則である．大腿四頭筋筋力訓練は遠心性収縮訓練を中心に行う．難治例では体外衝撃波やヒアルロン酸製剤注射，多血小板血漿（platelet-rich plasma；PRP）の注入などの治療や，それでもスポーツ復帰できないような場合，変性部の切除術を行う場合もある．ここでは主に膝蓋腱炎について述べる．

診断

身体所見

膝伸展機構のoveruseの1つであるが，幼少期には力学的に弱い成長軟骨部に負担がかかるためOsgood-Schlatter病やSinding Larsen-Johansson病などが起こるのに対し，膝蓋腱炎は骨端線閉鎖後に好発する．膝蓋骨下端から実質部にかけて疼痛があり，大腿四頭筋のタイトネスがある（図1）．痛みは膝蓋腱の内側近位に多い．疼痛は活動量の増加に伴い増悪する．遠心性収縮で大きな力がかかるため，ジャンプ動作より着地動作で痛みが強い．他の伸展機構障害と同様に，膝屈曲位荷重で大腿四頭筋にストレスをかけたり，大腿四頭筋のストレッチにより疼痛が誘発される．下肢や足部のアライメント，下腿の動的な回旋も確認する必要がある．

画像所見

腱付着部の骨棘の有無，疲労骨折の有無を単純X線像で確認する（図12）．MRIやエコー診断装置で腱実質の変性や周囲の炎症・浮腫像を確認する（図13）．

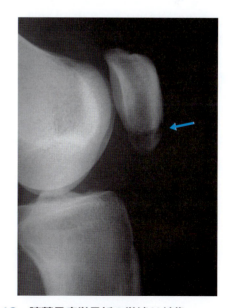

図12　膝蓋骨疲労骨折の単純X線像
膝関節単純X線側面像．膝蓋骨遠位に骨折線がある（矢印）．

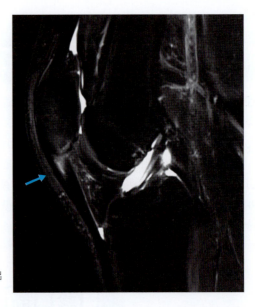

図13 膝蓋腱炎のMRI
膝関節矢状断のSTIR像で膝蓋腱内の高信号域が描出されている(矢印)。

治療

STEP 1 治療戦略

　治療の原則は保存療法である。保存療法のなかでも，運動制限，ストレッチ，筋力訓練などの理学療法をまず行い，難治例にはヒアルロン酸製剤の注入や体外衝撃波による治療，PRP療法，変性した腱の切除などが選択肢となる。

STEP 2 保存療法

　繰り返す微細損傷が一因であるため，腱実質が変性を起こし慢性期に移行しないように受傷初期に運動量を調整する。局所のアイシングを行い，炎症・痛みが強ければ運動を中止する。大腿四頭筋のタイトネス改善のためのストレッチ，大腿四頭筋の筋力強化を行う。筋力訓練は遠心性収縮訓練が効果的である。テーピングの使用も有効である。膝蓋腱と膝蓋下脂肪体間へのヒアルロン酸製剤の注入[4]や体外衝撃波による治療，PRP療法なども試みられているが，わが国では保険適用とはなっていない。ステロイド薬の局所注射は膝蓋腱の脆弱化，膝蓋下脂肪体萎縮の要因となり勧められない。

STEP 3 手術療法

　まれではあるが，さまざまな保存療法に抵抗性であれば腱変性部の切除術を行う場合もある。

腸脛靱帯炎
iliotibial band friction syndrome

Profile 走行の増加で出現する膝外側痛を特徴とし，緊張した腸脛靱帯が膝屈伸時に大腿骨外側上顆を乗り越える際の摩擦で炎症を起こしていることが病態である．腸脛靱帯は過緊張しており，股関節外転筋力は低下していることが多い．また膝に内反（O脚）や回外足などの下肢のアライメント異常にも注意する．必ずしも運動を中止する必要はないが，腸脛靱帯の過緊張を和らげるためのストレッチ，アライメント異常改善のための足底板の使用，中殿筋の筋力訓練などを行う．

診断

身体所見

走り始めは無症状で走行の増加で出現する膝外側痛が特徴的である．圧痛は関節裂隙より約3cm近位の大腿骨外側上顆にある．外側上顆を徒手的に圧迫し，膝を屈曲から伸展させていくと疼痛が誘発される（grasping test）[5]．股関節外転筋力や下肢・足部のアライメントも確認する．

画像所見

- 単純X線像

骨性隆起の有無などを単純X線検査で確認する．まれではあるが外骨腫が腸脛靱帯炎の原因となっていることがある．

- MRI

特異的な所見はないものの，腸脛靱帯周囲の炎症・浮腫像が描出できる場合もある（図14）．診断にはSTIR法を撮像すると炎症部位を描出しやすい．

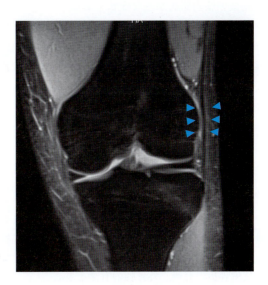

図14 腸脛靱帯炎のMRI
左膝関節冠状断のSTIR像．腸脛靱帯周囲の炎症・浮腫像が描出されている（矢頭）．

治療

必ずしも運動を中止する必要はないが、運動後のアイシング、腸脛靱帯の過緊張を和らげるためのストレッチを行う。アライメント異常があれば、改善のための足底板の使用を考慮する。股関節外転筋の筋力低下あれば、中殿筋の筋力訓練などを行う。難治性であり、症状が強い場合は腸脛靱帯を部分切除することがあるがまれである。

鵞足炎
pes anserinus bursitis

Profile 縫工筋、薄筋、半腱様筋の腱付着部炎または滑液包炎であり、運動時や運動後の膝内側痛を呈する。また炎症により弾発様症状を呈することがある。鑑別としてこの部位に好発する外骨腫や脛骨内側顆疲労骨折がある。治療はアイシング、ストレッチなどが中心となるが、外反膝（X脚）や過回内足また下腿の外旋など下肢のアライメント異常が要因となっている場合、足底板の装着やフォームの矯正などを行う。

診断

身体所見

運動時や運動後の膝内側痛が主な症状である。引っかかりや弾発症状を訴える場合もある。内側関節裂隙より4〜5cm程度遠位に圧痛があり、膝屈曲抵抗時痛や内側ハムストリングのストレッチ痛を確認する。腫脹が強い場合は、体表から触知可能なこともある。ハムストリングのタイトネスや足部・膝関節のアライメントを確認する。脛骨内側顆の疲労骨折との鑑別を要する。また鵞足部の外骨腫が鵞足炎症状や弾発症状の原因となっている場合がある。

画像所見

脛骨内側顆疲労骨折の有無、外骨腫の有無を単純X線検査で確認する。MRIでは特異的な所見はないものの、鵞足部周囲の炎症・浮腫像が描出できる場合もある。診断にはSTIR法を撮像すると炎症部位を描出しやすい（図15）。

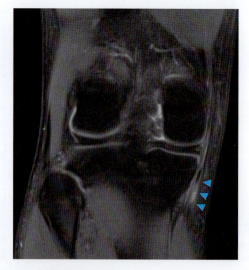

図15 鵞足炎のMRI
右膝関節冠状断のSTIR像。鵞足部周囲の炎症・浮腫像が描出されている（矢頭）。

治療

STEP 1 治療戦略

鵞足炎の治療は原則保存療法の適応である。外骨腫などが原因となっている場合は手術療法を考慮する。

STEP 2 保存療法

局所の冷却を行い，炎症・痛みが強ければ運動を中止する。鵞足炎の要因を改善する必要がある。ハムストリングのタイトネスがあればストレッチなど柔軟性を獲得する理学療法を行い，回内足や扁平足があれば足底板の装着を行う。下腿が外旋する傾向があるような場合，フォームの矯正などを指導する。

STEP 3 手術療法

原因となる外骨腫などがあり，症状が強い場合は切除術を行う（**図16**）。

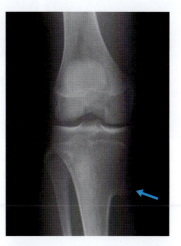

図16 外骨腫により鵞足炎様の症状を呈した陸上選手
右膝単純X線正面像。鵞足部に外骨腫がある（矢印）。

滑膜ひだ障害
plica synovialis syndrome

Profile タナ障害ともよばれる。膝関節の隔壁の遺残であり，症状を呈して問題となるのはほとんどが内側である。まれであるが外側の滑膜ひだ障害も報告されている。成長に伴うjoint laxityの減少により軟部組織の伸張性が低下し，相対的な滑膜ひだの短縮が起こる。同時にスポーツを行うことで大腿骨内側顆と摩擦を起こし，肥厚，瘢痕化を起こすと考えられる。引っかかりや膝関節痛，関節水症の原因となる。治療の基本は保存療法であるが，症状が強い場合は鏡視下に滑膜ひだを切除する。

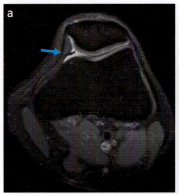
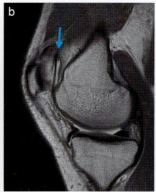
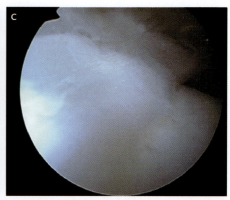

図17 滑膜ひだ障害のMRIおよび関節鏡画像
a, b：左膝MRI上で膝蓋大腿関節の内側に滑膜ひだ(矢印)を観察できる(a：軸位断像, b：矢状断像)。
c：関節鏡で観察した膝蓋大腿関節の大腿骨内側顆を覆う滑膜ひだ(c)。

診断

身体所見

　運動時や運動後の膝内側痛が主な症状である。引っかかりや弾発症状を訴えることもある。両側例も多い。同一姿勢を長時間続けたときの鈍痛や引っかかりを訴える場合もある。圧痛は膝蓋骨内側から内側膝蓋下に存在する。膝蓋大腿関節に圧をかけ，クリックを誘発できるか確認する。

画像所見

　単純X線像では特別な所見はない。分裂膝蓋骨や膝蓋大腿関節の離断性骨軟骨炎などがないことを確認する。MRIでは膝蓋大腿関節内側の滑膜ひだが確認できる。滑膜ひだ障害を疑った場合，軸位断像も必ず撮像する(図17)。

治療

STEP 1　治療戦略

　治療の基本は保存療法であるが，症状が強い場合は鏡視下に滑膜ひだを切除する。

STEP 2　保存療法

　保存療法の基本は局所のアイシングとストレッチであり，ケアを行いながら競技を継続できることが多い。炎症・痛みが強ければ運動を中止する。大腿四頭筋やハムストリングのタイトネスがあればストレッチなど柔軟性を獲得する理学療法を行う。膝蓋骨周囲がタイトであると症状を起こしやすいため，膝蓋骨のセルフマッサージなども効果がある。

STEP 3　手術療法

　強いクリックがある場合や長期に運動制限がある場合，二次性の軟骨損傷により水症を起こす場合などは関節鏡下に滑膜ひだの切除を行う。

（武冨修治）

文献

1）Ehrenborg G. The Osgood-Schlatter lesion. A clinical and experimental study. Acta Chir Scand Suppl 1962；Suppl 288：1-36.

2）Saupe E. Beitrag zur patella bipartite. Fortschr Rontgenstr 1921；28：37-41.

3）Caffey J, Madell SH, Royer C, et al. Ossification of distal femoral epiphysis. J Bone Joint Surg Am 1958；40：647-54.

4）Kumai T, Muneta T, Tsuchiya A, et al. The short-term effect after a single injection of high-molecular-weight hyaluronic acid in patients with enthesopathies（lateral epicondylitis, patellar tendinopathy, insertional Achilles tendinopathy, and plantar fasciitis）：a preliminary study. J Orthop Sci 2014；19：603-11.

5）増島　篤. 腸脛靱帯炎. 整・災外 1982；25：1833-8.

Ⅱ 疾患別治療法

膝関節
半月板損傷

　半月板(meniscus)は大腿骨と脛骨との間に存在する線維軟骨を主体とした組織である。膝関節において荷重分散，衝撃吸収，関節安定性，潤滑などの機能を担っている。外側半月板(lateral meniscus)と内側半月板(medial meniscus)とがあり，内側半月板は大きな周径をもつが，外側半月板に比べ幅は小さい。半月板損傷により，膝関節痛，引っかかり感，関節水症などの症状を呈する。

　半月板損傷にはさまざまな形態がある(図1)。スポーツによる損傷は外側半月板に，加齢に伴う変性断裂は内側半月板に多い。新鮮前十字靱帯損傷の際には外側半月板損傷が，陳旧性前十字靱帯損傷には内側半月板損傷がしばしば合併する。若年者では外側円板状半月板損傷がしばしば問題となる。従来は損傷半月板を亜全摘または部分切除する術式が主流であったが，半月板機能の低下・消失により軟骨損傷，変形性膝関節症(osteoarthritis of the knee；膝OA)を起こすため，できるだけ半月板を温存することが重要である。

外傷性半月板損傷
meniscus tear

Profile　外傷性の半月板損傷としては，スポーツによる単独損傷と，膝前十字靱帯損傷に伴う損傷がある。前者に対してはまず保存療法を試みて，治療抵抗性であれば手術を行うことが多い。前十字靱帯損傷に伴う場合，再建術の際に同時に手術を行うことが多い。従来，損傷半月板に対しては，血流があり良好な治癒が期待できる辺縁部の縦断裂やバケツ柄状断裂にのみ関節鏡視下縫合術を行い，それ以外では関節鏡下部分切除術を行うのが一般的であったが，近年は，半月板をできるだけ温存する縫合術の適応が広がりつつある。

診断

　診断は主に臨床症状，身体所見，MRIにより行う。疼痛誘発テストや圧痛，MRI単独での信頼性はそれほど高くないため，これらを組み合わせて診断する。関節鏡検査を行えば，診断は確定するが，診断のみを目的とする安易な関節鏡検査は慎むべきである。一方，半月板の異常可動性(hypermobile meniscus)などのなかにはMRIでは診断が困難な症例もあるため，徒手検査や受傷機転などから半月板の異常が疑われる場合には，診断と治療を兼ねて関節鏡検査を行うことは十分ありうる。

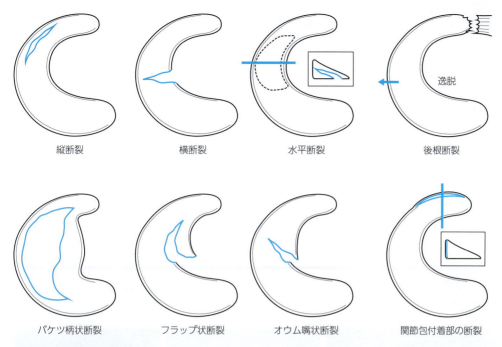

図1 半月板の損傷形態
損傷形態は主に，縦断裂，横断裂，水平断裂に分けられ，これらが進行または合併した損傷として，バケツ柄状断裂，フラップ状断裂，オウム嘴状断裂などがある．スポーツ外傷としては縦断裂や横断裂，フラップ状またはオウム嘴状断裂が，外側円板状半月板では縦断裂や水平断裂が，半月板の変性を基盤とする損傷としては水平断裂，後根（後角）損傷が多い．前十字靱帯断裂に伴う関節包付着部の断裂（ramp lesion）は不安定性に関与するものの見落としやすいため，注意を要する．

臨床症状

半月板損傷の症状は，階段昇降，しゃがみ込みや立ち上がり動作時の膝関節痛，運動時痛，膝屈伸時の引っかかりなどである．ずれる感じを訴える患者も存在する．断裂した半月板がロッキングを起こすと可動域制限（特に伸展制限）を，軟骨損傷を合併した場合や半月板の荷重分散機能が低下して軟骨に負荷がかかると関節水症を生じることがある．

身体所見

触診による圧痛の確認は診断に不可欠である．軟骨，半月板前節・中節・後節，膝関節周囲の筋腱・靱帯などを詳細に触り分けることで，正しい診断の助けとなる．丁寧に触診することで半月板周囲の腫脹を触知できることもある．半月板損傷の誘発テストは数多く報告されている．McMurray test[2]では，膝深屈曲位で関節裂隙に手掌または手指を当て，もう一方の手で足部を把持し，膝関節に外反内旋または内反外旋ストレスを加え，膝関節を伸展させていくことで，轢音または疼痛を誘発する（**図2**）．Apley test[3]では腹臥位で膝90°屈曲位とし，患者の下腿を上方に牽引し，疼痛を誘発する牽引テストと下腿を下方に押し付け下腿を回旋させ，疼痛を誘発する圧迫テストとを行う．McMurray testやApley testでは軟骨損傷でも陽性に出ることがあり，注意を要する．膝蓋跳動の有無，靱帯損傷の有無を確認する徒手検査も必須である．

画像所見

骨傷，膝OAの有無，下肢のアライメントなどを単純X線像で検索した後，MRI検査を行う．
典型的な半月板損傷のMRIを**図3**に示す．

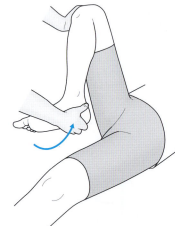
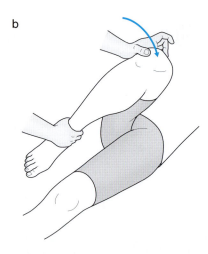

図2 McMurray test
患者を仰臥位とし，膝深屈曲位で関節裂隙に手掌または手指を当て，もう一方の手で足部を把持し，膝関節に内反外旋（a）または外反内旋ストレス（b）を加え，膝関節を伸展させていくことで，礫音または疼痛を誘発する。aでは内側半月板損傷，bでは外側半月板損傷による症状を誘発する。

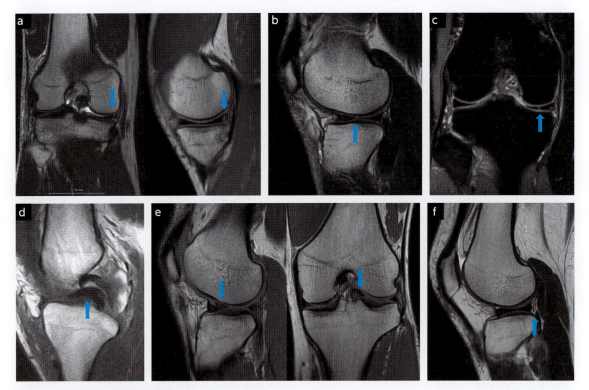

図3 半月板損傷のMRI所見
a：冠状断像（左）および矢状断像（右）における内側半月板の縦断裂（矢印）。
b：矢状断像における外側半月板の横断裂（矢印）。
c：冠状断像における内側半月板の横断裂（矢印）。
d：矢状断像における内側半月板バケツ柄状断裂のロッキング（矢印），顆間窩にロッキングした内側半月板が後十字靱帯の前方に位置し，いわゆるdouble PCL signを呈している。
e：外側半月板のバケツ柄状断裂のロッキング（矢印），断裂した外側半月板が矢状断像で前方に（左），冠状断像で顆間窩に（右）転位している。
f：異常可動性を呈する外側半月板。半月板実質に損傷はないが，よくみると脛骨側のpopliteomeniscal fascicle[4]の断裂が観察できる（矢印）。

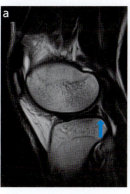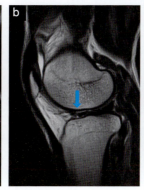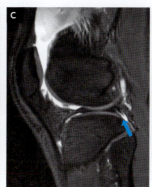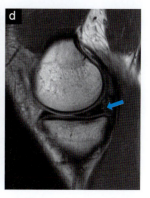

図4 半月板損傷と見誤りやすいMRI
a：外側半月板後節に縦断裂があるようにみえる（矢印）が，外側半月板と膝窩筋腱との境界がみえている。外側半月板損傷と見誤りやすい。
b：外側半月板前節に縦断裂があるようにみえる（矢印）が，外側半月板と横靱帯との境界がみえている。
c：外側半月板後角に縦断裂があるようにみえる（矢印）が，外側半月板と後十字靱帯後方へ向かうWrisberg靱帯との境界がみえている。
d：一見内側半月板に水平断裂があるようにみえる（矢印）が，関節面に至っておらず，変性と判断する。

> **見逃し注意　MRI読影におけるピットフォール**
> MRI検査の普及により半月板損傷の診断は容易になったが，逆に損傷がないのに損傷と診断されてしまうことも少なくない。正しい読影には，正常の構造を理解すること，連続したスライスで判断することが重要である（図4）。

治療

STEP 1　治療戦略

1cm以下の縦断裂，小さな横断裂，水平断裂は原則，保存療法の適応であり，それ以上の断裂で，ロッキング症状や可動域制限（特に伸展制限），関節水症を繰り返す例，スポーツ活動や日常生活に支障がある場合は手術適応となる。

STEP 2　保存療法

急性期の局所の安静，大腿四頭筋訓練や可動域訓練を行う。ヒアルロン酸製剤の関節内注射が奏効する場合もある。スポーツ活動を行う際は，半月板損傷部位に負担をかけないような動きの指導も重要である。

> **保存療法→手術療法のターニングポイント**
> 単独損傷の場合，ロッキング症状や可動域制限（特に伸展制限），関節水症を繰り返す例，スポーツ活動や日常生活に支障がある場合は手術療法に切り替える。前十字靱帯再建の際は，合併する半月板損傷に対し同時に手術を行う。

STEP 3 手術療法

　従来，損傷半月板に対しては，血流があり良好な治癒が期待できる辺縁部の縦断裂やバケツ柄状断裂にのみ関節鏡視下縫合術を行い，それ以外では関節鏡下部分切除術を行うのが一般的であった．しかし，半月板の部分切除術後早期に軟骨損傷や離断性骨軟骨炎，骨壊死，長期的には膝OAが起こる例もしばしば経験するため，近年は，半月板をできるだけ温存する縫合術の適応が広がりつつある．半月板縫合術を行った場合，半月板部分切除術よりスポーツ復帰まで時間を要する．しかし，縫合術を行っても治癒が得られず，再手術になる例もあり，現時点では縫合術が部分切除よりも確実によい成績であるともいえないのが現状である．やむをえず部分切除を行う場合，一時的な疼痛の改善は期待できるものの，膝OAへ進行してしまうリスクなどを十分に説明のうえ，手術を行う必要がある（図5，6）．

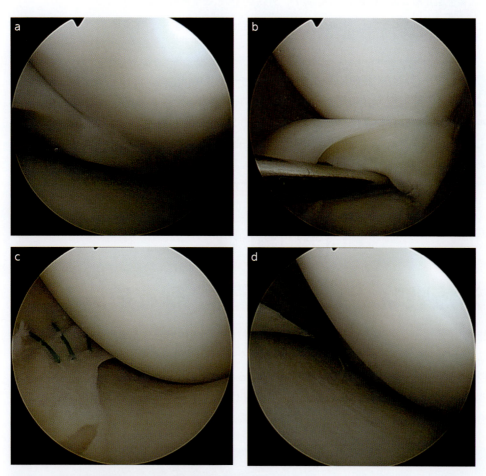

図5　内側半月板縫合術の関節鏡画像（左膝）
a，b：内側半月板中後節にバケツ柄状断裂があり，不安定性もある．典型的な縫合術の適応である．
c，d：縫合術後．不安定性は消失している．

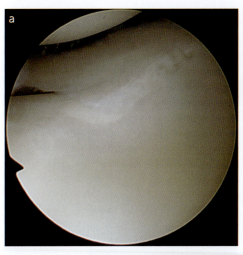
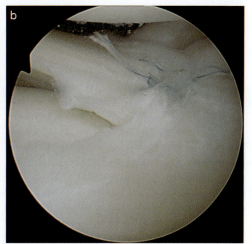

図6　外側半月板縫合術の関節鏡画像（左膝）
a：外側半月板中節の横断裂。
b：患者は若年であり，tie-grip法による縫合術を選択した。

円板状半月板損傷
discoid meniscus tear

Profile　円板状半月板は外側に多く，内側円板状半月板はまれである。円板状半月板では中枢側の線維配列が，正常半月板と異なり易損傷性であり，手術治療をしばしば要する。一方，損傷していない円板状半月板は無症候性であることも多く，その際は，経過観察する。症候性または損傷した円板状半月板には従来，亜全摘術が行われてきた。亜全摘術の臨床成績はそれほど悪くないものの，画像上，高率に関節症性変化をきたすことが知られ，近年，円板状半月板を正常半月板に近い幅・形状に形成しつつ，不安定な断裂部を修復する術式が行われている。

診断

身体所見・徒手検査

基本的に通常の半月板損傷と同様の所見であるが，若年者に好発すること，比較的大きなクリック音を伴うことが特徴である。

画像所見

・単純X線像

通常の半月板損傷と異なり，円板状半月板（損傷）の単純X線像には特徴的な所見があり，診断に有用である。特に膝関節45°屈曲荷重位の正面像で得られる情報が多い。①大腿骨外側顆の低形成，②外側関節裂隙の開大，③外側顆間隆起の低形成，④脛骨外側顆のカップ状化，⑤腓骨頭高位，⑥大腿骨外側顆の顆間側が斜め形状を呈するcondylar cut off sign，⑦側面像での大腿骨外側顆の生理的陥凹の消失などの所見がある。②，⑤，⑥は，健常膝と比べ円板状半月板膝で有意に頻度が多い所見として報告されている[5]（図7）。

・MRI

通常の半月板損傷と同様でMRIは必須である。
円板状半月板の典型的なMRIを示す（図8）。

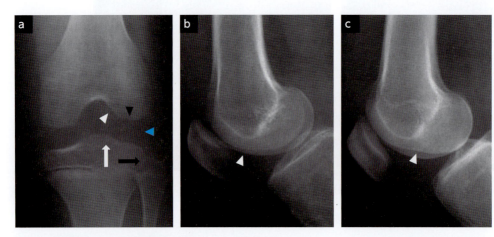

図7　円板状半月板の単純X線像
a：左円板状半月板損傷の単純X線膝45°屈曲荷重位正面像。大腿骨外側顆の低形成（黒矢頭），外側関節裂隙の開大（青矢頭），外側顆間隆起の低形成（白矢印），腓骨頭高位（黒矢印），大腿骨外側顆の顆間側が斜め形状を呈するcondylar cut off sign（白矢頭）がみられる。
b：円板状半月板損傷の単純X線側面像。大腿骨外側顆の生理的陥凹の消失がみられる。
c：正常膝の単純X線側面像。大腿骨外側顆の生理的陥凹がみられる。

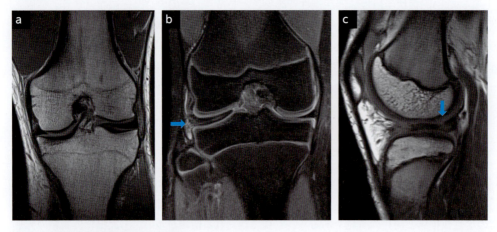

図8　円板状半月板のMRI所見
a：損傷のない左膝外側円板状半月板。
b：右外側円板状半月板損傷のMRI冠状断像。関節面全体を覆う円板状半月板の内部に水平断裂がある（矢印）。
c：同一症例のMRI矢状断像。後方に縦断裂を含む複合断裂がある。

治療

STEP 1 治療戦略

　円板状半月板がある，あるいは画像上円板状半月板損傷があるからといって手術を要するわけではない．変性または水平断裂や痛みはないが音が鳴るなどの症状は保存療法の適応であり，ロッキング症状や可動域制限（特に伸展制限），関節水症を繰り返す例，スポーツ活動や日常生活に支障がある場合は手術適応となる．

STEP 2 保存療法

　急性期の局所の安静，大腿四頭筋訓練や可動域訓練を行う．スポーツ活動の際は，通常半月板より損傷しやすいことを念頭に置く必要がある．

STEP 3 手術療法

　症候性または損傷した円板状半月板には従来，亜全摘術が行われてきた．亜全摘術の臨床成績はそれほど悪くないものの，画像上，高率に関節症性変化をきたすことが知られ，近年，円板状半月板を正常半月板に近い幅・形状に形成しつつ，不安定な断裂部を修復する術式が行われている（図9）．また，術後早期にスポーツ復帰を行うと，軟骨損傷，離断性骨軟骨炎を起こすこともあり，慎重な後療法を行う必要がある．また，変形性変化などを起こさないか長期的な経過観察を要する．

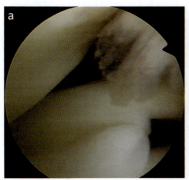 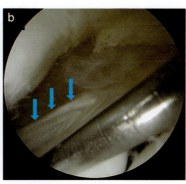 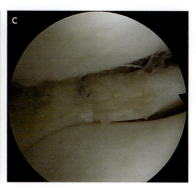

図9　円板状半月板に対する関節鏡下手術
a：右膝外側円板状半月板の鏡視像．関節面を覆う円板状半月板が観察できる．
b：後節には縦断裂（矢印）がある．
c：8〜10mmの幅に外側半月板を形成し，断裂部には縫合術を行った．

変性半月板損傷
degenerative meniscus tear

Profile 膝OAの初期段階に半月板が変性し，症状をきたすことがしばしばある．変性半月板の損傷形態としては，内側半月板の水平断裂およびこれを基盤とする複合断裂が多い．近年，内側半月板後根（後角）損傷が特発性大腿骨内顆骨壊死（spontaneous osteonecrosis of the knee；SONK）の一因であると考えられ，注目されている．これは半月板後根（後角）が損傷すると半月板の円周状の構造が破綻し，荷重分散機能が失われ，関節軟骨への負荷が増すためと考えられる．実際，中高年者の軽微な膝関節の外傷（軽く捻るなど）を契機に，内側半月板後角損傷を起こし，その後，SONKを発症する例をしばしば経験し，注意を要する．

診断

問診

中高年が段差の着地などで膝を軽く捻ったり，傷めたりしたことを契機に損傷することが多く，受傷機転を注意深く聴取することが重要である．

身体所見・徒手検査

基本的に通常の半月板損傷と同様の所見であるが，変形性変化に伴う軟骨症状との区別が困難な場合も多い．

画像所見

・単純X線像

膝OAの有無・程度，骨壊死の有無などをチェックする．骨壊死の初期は軟骨下骨のわずかな不整像のみであることもあるため，注意深く観察する．初期の変形性変化をとらえるため，膝関節45°屈曲立位正面像は必須である．

・MRI

通常の半月板損傷と同様にMRIで診断する．MRIは単純X線像よりも骨棘の描出に優れるため，初期の変形性変化をとらえやすい．骨壊死の有無もチェックする．変性半月板の損傷の典型的なMRIを示す（図10）．

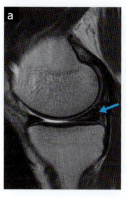 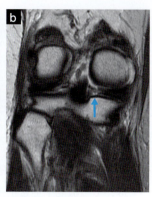 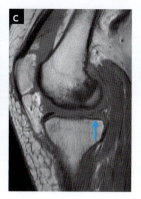 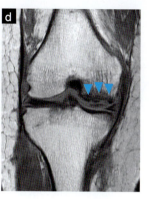

図10 変性半月板損傷のMRI所見
a：半月板変性による水平断裂（矢印）のMRI矢状断像。
b：右膝内側半月板後角損傷（矢印）のMRI冠状断像。
c：同一症例のMRI矢状断像。内側半月板後角全体が高信号にみえるwhite meniscus signまたはghost sign[6]を呈している（矢印）。
d：同一症例のMRI矢状断像では内側半月板後根（後角）損傷により骨壊死像をきたしているのがわかる（矢頭）。

治療

STEP 1 治療戦略

　変性半月板損傷は原則として，保存療法を行う。引っかかり症状が主で，膝OA症状を呈していない場合，比較的若年で膝OAがない内側半月板後根（後角）損傷などでは手術を考慮する。

STEP 2 保存療法

　大腿四頭筋訓練などの理学療法や足底挿板などの装具療法を行う。

STEP 3 手術療法

　複合断裂などで引っかかり症状が主であれば関節鏡下部分切除術を，変性を基盤とする水平断裂で症状が強い場合は関節鏡下縫合術または部分切除術を考慮する。比較的若年で膝OAがない内側半月板後根（後角）損傷では，関節鏡下に半月板後角を付着部に整復し，付着部に作製した骨孔に引き込み，半月板の円周状の構造を再建するような術式を行う場合もある。部分切除術の場合，変形性関節症性変化を促進してしまう可能性があること，変性断裂に対する縫合術は若年者の外傷性の断裂よりも治癒が悪いこと認識，説明する必要がある。下肢のアライメント不良を伴う場合は，高位脛骨骨切り術などのアライメント矯正術を併用することもある。

（武冨修治）

文献

1) Chahla J, Dean CS, Moatshe G, et al. Meniscal Ramp Lesions : Anatomy, Incidence, Diagnosis, and Treatment. Orthop J Sports Med 2016 ; 4 ; 2325967116657815.
2) McMurray TP. The semilunar cartilages. Br J Surg 1942 ; 29 : 407-14.
3) Apley AG. The diagnosis of meniscus injuries ; some new clinical methods. J Bone Joint Surg Am 1947 ; 29 : 78-84.
4) Shin HK, Lee HS, Lee YK, et al. Popliteomeniscal fascicle tear : diagnosis and operative technique. Arthrosc Tech 2012 ; 1 : e101-6.
5) Song JG, Han JH, Kwon JH, et al. Radiographic evaluation of complete and incomplete discoid lateral meniscus. Knee 2015 ; 22 : 163-8.
6) Harper KW, Helms CA, Lambert HS 3rd, et al. Radial meniscal tears : significance, incidence, and MR appearance. AJR Am J Roentgenol 2005 ; 185 : 1429-34.

II 疾患別治療法

膝関節
膝靱帯損傷

顆状関節である膝関節の安定性は，関節内・外の靱帯に依存しており，その損傷は正常な膝関節機能の破綻を意味する。膝靱帯損傷においては，その機能不全を正確に評価しなければならない。膝関節のなかでは前十字靱帯（anterior cruciate ligament；ACL）損傷の頻度が最も高く，代表的なスポーツ外傷の1つである。内側側副靱帯（medial collateral ligament；MCL）損傷も比較的頻度が高く，多くは直達外力で生じる。外側側副靱帯（lateral collateral ligament；LCL）損傷が単独で生じることは少なく，後十字靱帯（posterior cruciate ligament；PCL）損傷や複合靱帯損傷の一部として生じることが多い。

ここでは膝関節の各靱帯損傷の診断と治療について述べる。

前十字靱帯損傷，脛骨顆間隆起骨折
anterior cruciate ligament injury and tibial eminence fracture

Profile　ACL損傷が見逃されたり放置されたりすると，その不安定性により二次的に半月板損傷をきたし，変形性膝関節症へと進行する。活動性の高い若年者に対しては，関節安定性を獲得するためにもACL再建術を行うべきである。中高齢者に対しては，その活動性を考慮し，適宜保存療法を選択し経過観察する。小児期で骨端線が大きく残存している（wide open physis）場合に靱帯実質部が断裂することはまれで，通常は脛骨顆間隆起骨折が生じる。

診断

身体所見

スポーツ外傷における膝関節血腫の約80％はACL損傷により生じるとされている。ジャンプの着地やストップ動作，ターン時に膝を捻るような既往があればACL損傷が強く疑われる。膝を捻った際に「ブチッ」とするようなpopを感じることもある。MCL損傷を合併している場合，膝内側部の圧痛や腫脹から，ACL損傷の存在を見逃さないようにしなければならない。陳旧性になると痛みはなくなるが，スポーツ活動時に膝くずれ（giving way）を自覚することが多い。脛骨顆間隆起骨折の場合，転位した骨片のため膝関節の完全伸展が不能であることが多い。

徒手検査

ACL損傷におけるLachman testは，感度・特

異度とも高く，必ず行うべき検査の1つである．患者を仰臥位とし，検者は大腿と脛骨を把持する．膝関節を15～30°屈曲位とし，脛骨に前方引き出しを加え，脛骨の前方移動量と終末抵抗の有無を健側と比較する（図1a）．膝関節90°屈曲位での前方引き出しテストは，しばしば偽陰性となるため注意が必要である．

Pivot shift testは，脛骨が大腿骨に対し弾発的に亜脱臼したり整復されたりする現象を再現する方法で，ACL損傷診断において特異度が高い検査である（図1b）．

画像所見

・X線，MRI

単純X線が第一選択の画像検査ではあるが，ACL損傷の診断にはMRIは必須である．

X線像上，脛骨外側部辺縁の裂離骨折（Segond骨折）は比較的まれであるが，これを認める場合にはACL損傷を疑う（図2a）．また，大腿骨外顆の陥凹（terminal notch）が深くなるdeep lateral femoral notch signがしばしば認められる（図2b）．この場合，大腿骨外顆と外側脛骨プラ

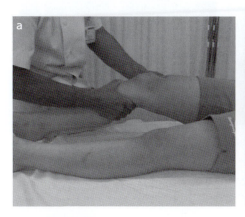 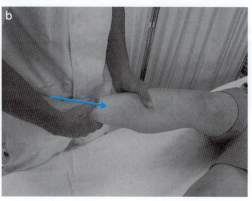

図1 徒手検査
a：Lachman test．膝関節屈曲15～30°で脛骨に前方引き出しを加える．健側との移動量の差，また終末抵抗の有無（hard end point）を比較する．
b：Pivot shift test．膝関節伸展位で軸圧を加えながら（矢印の方向へ）脛骨を内旋し膝を屈曲させると，脛骨は亜脱臼位から弾発性に整復（jerk現象）される．

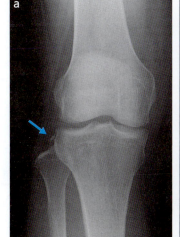 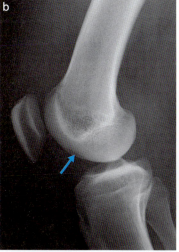

図2 ACL損傷のX線像所見
a：脛骨外側部にSegond骨折を認める（矢印）．
b：ACL損傷後，しばしば大腿骨外顆部の陥凹（terminal notch）の増大（矢印）を認める（deep lateral femoral notch sign）．

ト一後方にMRI画像上骨挫傷(bone bruise)を認める(図3a)。MRI画像上断裂したACLは，急性期は膨化し高輝度像を呈する(図3b, c)。合併する半月板損傷や軟骨損傷，また他の靱帯に損傷がないかを確認する。

陳旧例では脛骨が前方に偏位することにより生じるPCLの蛇行(buckling)や内側半月板後節の損傷を認めることが多い(図4)。

・CT

CTは脛骨顆間隆起骨折において，裂離骨片の転位や形状を診断するうえで有用である。

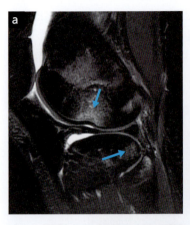 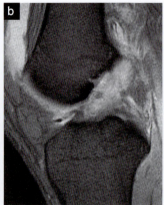 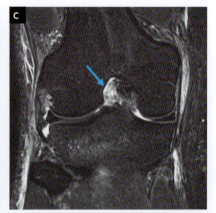

図3 新鮮ACL損傷のMRI所見
a：大腿骨外顆と外側脛骨プラト一後方に骨挫傷を認める(矢印)。
b：ACLの走行が描出されず，高輝度に膨化している。
c：矢状断像でACL大腿骨付着部が高輝度を呈している(矢印)。

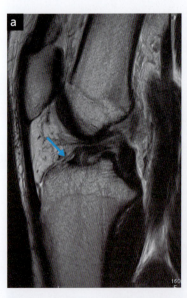 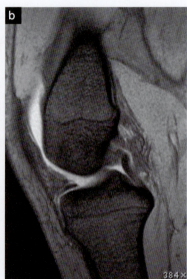 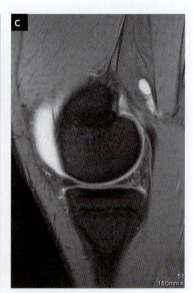

図4 陳旧性ACL損傷のMRI所見
a：ACLは描出されているが，正常ACLに比較し，脛骨からの立ち上がりが鈍になっている(矢印)。
b：PCLが蛇行するsigmoid signを認め，ACL不全による脛骨の前方偏位が考えられる。
c：内側半月板後節部に複合損傷を認める。

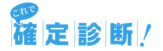
MRIにおけるACL損傷は，矢状断像に加え冠状断像での所見も参考にする（図3）。陳旧例では遺残したACLは低輝度像を呈するが，この場合，ACL脛骨付着部の立ち上がりをみて判断する。

脛骨顆間隆起骨折は通常X線像のみで診断可能であるが，半月板損傷の有無を確認するためにもMRIは確認すべきである。

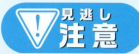
付着部の軟骨のみが剥離するタイプ（cartilaginous type）は単純X線像だけでは見逃されることがあるので注意が必要である（図5）。

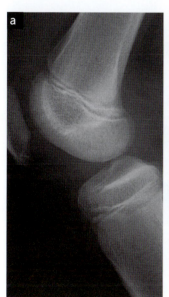
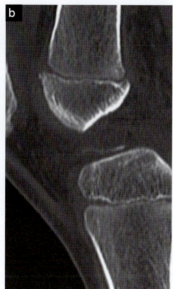
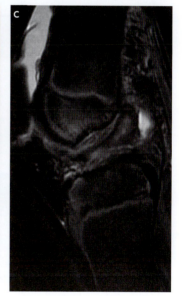

図5 Cartilaginous type の脛骨顆間隆起骨折
10歳，男子。スキーで受傷した。単純X線像（a）で明らかな所見を認めなかったが，CT（b），MRI（c）で薄い剥離骨片が確認できた。

治療

STEP 1 治療戦略

　ACL損傷が疑われたら，徒手検査後，MRIを撮像し半月板損傷など合併損傷の有無を確認する。大腿骨側のMCL損傷が合併している場合には支柱付き装具などを装着し，MCLを保護しながら保存療法を行う。筋力低下を予防するため，受傷直後より可及的早期に荷重歩行を許可し，関節拘縮を予防するために可動域訓練も開始する。

　MRI画像上，内側半月板損傷を認める場合には，ACL再建術を含め手術療法を行う。またMCLの遠位側の断裂は治癒困難なため，一次修復の適応である。

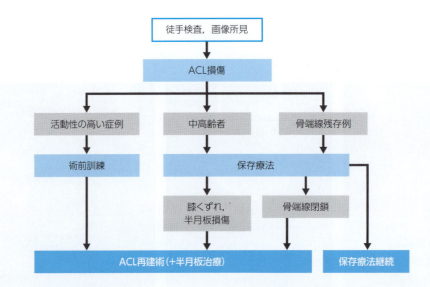

STEP 2 保存療法

　患者の年齢や活動性を考慮し，適宜保存療法を選択する。活動性の低い中高齢者や骨端線の残存する小児例は保存療法の適応である。バスケットボールといった方向転換を繰り返すようなスポーツは控えるよう指導し，水泳や自転車（エアロバイク）など膝関節に負荷のかからない運動を推奨する。

　保存療法として，①膝の可動域訓練，②patella setting，③下肢伸展挙上（straight leg raising；SLR）訓練，④スクワットなどの筋力訓練を指導する（図6）。またスポーツ活動を行うときには，装具を装着し，膝くずれを起こさないようにする。保存療法中も定期的に診察し，患者の活動性や不安感の有無，また関節裂隙に痛みが生じていないかどうかを確認する。

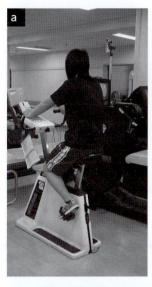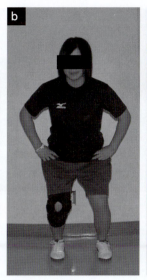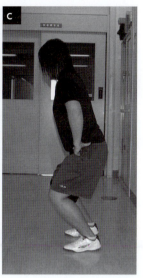

図6　ACL損傷に対する保存療法
膝関節に負荷のかからない自転車などの運動は積極的に行う(a)。また体幹筋力訓練やスクワットなどの筋力訓練指導を行う(b, c)。

保存療法 → 手術療法 のターニングポイント

　患者の活動性が高く膝くずれを繰り返す場合には，ACL再建術を勧めるべきである。また経過観察中に内側関節裂隙に圧痛を認める場合には，MRIにて半月板損傷が生じていないかどうかを確認する。内側半月板損傷を認めた場合，ACL再建術と同時に半月板修復を行う。
　骨端線が残存している小児例は，骨端線が閉鎖傾向にあれば手術を考慮する。また骨端線が残存している場合であっても，半月板損傷が生じればACL再建術も考慮しなければならない。
　脛骨顆間隆起骨折で転位のあるMeyers分類のTypeⅡ以上は手術療法を考慮する。

STEP 3　手術療法

　手術は鏡視下ACL再建術（図7）が第一選択である。その移植する材料としては，ハムストリング腱と骨付き膝蓋腱の2つの自家腱がgold standardである。
　前者は初期固定には問題があるが，手術手技や術後リハビリテーションが容易である。
　骨付き膝蓋腱は骨と骨との生物学的固定が早期に獲得できることが利点であるが，解剖学的再建のためには手術手技に工夫を要する。
　どの移植腱を用いる場合であっても，ACLの機能を再現するような解剖学的な再建術を行うべきである。術後で最も問題となるのは再受傷である。競技復帰に向け，術後半年以上の後療法が必要となる。

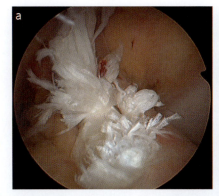 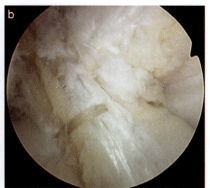

図7 鏡視下ACL再建術
a：断裂したACL。
b：鏡視下に再建されたACL（膝蓋腱）。

内側側副靱帯損傷
medial collateral ligament injury

Profile MCL損傷は，ACL損傷に次いで頻度の高い膝靱帯損傷である。ACL損傷の多くが非接触性に生じるのに対し，MCL損傷は柔道やラグビーなどのコンタクトスポーツによる受傷が多く，しばしばACL損傷に合併する。診断には膝関節に外反力が加わるような受傷機転があったかどうかを把握することが大切である。MCLの損傷部位や合併損傷により治療方針が異なるため，注意深い診断が必要である。

診断

身体所見

MCL損傷部位に圧痛を認めるが，通常はMCL浅層の近位側で損傷することが多いことから大腿骨内側付着部周辺に圧痛がある。膝内側部の腫脹や皮下出血を認めるが，関節内血腫は認めないことが多い。

徒手検査

徒手検査として外反ストレステストを行う。外反ストレスは必ず膝伸展位（0°）と30°屈曲位で行い，必ず左右差を比較する[1]（**図8**）。Ⅰ度損傷では0°，30°とも外反不安定性を認めない。Ⅱ度損傷では0°で動揺性を認めず，30°で3mm以下の外反不安定性を認める。Ⅲ度損傷では膝関節伸展位でも明らかな外反不安定性を認める。

画像所見

単純X線でMCLの裂離骨折などの骨傷がないことを確認する。MCL損傷の診断だけであればストレス撮影やエコーも有用であるが，合併損傷の診断にはMRIが必須である（**図9**）。MCL浅層が脛骨付着部で損傷した場合，MCLが波打ったようにみえるwave signが認められることがあり，診断に有用である[2]。

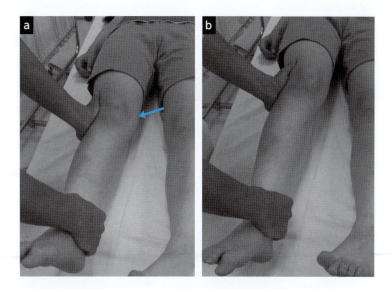

図8 外反ストレステスト
伸展位(a)と膝屈曲30°(b)で外反力を加える。通常,大腿骨内側上顆部周辺(矢印)に圧痛を認める。

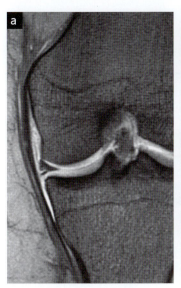 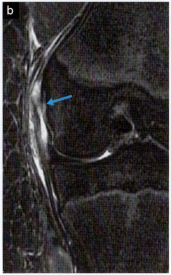 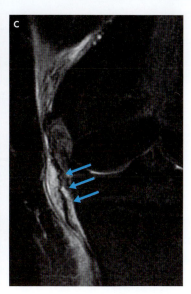

図9 MCLのMRI画像
a:正常MCL(内側半月板損傷例)。
b:近位MCL損傷例(矢印が損傷部)。
c:遠位MCL損傷例,wave sign(矢印)を認める。

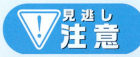
MCL大腿骨付着部近位には内側膝蓋大腿靱帯(medial patellofemoral ligament;MPFL)が付着している(p.34「膝関節の解剖」図7参照)。このため膝蓋骨脱臼時にMPFLが損傷すると,MCL損傷と誤診されることがある。内側半月板損傷も,痛みの部位が近いため注意が必要である。また,ACL損傷を伴う場合,痛みの強いMCL損傷に目をうばわれ,ACL損傷が見逃されることがある。MCLのⅢ度損傷の場合には必ずMRIを撮影し,十字靱帯損傷の合併がないかどうかを検索する。

治療

STEP 1 治療戦略

受傷機転からMCL損傷が疑われたら，徒手検査とMRIを施行し，MCLの損傷部位と合併損傷の有無を確認する．大腿骨側のⅠ・Ⅱ度損傷であれば，装具療法を用いた保存療法が行われる．Ⅲ度損傷の場合，半数以上に十字靱帯損傷を合併しているとされ，MRIを確認する．MCLに加え，ACL，PCL損傷を伴う複合靱帯損傷の場合は，MCLを含めた関節外靱帯の一次修復が望ましい．遠位のMCL損傷は治癒困難とされ，やはり一次修復の適応である．陳旧例で不安定性を訴える場合は再建術の適応となる．

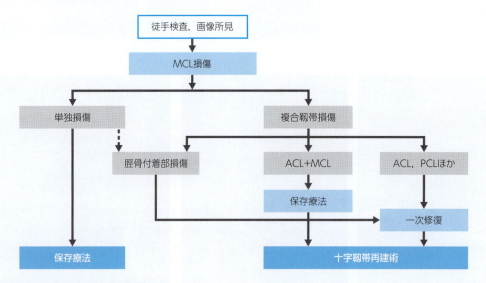

STEP 2 保存療法

新鮮MCL損傷は，治癒良好とされている[3]．MCL単独損傷であれば，Ⅲ度損傷も含めて保存療法の適応である．通常，強固なギプス固定は不要で，支柱付装具で患部に外反ストレスが加わらないように気を付けながら，可動域訓練を許可する．ACLの保存療法と同様で，外固定がしっかりしていれば荷重も早期から許可する（図6）．

保存療法 → 手術療法 のターニングポイント

MCL損傷治療の原則は保存療法である．しかしMCLの遠位付着部損傷は鵞足に乗り上げ（Stener like lesion，図10b），自然治癒困難であり，この場合は一次修復の適応である．また複合靱帯損傷に伴うMCL損傷は，後斜靱帯（posterior oblique ligament；POL）も含めて広範に損傷していることがあり，不安定を残さないためにも一次修復が勧められる．

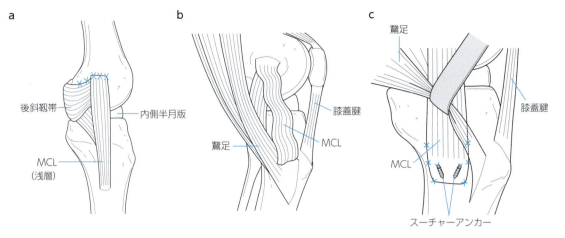

図10 MCL損傷とその修復
a：近位の損傷では縫合を伸展可能か確認する。
b：Stener like lesion (Stener lesionとは、母指MP関節の尺側側副靱帯損傷時に損傷靱帯が内転筋筋膜を乗り越える病態であり、その場合も手術適応である)。
c：鵞足を翻転し脛骨付着部に縫着する。

STEP 3 手術療法

　複合靱帯損傷に伴うMCL損傷やStener like lesionに対しては、早期に一次修復を行う（図10）。MRIでMCL損傷部位が明らかであればその直上に切開を加え、損傷部を同定し縫合する。POLなどの周囲組織も適宜修復する。MCLは前後に幅広い靱帯であり（p.33「膝関節の解剖」図6参照）、膝屈曲で後方部分を修復すると術後伸展制限が生じるので注意が必要である。Stener like lesionでは、鵞足を翻転しMCL遠位部を元の位置に整復後、スーチャーアンカーなどで脛骨に縫着する。

後十字靱帯損傷
posterior cruciate ligament injury

Profile PCL損傷は、スポーツで膝前面を強打したり、交通事故や労災事故で受傷したりすることが多い。PCL単独損傷の場合は不安定性を訴えることは少なく、ACL損傷に比較すると半月板損傷などの二次的損傷もきたしにくいため、保存療法が選択されることが多い。

診断

身体所見

　単独損傷の新鮮例では、受傷時に生じた皮膚損傷を脛骨粗面部に認めることがある。また膝窩部に痛みや圧痛、脛骨を後方に押し込んだ際（後方引き出しテスト、posterior drawer test；PDT）

に膝窩部に痛みが再現されることもある。陳旧例ではそのような疼痛はないが，長期経過例では関節症性変化が生じ膝蓋大腿関節や内側関節裂隙に圧痛を認めることもある。仰臥位で膝関節屈曲90°とすると，脛骨近位部が後方に落ち込むsagging signが認められる（**図11a**）。

徒手検査

PCLは屈曲位で有意に機能する靱帯であるので，膝屈曲90°で行うPDTがPCL損傷の診断に有用である（**図11b, c**）。PCL損傷は複合靱帯損傷に伴うことが多いので，脛骨に内旋・外旋を加えて押し込み，後内側と後外側支持機構の不安定性も評価する（posteromedial rotational instability；PMRI，posterolateral rotational instability；PLRI）。また，内外反ストレステストなども左右の膝で比較する。

画像所見

単純X線とMRIが有用である。単純X線ではPCL脛骨付着部裂離骨折などの骨折の有無を確認する。四頭筋筋力を抜いた状態で撮影された臥位側面像は不安定性の程度を評価するうえで有効である（**図12a, b**）[5]。MRIでは，新鮮PCL損傷は膨化し高輝度を呈して描出されることが多く（**図12c**），PCL損傷以外にも外側支持機構や半月板損傷の有無も確認する。

> **これで確定診断！**
> ACL損傷に対する前方引き出しテスト（anterior drawer test；ADT）とPDTはほぼ同じ手技であり，PCLが損傷し脛骨が後方に落ち込んでいると，ADT陽性と誤診することがある。左右で脛骨粗面の位置を確認することが必要である。伸展位（Lachman testの手技，**図1a**）でも後方不安定性を認める場合，PCL以外の後方支持組織の損傷も疑われる。

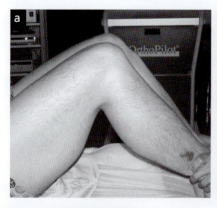 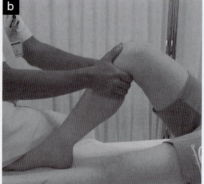 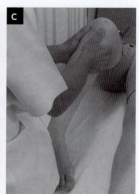

図11 PCL損傷の診断
a：膝関節屈曲90°で脛骨粗面の位置を左右で比較する。本症例では右膝がsagging sign陽性である。
b：後方引き出しテスト（PDT）。検者の両手で脛骨を把持し，母指を膝蓋骨部にあて押し込む。
c：PDTの際に回旋も加え，後外側，後内側の安定性も評価する。

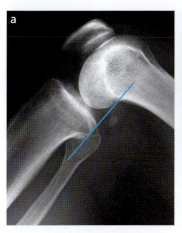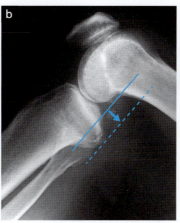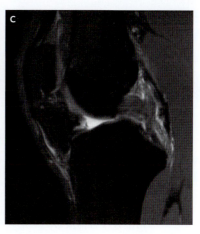

図12 PCL損傷の画像所見
a, b：Sagging撮影。正常膝（a）に対し，PCL不全膝（b）では脛骨プラトー後縁が大腿骨後顆縁より大きく後方に偏位している。
c：MRI。PCL近位部は膨化し高輝度像を示し，損傷を示唆する。

    治療

STEP 1　治療戦略

　PCLは屈曲位で機能する靱帯であり，屈曲荷重時には四頭筋収縮により脛骨が引き出されるため，不安定感を訴えることは少ない。このため，PCL単独損傷の治療は大腿四頭筋訓練を中心とした保存療法が原則である。痛みが改善し四頭筋筋力が回復すれば，スポーツ復帰も可能である。複合靱帯損傷に伴う場合は，高度の不安定を生じるため，関節外靱帯の一次修復が必要である。

STEP 2　保存療法

　受傷後早期は安静とし患部の痛みを改善する。PCL装具を適宜処方するが，装具装着による靱帯の再安定化は期待できない。四頭筋訓練はパテラセッティングから開始し，スクワットなどの運動を開始する。軽度のPCL単独損傷であれば，受傷後比較的早期にジョギングなどは可能となる。

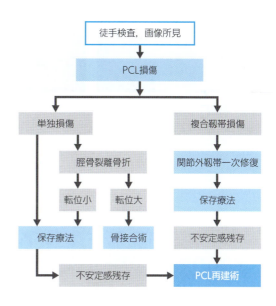

> **保存療法 → 手術療法 のターニングポイント**
>
> 保存療法を数カ月行っても不安定感を訴える場合やsagging撮影で脛骨が10mm以上後方に落ち込む場合にはPCL再建術を考慮する。新鮮複合靱帯損傷の場合は，関節外靱帯の一次修復を考える。

STEP 3　手術療法

　PCL再建術は手技的に困難であり，膝窩動脈損傷といった重大な合併症もあるため専門医へ紹介する。手術はACL再建術と同様に，大腿骨と脛骨に骨孔を作製し，自家腱を挿入し固定する（図13）。ACL再建術に比較すると，かなり遅めの後療法が行われることが多い。

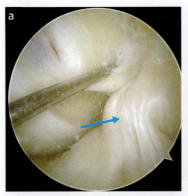 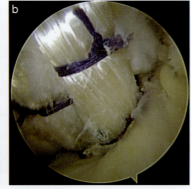 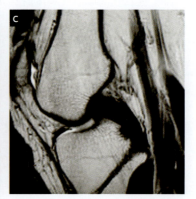

図13　鏡視下二重束PCL再建術
a：瘢痕性に残存するPCL，ACLは脛骨後方落ち込みにより弛緩している（矢印）。
b：再建されたPCL（膝屈筋腱）。
c：再建PCLのMRI。

外側側副靱帯損傷，後外側複合体損傷
lateral collateral ligament injury and posterolateral complex injury

LCL単独の損傷はまれで，後外側複合体（posterolateral complex；PLC）損傷として，複合靱帯損傷に伴うことが多い。より重度の合併症を伴うことが多く，腓骨神経麻痺や膝窩動脈損傷などの合併にも注意が必要である。

診断

身体所見

新鮮外傷では膝関節後外側の疼痛や腫脹，皮下出血を認める．腓骨神経麻痺の確認のため，感覚障害や運動麻痺の有無をチェックする．膝窩動脈損傷は重大な合併症であり，下肢の血行動態の確認は重要であり，足背動脈の拍動の有無や足関節上腕血圧比（ankle brachial index；ABI）を確認する．受傷直後に下肢の拍動を認めても，動脈の内膜損傷により後から閉塞することがあるため，48時間以上の経過観察が必要である．

徒手検査

内反ストレステストを膝伸展と30°屈曲位で評価する（図14a）．PLCが強く損傷されればexternal rotation recurvatum testが陽性となる（図14b）．またダイアルテスト（tibial external rotation test, 図14c）やPLRI（図11c）で回旋不安定性も確認する．

画像所見

単純X線とMRIが有用である．単純X線では裂離骨折などの骨折の有無を確認する（図15a）．MRIではPLCの損傷範囲と部位，関節内靱帯，半月板損傷の有無などを確認する（図15b）．

> **これで確定診断！** 回旋動揺性は個体差が大きく，内反動揺性は正常でも認められることがあるため，必ず健側差をみるのが原則である．

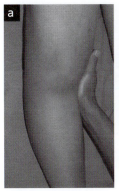
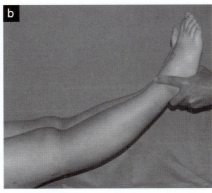
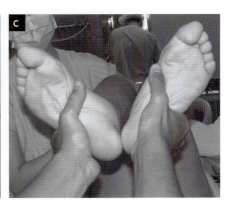

図14　LCLおよびPLCの診断
a：内反ストレステスト．伸展位と膝屈曲30°で内反力を加える．左右差を比較する．
b：External rotation recurvatum test．下腿を外旋しながら踵部を持ち上げると，患肢の膝は反張し脛骨外側プラトーが落ち込む．
c：ダイアルテスト．膝関節屈曲30°と90°で下腿を外旋させる．10°以上左右差があれば陽性とする．

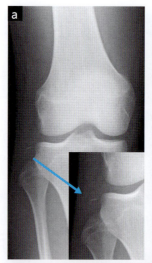
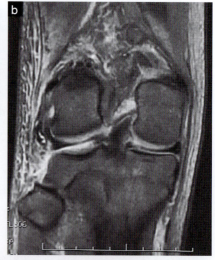
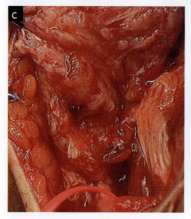
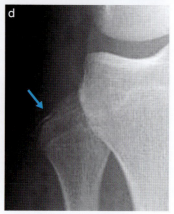

図15　LCLおよびPLCの治療
a：腓骨付着部裂離骨折の単純X線像。
b：PLC損傷のMRI。
c：本症例では腓骨頭に付着するLCLや大腿二頭筋腱が一塊となって剥離していた。
d：一次修復後。骨片は良好な位置に整復されている(矢印)。

  治療

STEP 1　治療戦略

　PLC単独損傷で軽度の不安定性（Ⅰ・Ⅱ度）であれば，装具を用いた保存療法を行う。Ⅲ度損傷や複合靱帯損傷の場合は，PLCの一次修復を行う。受傷後3週以上経過すると，損傷部位の同定が困難となるため，2週以内には修復術を行うべきである。十字靱帯不全による不安定があれば，後日再建術を行う。陳旧例で不安定性著明な症例に対してはPCL再建術を行う。

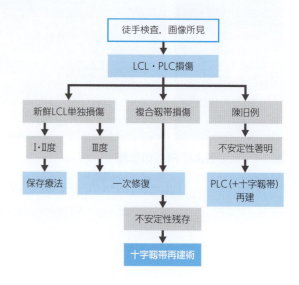

STEP 2 保存療法

Ⅰ・Ⅱ度の新鮮例に対しては，ギプスもしくは支柱付装具で3週程度伸展位固定とする。その後，可動域訓練や筋力訓練を開始する。支柱付装具は3カ月程度装着させる。

保存療法 → 手術療法 のターニングポイント

保存療法後に不安定感が残存すれば再建術を考慮するが，Ⅰ・Ⅱ度損傷で再建術に至ることは少ない。Ⅲ度損傷では早期にPLC修復術を考慮する。PLC修復後に前後不安定性が残存すれば十字靱帯再建術を二期的に行う。

STEP 3 手術療法

新鮮PLCの一次修復は受傷後早期であれば，損傷部位も明らかで修復は比較的容易である。骨から付着部が剥離していればスーチャーアンカーなどで元の位置に縫着する（**図15c, d**）。陳旧性PLCの不全に対しては各種再建術が報告されているが，手技的にも困難であり成績も一定していない。

（石橋恭之）

文献

1) Fetto JF, Marshall JL. Medial collateral ligament injuries of the knee：a rationale for treatment. Clin Orthop Relat Res 1978；132：206-18.
2) Taketomi S, Uchiyama E, Nakagawa T, et al. Clinical features and injury patterns of medial collateral ligament tibial side avulsions："wave sign" on magnetic resonance imaging is essential for diagnosis. Knee 2014；21：1151-5.
3) Woo SL, Inoue M, McGurk-Burleson E, et al. Treatment of the medial collateral ligament injury. Ⅱ：Structure and function of canine knees in response to differing treatment regimens. Am J Sports Med 1987；15：22-9.
4) Corten K, Hoser C, Fink C, et al. Case reports：a Stener-like lesion of the medial collateral ligament of the knee. Clin Orthop Relat Res 2010；468：289-93.
5) Shino K, Mitsuoka T, Horibe S, et al. The gravity sag view：a simple radiographic technique to show posterior laxity of the knee. Arthroscopy 2000；16：670-2.
6) LaPrade RF, Wentorf F. Diagnosis and treatment of posterolateral knee injuries. Clin Orthop Relat Res 2002；402：110-21.

II 疾患別治療法

膝関節
骨折，脱臼ほか

　大腿骨遠位部骨折，脛骨近位部骨折，膝蓋骨骨折などの膝関節周囲骨折は日常診療で遭遇することが多い損傷である．膝関節は荷重関節であり，適切な治療がなされなければ歩行障害などの後遺障害を容易に呈することとなる．また，膝関節脱臼はまれな傷病であるが，血行障害や複合靱帯損傷などの重篤な合併症を伴う治療困難な傷病である．
　ここでは，自分たちが遭遇した患者が最大限に後遺障害なく日常生活に復帰できるよう，その診断と治療のポイントについて解説する．

大腿骨遠位部骨折
distal femoral fracture

Profile　大腿骨遠位部骨折のなかでも関節内に及ぶ粉砕骨折は，過去，偽関節や感染が多い骨折として知られていた．しかし，近年の角状安定性プレートの開発，さらにアプローチの工夫（最小侵襲手技）などにより，骨癒合遅延が減少し，偽関節や感染はほとんどみられなくなった．広範な骨欠損を伴う開放骨折に対しては，依然として骨移植術や骨延長術などが必要であるが，閉鎖性の粉砕骨折に対しては軟部組織損傷管理の発達により，追加骨移植は不要となりつつある．

診断

身体所見

　損傷部の強い疼痛と変形・腫脹により，骨折であることの診断は容易である．適切な治療計画のためには，まず末梢神経障害の所見や血行状態を観察し，記録することが必要である．また軟部組織状態をよく観察し，コンパートメント症候群の有無を診断する（図1）．末梢血行の問題やコンパートメント症候群が存在すれば緊急的処置が必要となる．

画像所見

　適切なX線学的評価は骨折分類および手術法の決定に必須である．膝関節，大腿骨の正・側面像が必要である．牽引下にアライメントを整えた後のX線画像は骨折型を理解する助けとなる（図2）．関節内骨折が認められる場合は斜位像が有用であるが，正確な関節内骨片の把握にはCT検査が必須である（図3）．

> **見逃し注意**　大腿骨遠位部骨折は骨折だけではない。膝関節靱帯損傷や半月板損傷の合併に注意しなければならない。そのために必要なことは骨接合後に改めて膝関節の安定性を評価すること，MRIを撮影することである。

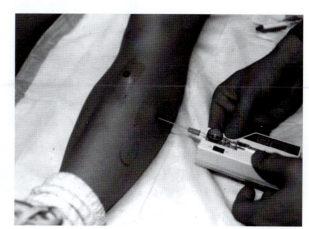

図1　コンパートメント内圧測定
下腿の腫脹が強く，臨床症状としてpain（疼痛），paresthesia（感覚異常），pallor（蒼白），paralysis（麻痺），pulselessness（拍動消失）などの1つでも認められれば，コンパートメント症候群を疑い，コンパートメント内圧測定を行う。内圧が30〜45 mmHgを超えるか，拡張期血圧との差が30 mmHg以下の場合には筋膜切開術の適応である。

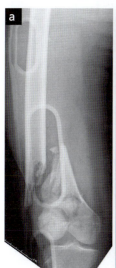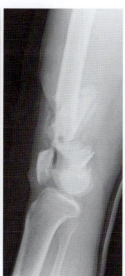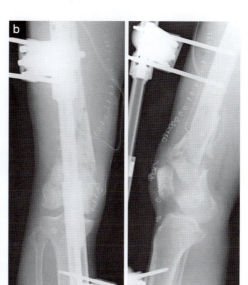

図2　大腿骨遠位部骨折の牽引下（創外固定装着後）X線画像
牽引下のX線画像所見は病態把握に有用である。
a：非牽引下X線画像
b：牽引下X線画像

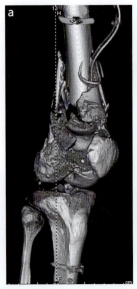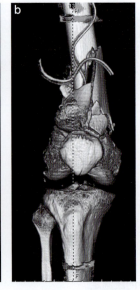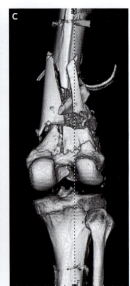

図3 大腿骨遠位部骨折のCT画像
CT画像は関節内骨折の病態把握にきわめて有効であり、必須の検査となっている。

治療

STEP 1 治療戦略

四肢骨折のほとんどはX線画像によりAO分類を行う。AO分類は骨折の病態を表すものであり、その分類により治療法は決定される。それは以下に述べる脛骨近位部骨折でも膝蓋骨骨折でも同様である。

STEP 2 保存療法

本骨折は通常非常に不安定であり、ギプス固定のみでのコントロールはほとんど不可能である。従って、大腿骨遠位部骨折に対する保存療法は満足のいく結果は得られない。現在のところ大腿骨遠位部骨折を保存的に治療することは、きわめて異例のこととなっている。

STEP 3 手術療法

大腿骨遠位部骨折の治療ゴールは、関節面の解剖学的整復と、短縮・回旋変形・角状変形の矯正である。個々の骨片の固定性は、膝関節を早期に

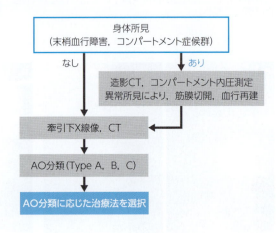

可動させるのに十分なものでなければならない。

ほとんどの関節内骨折において、関節面の整復は直視下に行う必要がある。幸いなことに関節構成成分の生物学的環境は、観血的整復によってほとんど影響されず、関節内骨片の偽関節はまれである。しかし、骨幹端部や骨幹部に対して整復を行う際には状況は異なる。これらの部位は観血的整復による生物学的環境の悪化を受けやすい。

常にAO分類に応じて治療法を選択する。

・Type A骨折

多くは逆行性髄内釘固定によって治療される（図4）。刺入は直視下あるいは経皮的に膝蓋腱部を通して行われる。欠点は髄内釘の刺入点が関節内にあり，膝関節への長期的影響の可能性が考えられるということである。そのため，若年者ではあえてプレート固定を主張する医師も見受けられる。髄内釘固定を支持する医師はType AのみならずType Cのすべてに使用可能であると主張している。しかし，関節内粉砕骨折や遠位骨片が小さい場合には，髄内釘施行では限界がある。

・Type B骨折

外顆および内顆骨折は観血的整復とラグスクリュー固定，さらにバットレスプレート固定によって治療される。後顆骨折は，その大きさにもよるが，大きな場合（Letener分類Type 1）には前方からのラグスクリュー2本で固定できるとされているが，骨質が不良な場合には剪断力（shear force）により転位が認められることもある。このような場合にはバットレスプレート固定が有効である。骨片が小さな場合（Letener分類Type 2）には，腹臥位後方からのヘッドレススクリュー固定を行う（図5）。

・Type C骨折

Type C1, 2では関節面の骨折は単純であるので，観血的に整復しスクリューによって固定したならばType A骨折とみなすことができる。そのため髄内釘とプレートのどちらの方法でも固定することができる。

関節面が3つ以上の多骨片に分かれているType C3の骨折は，最も治療が難しい。通常は傍膝蓋アプローチにより関節部を広く展開し，直視下に関節面を整復する。その際にKirschner鋼線（K-wire）やスクリューを使用して骨片間を固定しType A骨折とすることから始まる。

骨片の粉砕度が少ないときは，後のプレート固定や，あるいは髄内釘固定の障害にならないようにスクリューを使用して固定することができる可能性がある。しかし，骨片間の固定に多数のK-wireを使用しなければならない際には，スクリューなどを使用せずにK-wire固定のままプレート固定に移行し，その後必要に応じてスクリューを追加する方法が理にかなっている（図6）。

この際に使用するプレートはもちろん角状安定性プレートである。このプレートは低侵襲手技で使用することに有用である。プレートの遠位には

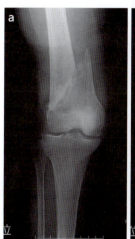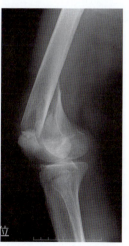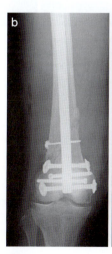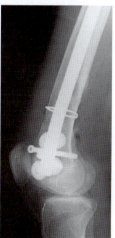

図4　Type A大腿骨遠位部骨折に対する髄内釘固定
a：関節内骨折がなく髄内釘固定が有用である。
b：斜骨折部に対してワイヤー固定を施行し髄内釘にて固定した。

スクリューを多数使用でき，かつ近位骨の筋層下にプレートを挿入し固定できる．

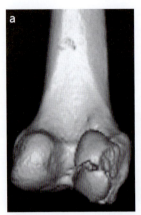
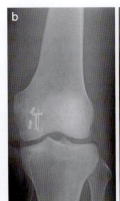
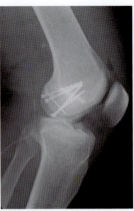
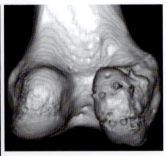

図5 Type B 大腿骨内側後顆骨折（Letener 分類 Type 2）に対するスクリュー固定
a：CTにて内側後顆の近位側への転位を認める．
b：腹臥位，後方アプローチ，整復し，後方よりスクリュー固定を施行した．

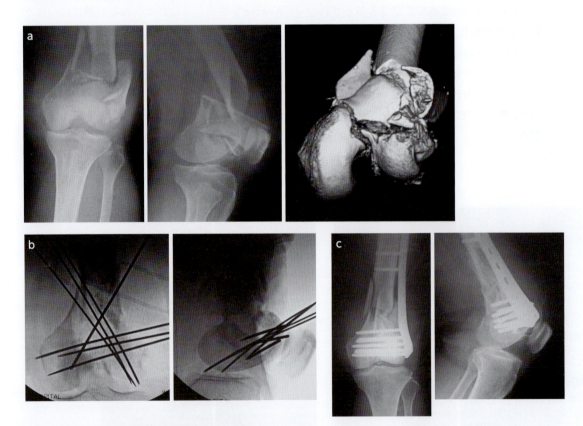

図6 Type C3 大腿骨遠位関節内粉砕骨折
a：関節面の粉砕骨折を認める．
b：傍膝蓋アプローチで関節面を展開し，piece by pieceに骨片を整復しK-wireにて仮固定する．
c：外側よりプレートを当てがい，プレートからスクリューを挿入して固定した．さらにプレートから挿入したスクリューの間隙に独立したスクリューを挿入し固定性を強化した．

股 膝 足

II 膝関節 骨折，脱臼ほか

脛骨プラトー骨折
tibial plateau fracture

 Profile 脛骨近位部骨折は骨端部から骨幹端部にかけての骨折であり，関節内・外の骨折を含む。比較的低エネルギー外傷でも生じるが，高エネルギー外傷のことが多い。この部位の骨折は治療が難しく特別な配慮を要する。まず，近位部の小さい骨片を整復固定することは難しい。加えて近位部に働く筋力は転位を起こさせやすい。もし外固定で治療すると，長期間の関節固定のために拘縮が起こり関節機能は廃絶する。しかし，手術療法を選択したとしても整復位の喪失が起こりやすい。近位部には髄内釘は使用できない。プレート固定は軟部組織の問題が大きく感染しやすい。しかし脛骨近位部の解剖学的特徴を認識し，各々の治療法の利点と欠点を理解すれば，適切な治療法はおのずとわかってくる。

 診 断

身体所見

　大腿骨遠位部骨折と同様に，軟部組織状態，コンパートメント症候群，末梢神経所見，血行状態について評価する必要がある。特に軟部組織状態の評価は重要である。軟部組織損傷が強ければ，軟部組織壊死から悲惨な感染症を併発することになる。軟部組織損傷が治癒するまで，創外固定器にてアライメントを整えておく"damage control orthopaedic surgery"が必要である。またコンパートメント症候群は緊急筋膜切開を要する危険な状態であるので，常にその存在を念頭に置くべき重大な所見である（大腿骨遠位部骨折の項を参照）。

画像所見

　整復後の適切なX線学的評価（膝関節正・側面像）が必要で，関節内骨片の把握にはCT検査が必須である。適切な画像評価にてAO分類を行う。この分類は単純な方法で分けられるが，関節外骨折はType A，部分関節内骨折はType B，そして完全関節内骨折がType C である。

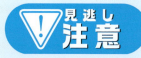 骨折だけではなく，靭帯損傷，半月板損傷に注意する。転位の強い症例にはMRI評価が必要であり，骨接合後の安定性評価は常に必要である。

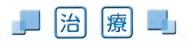

STEP 1 治療戦略

脛骨近位部骨折の治療は，他の関節周囲骨折の治療原則と同様に考えられるべきである．実際の骨接合はAO分類に従って進められるが，治療を進めるにあたって最も重要な点は，軟部組織損傷程度の把握である．損傷程度が強い場合は一時的創外固定術を適用し，無理なく治療を進めるべきである．

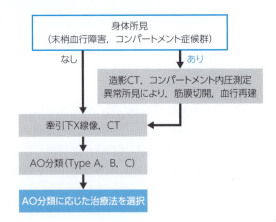

STEP 2 保存療法

転位のない，少ない骨折は保存療法の可能性がある．しかし成人は小児と異なり骨膜は薄く，しかも連続性が絶たれているために転位が進行する可能性が高い．原則的には手術加療が必要であると考えたほうがよい．

保存療法 → 手術療法 のターニングポイント

前述したように保存療法はよい方法ではない．整復位を得ることは難しいが，それを保持することはもっと難しい．保持するための外固定は関節拘縮と筋力低下を起こす．このような不満足な結果により，髄内釘やプレート固定などがより積極的に用いられることとなった．

STEP 3 手術療法

・Type A骨折

関節外骨折であるType Aは髄内釘固定によって治療できる可能性がある．近年の髄内釘の改良および膝蓋上アプローチへの変更は髄内釘固定の適応を拡大した．しかし，骨片の大きさが小さい場合（5cm以内程度）は髄内釘固定よりもプレート固定のほうが固定性はよい．角状安定型プレートを外側からの皮下プレート法で用いる方法が汎用されている（図7）が，骨幹端部に粉砕があると内側の支持力不全が生じるため，内側にも支持プレートが必要となることが多い．

・Type B骨折

Type B1（simple split）：固定法としてスクリュー固定単独とバットレスプレート併用のどちらも選択肢となる．その選択は骨質と骨片の大きさ，さらに周囲軟部組織の状態によって決定される．すなわち骨質が悪い場合，あるいは骨片が小さい場合はバットレスプレートを併用したほうがよく，周囲軟部組織の状態が不良であれば，スクリュー固定単独法か，最小侵襲プレート固定法（minimally invasive plate osteosynthesis；MIPO）を用いることになる．

Type B2（depression）：辺縁の皮質骨が保たれるこのタイプはまれである．損傷の程度は関節鏡での評価が望ましい．本損傷は骨幹端部に骨孔をあけ，関節鏡視下に確認しながら陥没面を持ち上げていく．持ち上げた後には何らかの骨移植とrafting screwが必要である．

Type B3（split depression，図8）：陥没した関節面を持ち上げ，安定した固定を得る必要がある．損傷程度が強くなると外側半月板損傷を伴うことが多くなる．この場合は通常，観血的に関節面を整復し，骨欠損部に骨移植を施行（自家骨，人工骨）し，バットレスプレートを用いて固定する．その後できるだけ外側半月板は縫合する必要がある．解剖学的形状に適合したプレートが開発され，より関節面に近いところに設置できるため固定性もよくなった．

・Medial plateau骨折

内側プラトーの骨折であり，損傷程度はさまざまである．一般的には内側プラトーは大腿骨内顆と解剖学的関係を保っており，外側プラトーは外側に亜脱臼している．内側進入により展開，関節面を整復し外側プラトーに向かってスクリューにて固定する．さらに骨幹端部のアライメントを整え，バットレスプレートにて固定する．通常このタイプは軟部

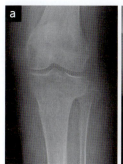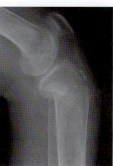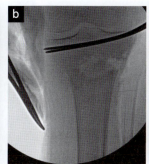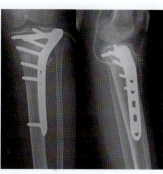

図7　Type A 脛骨近位関節外骨折
a：脛骨近位部が3cm残存している．
b：外反変形を整復し，その後角状安定性外側プレートを用いて最小侵襲手技で固定した．

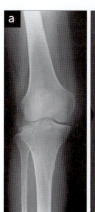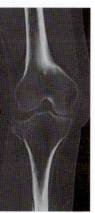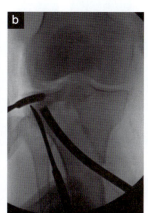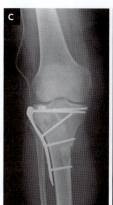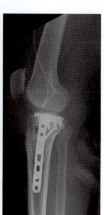

図8　Type B3 脛骨外側プラトー split depression 骨折
a：脛骨外側プラトーの陥没がCTにて明瞭に描出されている．
b：外側を展開，陥没した関節面を挙上した．
c：前後スクリューと外側プレートにて関節面を保持した．

組織損傷が強いので，プレート挿入は最小侵襲にて行うのがよい．骨整復固定が終了したならば，関節の安定性を評価する必要がある．損傷された後外側の靱帯機構は修復する必要がある．

・Type C骨折（Type C2，3，図9）

両側のプラトー骨折であり，最も複雑で，また最も軟部組織損傷の強い骨折型である．脛骨外側関節面の破壊が強い場合が多く，直視下に整復固定する必要がある．

通常は，前外側と後内側の2つのアプローチから，それぞれ整復しプレートで固定する方法が選択される．軟部組織の破壊はときに悲惨な結果を生む．内側の骨折は破壊の程度が少ないので，まず後内側の皮切から1/3円プレートなどでバットレスプレート固定を行う．内側骨折の破壊程度が強い場合や，より近位に骨折線が及んでいる場合は，T型バットレスプレートかアナトミカルプレートを使用する．次いで前外側の皮切から外側骨折部を展開し整復するが関節面は通常陥没している．半月板を下縁で切離し，本を開くように骨折部を展開し陥没骨折部を挙上整復し，自家骨移植を行う．その後，骨折部を閉じK-wireで仮固定し，アナトミカルプレートにて最終固定する．半月板切離部は修復する．

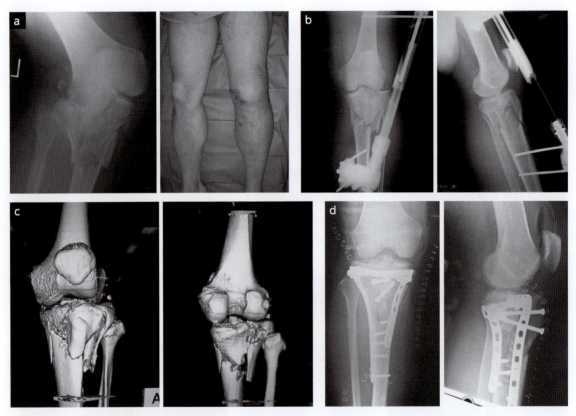

図9　Type C3 脛骨関節内粉砕骨折
a：関節面の高度の転位を認める．周囲の腫脹も強い．
b：牽引整復，創外固定による局所damage controlを施行した．
c：CT
d：内外側からの両側プレート固定．

膝蓋骨骨折
patella fracture

膝蓋骨骨折は下肢骨折の3％に発生する。受傷機転は膝前面への直達外力，あるいは非常にまれではあるが，完全伸展で収縮した膝に突然屈曲が加わる介達外力によっても生じる。膝蓋骨の軟骨は非常に厚く，その厚さは7〜8mmに及ぶ。下極の関節外の部分は全体の長さの30％以上を占める。

診断

身体所見

膝の前面を強打した患者は膝蓋骨骨折を疑うべきである。すべての患者に疼痛，腫脹を認める。膝の前面の触診により欠損（defect）を触れることもある。患者には下肢挙上ができるかどうかを確認する。できない場合は伸展機構の破綻が疑われる。しかし，下肢挙上が可能だからといって膝蓋支帯が保たれている膝蓋骨骨折は除外できない。

画像所見

X線側面像が横骨折あるいは明らかな粉砕骨折の場合有用である。膝屈曲45°で撮影する軸射像によって垂直骨折，骨軟骨欠損の存在がはっきりとする。MRIは下極の裂離骨折（avulsion fracture）や膝蓋大腿関節の軟骨の評価に対してときどき役に立つ。しかし，やはり他の関節近傍骨折と同様に最も有用なのはCTである。治療には必須といってよい。

AO分類ではType Aは関節外，Type Bは伸展機構の正常な部分関節内，Type Cは伸展機構の破綻した完全関節内骨折である。転位があるか，ないかという判断は最も重要である。一般に転位のある骨折とは骨片間が3mm以上離開しているもの，関節面が2mm以上転位のあるものである。

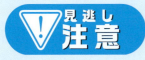
骨折の転位のみでなく，伸展機構の状態と併せて治療を決定するべきである。

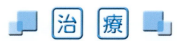

STEP 1 治療戦略

フローチャートに従い，治療を進めていく。

STEP 2 保存療法

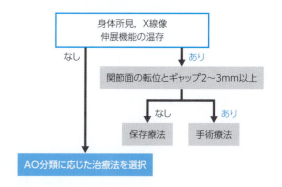

転位のない骨折，転位が少なく伸展機構の保たれている骨折は保存療法の適応である。保存療法は膝継手付の膝関節装具を4〜6週装着する。伸展位であれば全荷重歩行は直ちに許可する。膝継手のロックは疼痛，腫脹が軽減してから解除する。

コンプライアンスの悪い患者に対しては，シリンダーキャストも用いられる。しかし早期可動域運動の利点は骨折部の転位のリスクに優る。転位のある骨折でも合併症のある患者やADLの限られている患者には保存療法が用いられる。

保存療法 → 手術療法 のターニングポイント

保存療法中に転位が増大してきたものは手術療法に移行する。

STEP 3 手術療法

手術の目的は伸展機構の完全な回復と膝蓋大腿関節の外傷性変形性膝関節症の発生を最小限にすることである。手術療法の対象は伸展機構が破綻するType Aの下極骨折と，Type Cである。

・Type A骨折

膝蓋骨下極の裂離骨折は手術的再建の対象である。ワイヤー固定や骨縫合，特殊なプレートを使用しての固定などさまざまな方法がある。治療法が多いということは治療法が確立されていないということの裏返しである。強大な伸展力に対抗するため，著者らは人工靱帯を再建の補強として用いている(図10)。

・Type C骨折

Tension band wiring法は，Type C膝蓋骨骨折の骨接合術として最も用いられている方法である。これは，強固な固定により屈曲の際に膝前方にかかるdistractionの力を関節面のcompressionの力へと変換することにより成立する。強固な固定に加え，支帯の修復により完全な伸展機構の回復が得られる(図11)。

ほかには4.5または3.5mmの皮質骨(cortical)スクリュー，もしくは7.0または4.0mmの海綿骨(cancellous)スクリューを通してワイヤーを締結する方法もある。早期持続的他動運動(continuous passive motion；CPM)によって整復に影響があったものはなく，70%でexcellentまたはgoodであった。この方法は従来のtension band wiring法やスクリュー単独の固定よりもbiomechanicalに強固である。また，軟部組織への刺激症状も少ない。

Type C3の粉砕骨折は治療が難しい。可能であ

れば粉砕骨折を2 partの横骨折にまとめ上げ，その後tension band wiring法で固定する。しかし，粉砕が強くtension band wiring法を施行できない骨折型にはcerclage wiring法が有用である。

近年汎用されている「ひまわり法」は，粉砕骨折に対する固定法として非常に有効である。リングピンを周囲から刺入し，巻きワイヤーをリング部に通し，まとめ上げることで強力な固定性を獲得することができる（**図12**）。

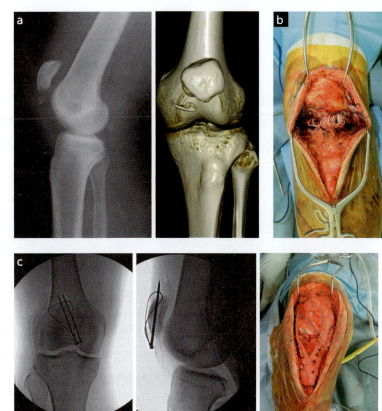

図10　Type A 膝蓋骨遠位骨折
a：膝蓋骨遠位の骨折と伸展機構の破綻がみられる。
b：術中所見にて膝蓋腱の破綻がみられる。
c：小骨片の骨接合と人工靱帯による補強を行った。

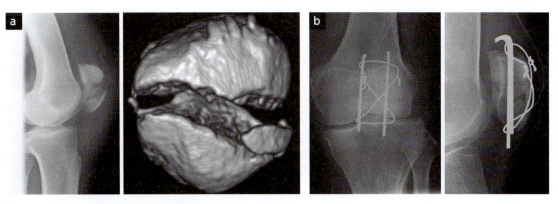

図11　Type C1 膝蓋骨2 part 骨折
a：膝蓋骨中央部での横骨折，伸展機構が破綻している。
b：Tension band wiring固定により膝蓋骨を復元し伸展機構を再建した。

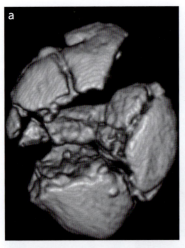
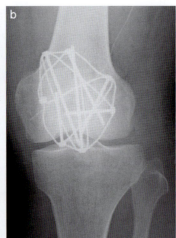
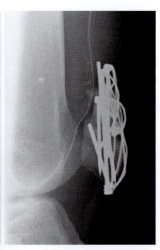

図12　Type C3 膝蓋骨粉砕骨折
a：典型的な膝蓋骨の粉砕骨折。
b：ひまわり法にて固定した。

膝関節脱臼と血管損傷，複合靱帯損傷
dislocation of the knee, ligament injury of the knee

Profile　膝関節脱臼とそれに伴う複合靱帯損傷は非常にまれであり，全膝損傷の0.001～0.013％に過ぎない。しかし，自然整復されている膝関節脱臼も多く，実際の数はもっと多いものと予想される。この損傷は通常高エネルギー外傷によって起こり，合併する血管損傷やコンパートメント症候群に対する緊急処置が先行し，その後に靱帯損傷に対する治療が行われる。この損傷は治療法を誤ると悲惨な結果となる危険な損傷である。

膝関節脱臼は膝関節を安定化させている4つの靱帯構造［前十字靱帯（ACL），後十字靱帯（PCL），内側側副靱帯（MCL），外側側副靱帯（LCL）］の3つ以上が断裂して生じ，さらに後方の関節包や後外側複合体（posterolateral complex；PLC）が断裂する。多くの筋組織が膝関節周囲に付着しており，おのおのが安定化に関与している。

最も多いのは前方脱臼で，このとき神経血管束は伸展損傷を受ける。後方脱臼は前方脱臼の次に多く，神経血管束は直接損傷を受ける。側方脱臼，回旋脱臼は少ないが，ときに関節包を突き破って脱臼し拘扼され，整復ができないことがある。

診断

身体所見

膝関節脱臼が急性期の段階で認められたならば，X線画像を撮影後に直ちに整復し，シーネ固定をする。足背動脈が触知されても，足関節上腕血圧比（ankle brachial index；ABI）を測定する必要があるが，ABIとは足部での収縮期圧を上肢の収縮期圧で除したものである。ABIが0.85～0.9

であれば慎重な経過観察とするが，0.85を下回れば膝窩動脈損傷も疑い造影CTなどの画像評価が必要である。

画像所見

急性期ではX線像により，脱臼の存在と脱臼の方向を診断する。

血管損傷の状態を評価するための検査として血管造影CTや動脈造影などがあるが，前者が簡便で短時間で施行できるため主流となっている。

MRIによる靱帯損傷把握は必要であるが，急性期ではなく血行再建が終了した後に施行する。

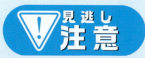 膝関節脱臼は自然整復されることも多く，多発外傷治療の際にはしばしば見逃されてしまう。従ってX線像上の所見がなくとも，関節血腫のある患者には本疾患を念頭に置く必要がある。

STEP 1 治療戦略

フローチャートに従い，治療を進めていく。

STEP 2 保存療法

膝関節脱臼の単独外傷で，ABIが正常，さらにコンパートメント症候群の臨床徴候が認められないのであれば，整復後のシーネ固定で経過観察できる。ただし，その後の靱帯再建は必須である。

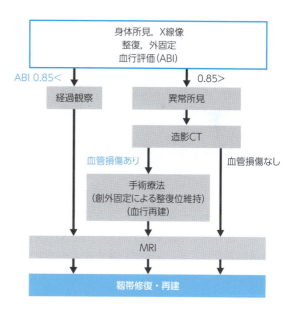

保存療法 → 手術療法 のターニングポイント

経過中末梢の脈拍が減弱するなどの阻血の徴候が認められたならば，直ちに再検査（造影CT）を行い，血行再建に移行する。

STEP 3 手術療法

・血行再建

血行再建は緊急である。末梢の脈拍が減弱しているなどの阻血徴候が認められたならば，直ちに展開するべきである。膝窩動脈損傷が8時間以上放置された場合の切断率は85％であると報告されている。筋壊死を避けるためには，膝窩動脈を損傷から4～5時間以内に回復させる必要がある。このように時間的余裕はないので，再建のための静脈採取をしている間に，temporary shunt tubeを使用して，阻血時間短縮に努めるべきである。膝関節脱臼に血管損傷を合併する割合は30～40％であり，神経損傷を合併する割合は25～40％である。腓骨神経麻痺が回復しづらいことはよく知られたことである。

症例を基に膝窩動脈再建の実際を解説する（図13）。

患者は80歳，男性。交通事故にて受傷，膝関節脱臼および膝窩動脈断裂の診断にて紹介となった。紹介時のX線像では膝関節はすでに整復されている（図13a）。右足部は阻血であり末梢動脈は触知できない（図13b）。直ちに造影CTを撮像したところ膝窩動脈の途絶を認めた（図13c）。直ちに手術室で全身麻酔を導入し，まずは仰臥位のまま対側の大腿動脈と患側の足背動脈の間をシャントチューブで血行バイパスを行った（図13d）。この際，大腿動脈には6Fr動脈シースを，足背動脈はカットダウンにて4Frの動脈シースをそれぞれ挿入しエクステンションチューブで連結する。そのまま仰臥位で創外固定を施行し膝関節の安定性を確保する。

次に腹臥位とし，膝関節後方のS状切開で膝窩動静脈を展開する。損傷の範囲を確認し血行再建を行うが，通常は対側から伏在静脈（小あるいは大）を採取し移植静脈とする（図13e）。

・コンパートメント開放

阻血時間が4時間を超える例では，再灌流障害によるコンパートメント症候群が生じるので，下腿および足部の筋膜切開を行う。コンパートメント内圧が異常値になるのを待って筋膜切開するのではなく，最初から施行するほうが好ましい。

・靱帯再建

膝窩動静脈再建の同一術野にPCLが現れる。可能な限り断裂部を縫合処置しておく。血行が安定していることを確認し，1～2週間以内にPLCおよびMCLを修復する。以後は，可動域訓練を施行し，残存した膝不安定性の再建のために膝関節外科専門医へコンサルトする。

術後の創処置を考えて膝関節15～20°で創外固定器を装着したままとする。早期の靱帯再建が不適当な患者では，創外固定器を6～8週装着し，その後手術室にて創外固定器をはずし，徒手的授動術を施行する。靱帯再建をせずに創外固定器のみで驚くほどよい成績を上げている報告があるが，これはまれである。通常は靱帯再建を必要とする。

（土田芳彦）

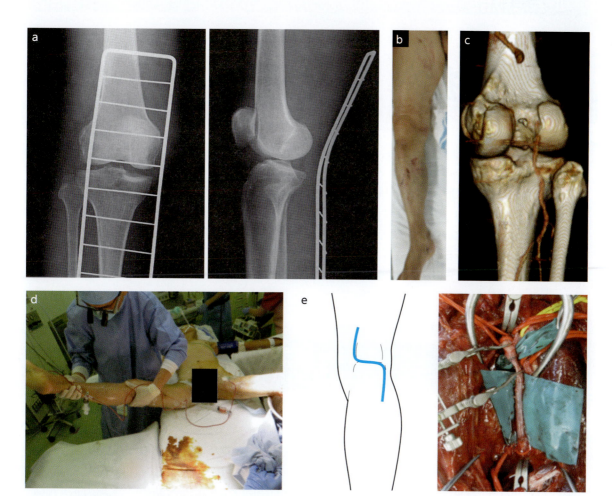

図13 膝関節脱臼，膝窩動脈断裂症例における血行再建
a：搬送時X線画像。
b：右足部は阻血である。
c：造影CTでは膝窩動脈の途絶を認める。
d：左大腿動脈から右足背動脈へバイパスを施行した。
e：膝関節後面にS字状切開し，挫滅していた動脈部分を切除し，静脈移植にて再建した。

文献

1) Stover M. Distal femoral fractures：current treatment, results and problems. Injury 2001；32 Suppl 3：SC3-13.
2) Krieg JC. Proximal tibial fractures：current treatment, results, and problems. Injury 2003；34 Suppl 1：A2-10.
3) Kakazu R, Archdeacon MT. Surgical Management of Patellar Fractures. Orthop Clin North Am 2016；47：77-83.
4) Lachman JR, Rehman S, Pipitone PS. Traumatic Knee Dislocations：Evaluation, Management, and Surgical Treatment. Orthop Clin North Am 2015；46：479-93.

II 疾患別治療法

膝関節
関節症・炎症性疾患

　疼痛や腫脹，変形などにより膝関節に障害を引き起こす代表的な疾患として，関節症と炎症性疾患がある。関節症には変形性膝関節症，特発性骨壊死，ステロイド性関節症，Charcot関節，血友病性関節症がある。炎症性疾患には関節リウマチ，痛風・偽痛風，化膿性膝関節炎がある。
　ここでは，これらの疾患の診断と治療について述べる。

変形性膝関節症
osteoarthritis of the knee

Profile　変形性膝関節症（膝OA）は，関節軟骨の退行性変化を基盤として関節変形と機能障害をきたす疾患であり，有病者数は2,500万人以上と推測されている。膝OAの病態には加齢以外にも，アライメント異常，肥満，遺伝，性別など複数の因子が関与する。治療としては，薬物療法の進歩に伴い保存療法の選択肢が増えている。一方，保存療法に抵抗性の症例に対しては手術療法が行われる。従来，術式として人工膝関節全置換術（total knee arthroplasty；TKA）が広く用いられてきたが，近年では患者の背景や医療環境の変化などにより，骨切り術の適応が拡大している。

診断

身体所見

　初期には膝関節の違和感や，「正座ができない」「階段の下りがつらい」などを訴える。疼痛は特に動作開始時に生じやすく，しばらく歩くと消失あるいは軽快する。病期の進行とともに，歩行時にも疼痛が出現し，歩行距離が減少する。膝関節の変形は三次元的に進行し，内反膝においては大腿骨が脛骨に対して内反，屈曲，外旋する。歩行時では，立脚中期に大腿骨が脛骨に対して外側に偏位するlateral thrustが観察される。罹患期間が長くなると，大腿四頭筋の萎縮や関節可動域の制限が生じる。滑膜に炎症が生じると関節水腫を伴う。

徒手検査

　最も多くみられる所見として，可動域制限，圧痛，関節水腫がある。可動域制限は初期から出現し，屈曲拘縮や正座不能となる。圧痛は罹患側に限局してみられる。水腫を伴うと膝蓋跳動がみられる。

画像所見

・X線

関節裂隙の狭小化と骨棘形成を基にしたKellgren-Lawrence分類がよく用いられる[1]（**表1**）。Grade 0〜4に分類されるが，Grade 2以上を膝OAとすることが一般的である（**図1**）。関節裂隙狭小化の鋭敏な評価として，固定屈曲位撮影が有用である[2]（**図2**）。

・MRI

プロトン密度強調MRIで軟骨と軟骨下骨または関節液との間に良好なコントラストが得られ，軟骨摩耗の画像評価として有用である。軟骨病変に先立って，軟骨下骨にT2強調像で境界不明瞭な高信号領域がみられることがある。骨髄浮腫をとらえたものであり自然に消退することが多いが，疼痛との関連に関しては意見が分かれている。

関節液検査

色調は正常である。しかしヒアルロン酸の濃度と分子量が低下するため，曳糸性が低下する。血腫や結晶の有無など，他の疾患との鑑別に有用である。

これで確定診断！ 詳細な病歴聴取とともに，画像的な特徴を踏まえて診断する必要がある。

見逃し注意 臥位での単純X線像で関節裂隙狭小化がみられなくても，荷重位撮影を行うことで明瞭な狭小化が確認できることがある（**図3**）。階段昇降時痛が主訴のときには，大腿脛骨関節の変形が軽度でも，膝蓋大腿関節のOAが進行していることもある。そのため正面像だけではなく，側面像や軸射像なども確認することが重要である。

表1 Kellgren-Lawrence 分類

	Grade 0 (normal)	Grade 1 (doubtful)	Grade 2 (minimal)	Grade 3 (moderate)	Grade 4 (severe)
関節裂隙狭小化	なし	疑わしい	わずか	明瞭	著明
骨棘形成	なし	わずか	明瞭	中等度	高度
軟骨下骨硬化	なし	なし	なし	あり	高度
関節変形	なし	なし	なし	わずか	明瞭

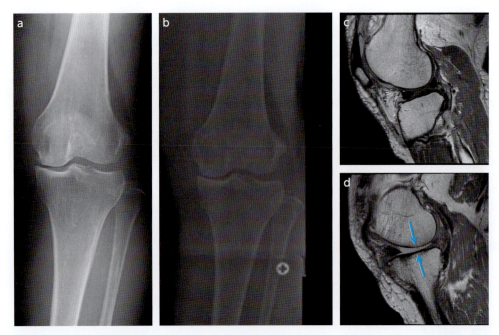

図1 変形性膝関節症（膝OA）に対する画像評価
74歳，女性。
a：膝関節単純X線正面像（臥位）。内側を中心に骨棘形成，関節裂隙の狭小化，軟骨下骨の硬化を認める。
b：立位正面像でも同様であり，Kellgren-Lawrence分類Grade 3である。
c, d：MRIプロトン密度強調矢状断像。外側（c）の軟骨は残存しているが内側（d）の軟骨は消失している（矢印）。

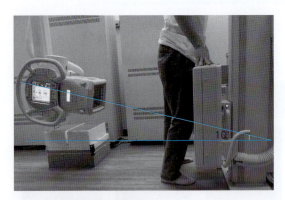

図2 膝屈曲位固定撮影法
カセッテに大腿前面を接触させ，母趾先端をフィルムの延長線上にくるようにし，X線を頭尾方向に10°傾斜させて撮影する。

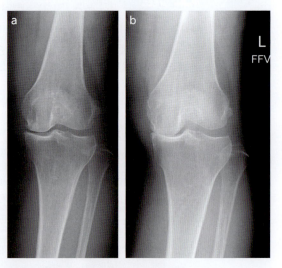

図3 固定屈曲位撮影法の有用性
臥位正面像では内側関節裂隙が残存しておりKellgren-Lawrence分類Grade 3であるが（a），固定屈曲位撮影法ではGrade 4に相当する（b）。

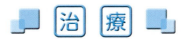

STEP 1 治療戦略

　複数の保存療法を組み合わせることにより，疼痛や機能障害を最小限にすることが可能である．しかし，膝OAの根治療法や進行を完全に予防できる治療法は存在しない．保存療法に抵抗して疼痛が持続したり，日常生活動作（ADL）障害が進行するときには手術療法を考慮する．術式選択においては，年齢や罹患コンパートメント，病期，社会的背景などを踏まえる必要がある．一般的にTKAが広く用いられているが，近年では活動性の高い高齢者の増加，またロッキングプレートなど固定力の高いデバイスの普及に伴い，高位脛骨骨切り術（high tibial osteotomy；HTO）の適応が拡大傾向にある．

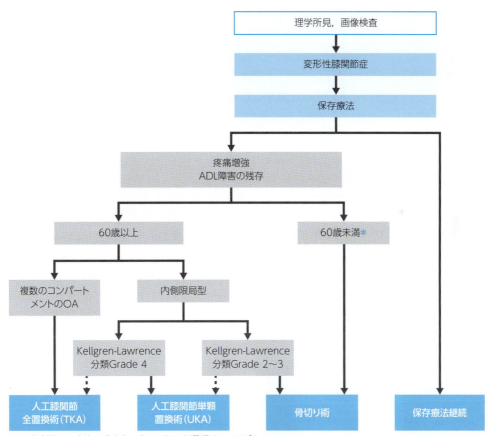

＊60歳未満でも症状や重症度に応じてTKAを選択することがある．

STEP 2 保存療法

　すべての症例において，まず保存療法を開始する．最も重要なことは患者教育であり，生活様式の変更，運動療法，減量など，関節への負担を軽減する方法に関して指導する．
　運動療法としては，大腿四頭筋をはじめとした膝関節周囲筋の筋力増強，およびストレッチを重点

的に行う。

　薬物療法においてはアセトアミノフェンや非ステロイド性抗炎症薬（nonsteroidal anti-inflammatory drugs；NSAIDs）が推奨されているが，可能な限り長期投与を回避する。近年では慢性疼痛に対する薬剤として，トラマドールやデュロキセチンなども膝OAの治療に認められている。ヒアルロン酸製剤やステロイド製剤の関節内投与も有効である。ただし，ステロイド製剤はステロイド性関節症が危惧されるため，反復投与する場合3カ月以上の間隔をあけるべきである。

> **保存療法 → 手術療法 のターニングポイント**
>
> 　保存療法を十分に行っても疼痛緩和や機能改善が得られないときには，手術療法を考慮する。術式として，まず関節温存術の適応について検討する。HTOの最もよい適応は，青壮年者で関節軟骨が残存している膝OAである。また人工膝関節単顆置換術（unicompartmental knee arthroplasty；UKA）の適応は，高齢で内側または外側に限局した膝OAである。これらの術式では病期が進行する前に勧めるべきである。
> 　一方，TKAの適応は病期が進行した膝OAであるため，保存療法を継続しつつ患者背景などを十分に考慮して手術時期を決定してもよい。しかし，廃用による関節拘縮や筋萎縮が進行し，社会復帰が困難にならないように注意すべきである。

STEP 3　手術療法

　HTOは脛骨近位で外反することにより，下肢アライメント矯正を行う術式である。骨切り部の固定に使用される金属プレートや人工骨の改良などにより，近年では高齢者にも適応が拡大しつつある（図4）。

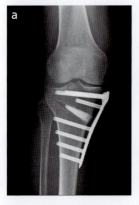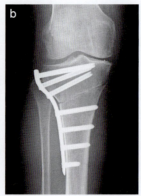

図4　骨切り術
a：開大式高位脛骨骨切り術（HTO）
b：ハイブリッド式HTO

　UKAは骨切除量が少なく比較的低侵襲な術式である。前十字靱帯が温存されるため，生理的な関節運動が維持される手術である。しかし，脛骨側の骨切除量が増えると脛骨近位骨強度が低下し，インプラント直下の骨折を生じることがあるため注意が必要である。

　TKAは関節面の再建とアライメント矯正を同時に行える手術であり，疼痛や歩行能力の改善に優れている。良好な臨床成績のためには，正確な下肢アライメントと適切な靱帯バランスを獲得する必要がある。代表的な機種として，cruciate retaining（CR）型，posterior stabilize（PS）型，cruciate substituting（CS）型があり，それぞれの特徴を考慮した手術手技を行う。

　後療法としては，HTOでは一定期間の荷重制限が必要となるが，従来よりも短縮されてきている。UKAやTKAでは直後から全荷重を許可できる。

特発性骨壊死
idiopathic osteonecrosis

60歳代以降の女性に誘因なく急激に発症する膝関節痛では，本疾患を疑う必要がある。夜間痛や荷重時痛が特徴的である。ステロイド性骨壊死が骨幹部から軟骨下骨まで広範囲に生じるのとは異なり，本疾患は限局した範囲に発生する。大腿骨内側顆に生じることが多く，両側性はまれである。病態として，近年では軟骨下骨に生じた脆弱性骨折が十分に修復せず，壊死に至ると考えられている[3]。治療方針の決定には壊死範囲が重要であり，関節温存手術として骨切り術が有用である。進行例には人工膝関節置換術が適応となる。

診断

身体所見

発症は急激であることが多い。膝OAとは対照的に，夜間痛などの安静時痛の出現が特徴的である。疼痛のため，関節可動域制限や跛行を呈する。

徒手検査

壊死部にストレスをかける肢位で屈伸させることで疼痛が誘発される。大腿骨内側顆に生じることが多いため，内反ストレスをかけながら膝関節を屈曲することで疼痛が誘発されやすい。

画像所見

・X線

Koshino分類が用いられる[4]（**表2**）。初期には特徴的な所見を認めないが，数週間から数カ月の経過で病巣部において骨透亮像や関節面のわずかな平坦化が出現する。骨透亮像は徐々に境界明瞭となり，周囲は骨硬化像や関節面の石灰板を呈する（**図5a, b**）。

最終的には壊死部が圧潰し，関節裂隙の狭小化や骨棘形成などの二次性OA変化を伴う。

・MRI

T1強調像では軟骨下骨層の一部が低信号となり，ときにその周囲を等信号域が取り囲む。壊死と浮腫の領域は低信号の蛇行したラインで区別される。T2強調像では低信号域と病変周囲の浮腫を反映する高信号域がみられる（**図5c, d**）。

・骨シンチグラフィー

病巣周囲に異常集積像を認める。膝OAと比較して集積の程度が強く，範囲が限局している。関節をはさんだ対側には集積を認めないことで膝OAと鑑別される。正面像よりも側面像で評価しやすい。しかし，MRIの普及やその診断精度の高さから，骨シンチグラフィーを行われることは減少している。

表2 Koshino分類

Stage	単純X線所見
1	病的所見なし
2	荷重部の骨吸収像
3	荷重面の陥凹，石灰板の出現
4	骨棘形成，関節裂隙の狭小化

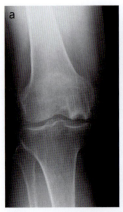 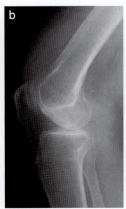 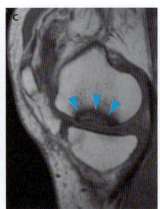 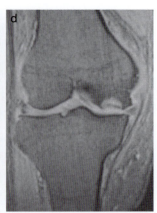

図5　大腿骨顆部特発性骨壊死
74歳，女性．
a, b：単純X線像において周囲の骨硬化を伴う骨透亮像と石灰板を認め，壊死部は圧潰している．
c, d：MRIではT1強調像で上に凸の低信号域（矢頭）を認める．同部において関節面は平坦化している．
c：T1強調矢状断像
d：T2*強調冠状断像

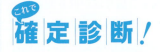　X線像で周囲に骨硬化像を伴う骨透亮像をみたら本疾患を考える．疼痛部位に一致して，MRIで限局したT1低信号を確認できれば特発性骨壊死と診断する．

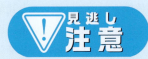　単純X線像に所見がない発症初期でも特徴的な症状から本疾患を疑い，MRI検査を行って初期膝OAと鑑別する必要がある．また症状が持続するときには間隔をあけて再評価を行うことも重要である．

STEP 1　治療戦略

　まずは保存療法から開始する．症状が持続する場合には，①Stage分類，②壊死範囲，③年齢，④活動性，⑤症状，⑥社会的背景などさまざまな因子を考慮して治療法を選択する必要がある．なかでも，Stage分類と壊死範囲が簡易的な予後予測として有用である．壊死範囲を，単純X線正面像における顆部横径に対する壊死部横径の割合の評価として算出する．Stage 2で壊死範囲が50%以上，またはStage 3では骨切り術を勧める．Stage 4では人工膝関節置換術を施行する．

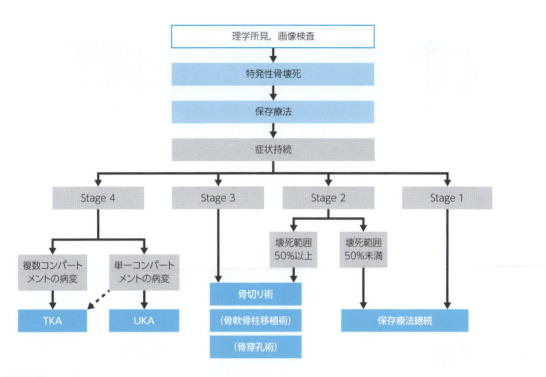

STEP 2 保存療法

　保存療法の目的は壊死部の圧潰を回避し，修復させることである．杖や装具の使用による荷重制限を行う．壊死範囲が狭く，早期に治療を開始できれば壊死部の修復が期待できる．症状緩和目的としてNSAIDsなどを使用した薬物療法，物理療法を組み合わせた治療も行う．膝周囲筋の筋力増強やストレッチも重要である．

保存療法 → 手術療法 のターニングポイント

　Stage 2において壊死範囲が50％以上であれば，壊死部の圧潰が生じる可能性が高い．Stage 3では荷重面が陥凹しており圧潰の危険性がさらに高まる．これらに対しては，壊死部を保護する目的で早期に骨切り術を勧めるべきである．一方，Stage 4では患者背景を十分に考慮して手術時期を決定する．

STEP 3 手術療法

　脛骨近位で外反することにより下肢アライメント矯正を行うHTOでは，荷重環境の変化による壊死部の除圧が期待できる．骨切り術と自家骨軟骨柱移植術や骨穿孔術の併用が有用とする報告もある．しかし，自家骨軟骨柱移植術の適応は50歳ごろまでとされており，高齢者に多く発生する本疾患では適応となることは少ない．骨穿孔術では，硬化部を確実に越えて骨髄からの出血を病巣部に誘導することが重要である．

　UKAはStage 4で単一コンパートメントのみに，TKAは複数のコンパートメントに病変が存在する症例に対してよい適応となる．

ステロイド性関節症
steroid arthropathy

Profile 副腎皮質ステロイド製剤は短期的な抗炎症効果に優れており，さまざまな膝関節疾患に対して広く用いられている．しかし，関節内に投与されたステロイド製剤は軟骨代謝を抑制するとともに，関節包に分布する神経終末の変性により深部知覚を低下させる．このため，頻回に関節内投与すれば関節防御反応が低下して関節破壊が進行し，Charcot関節と類似する．原疾患と異なる臨床経過をたどる点に注意を要する．全身投与による骨壊死とは区別される．予防として少なくとも3カ月以上は投与間隔をあける必要がある．治療として関節破壊が進行し，臨床症状が悪化すればTKAを考慮する．

診断

身体所見

ステロイド製剤による合併症として，感染，注射部位周辺の関節包石灰化，皮膚の萎縮，色素沈着などがみられる[5]．

画像所見

・X線

単純X線像では骨萎縮や骨硬化，骨囊胞，関節面陥没，関節遊離体などが認められる（図6a, b）．進行すると破壊像に至るが，これらの変化は通常のOAよりも速く進行する．

・MRI

MRIで関節軟骨の消失と，関節内と交通する骨髄異常信号がみられる（図6c〜e）．Charcot関節と比較すると骨増殖性変化が少ない．

血液・関節液検査

ステロイド投与の合併症である化膿性膝関節炎と鑑別するために，血液生化学検査で白血球，赤沈，C反応性蛋白（C-reactive protein；CRP）などを評価する．また関節液培養検査も行う．

これで確定診断！ 頻回のステロイド製剤の関節内投与歴があり，原疾患の自然経過に一致しない所見を伴っていれば本疾患と診断する．

見逃し注意 ステロイド製剤を関節内投与している症例では本疾患が発生する可能性を念頭に置き，疼痛が軽減していても定期的な画像検査を行い，関節破壊の進行に注意すべきである．

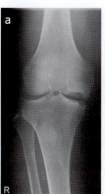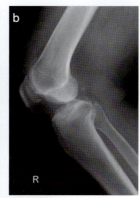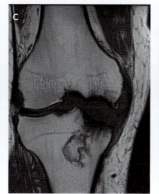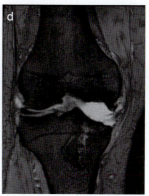
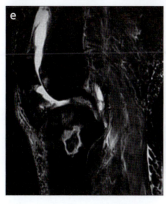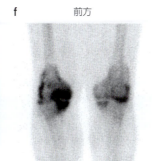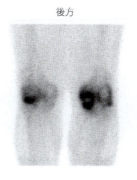

図6 ステロイド性関節症
58歳, 男性. 右膝関節痛に対してステロイド製剤の関節内投与を毎週施行されていた.
a, b: 単純X線像で大腿骨内側顆および脛骨内顆に, 周囲の骨硬化像を伴う骨欠損を認める.
c〜e: MRIでは軟骨と骨が広範囲に欠損していることがよくわかる. 脛骨近位骨幹端には梗塞像もみられる.
c: T1強調TSE冠状断像
d: T2強調ME冠状断像
e: T2強調TSE STIR矢状断像
f: 骨シンチグラフィーで大腿骨側, 脛骨側ともに骨欠損部を囲むように強い集積を認める.

STEP 1 治療戦略

原疾患に対する治療を継続するが, ステロイド製剤の関節内投与は直ちに中止すべきである. 関節破壊の進行や症状の増悪があればTKAを考慮する.

STEP 2 保存療法

関節破壊の進行予防として, さまざまな刺激から関節を保護することが必要である. 装具を用い

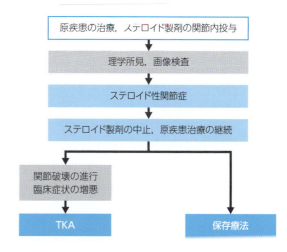

て関節安定性を高めたり，杖の使用で荷重を制限することで膝関節への負担を軽減させる。痛覚低下のため装具療法の皮膚合併症に十分注意する。

> **保存療法 → 手術療法 のターニングポイント**
>
> 疼痛よりも関節破壊による不安定性が問題となりやすい。保存療法を行っても関節破壊が進行したり，不安定性でADLが障害されるときには手術療法を考慮する。

STEP 3 手術療法

術式としてTKAを選択する。機種としてまず表面置換型を検討するが，骨欠損に対しては補填材料で，不安定性に対しては拘束型インプラントで対応する。

Charcot関節
Charcot joint

Profile 梅毒，脊髄癆，糖尿病，先天性無痛無汗症などによる中枢または末梢神経障害を背景として生じる。痛覚，深部感覚，運動神経など関節の体性感覚障害のため，関節に対する防御機構が機能せず関節症が進行する。本疾患は，無秩序な破壊と増殖が混在する退行性疾患である。膝関節の高度変形や不安定性のため下肢の支持性が損なわれ，著しいADL障害をきたす。治療方針の決定には，Pomeranz分類とEichenholtz分類を基に作成された北大分類 (**表3**) の病期評価が有用である[6]。近年，進行例に対してはTKAを第一選択としている。

診 断

身体所見

従来，疼痛や圧痛を認めないとされてきたが，疼痛を自覚することが多い。著明な関節破壊の結果，腫脹や不安定性を生じやすく，下肢の支持性が低下し著しい跛行を呈する。深部知覚が低下または消失している。

徒手検査

多量の関節液貯留に伴う関節腫脹を認める。進行すると著しい関節不安定性を生じる。膝OAと比較して関節可動域が保たれる。

画像所見

・X線

初期変化として硬化像が特徴的である。膝OAよりも広範なこの硬化像は脛骨側，大腿骨側双方にみられることが多い。硬化像の拡大も膝OAより速く，初期から2年以内に高度な破壊像に至る (**図7**)。

表3 Charcot関節の病期分類

Pomeranz分類		Eichenholtz分類		北大分類	
Stage I	early	Stage I	development	Stage I	sclerosis（硬化期）
Stage II	moderately advanced			Stage II	destruction（破壊期）
Stage III	advanced	Stage II	coalescence	Stage III	coalescence（癒合期）
		Stage III	reconstruction	Stage IV	reconstruction（再建期）

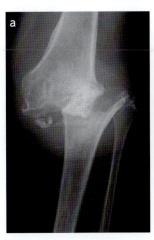
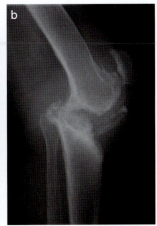
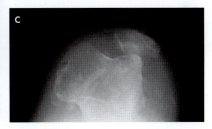

図7 Charcot関節
70歳，女性。左膝関節単純X線像。大腿骨，脛骨ともに著明な骨欠損がみられる。骨棘形成は強くないが高度の関節破壊を認める。

原疾患に対する検査

血糖測定やヘモグロビンA1c（hemoglobin A1c；HbA1c）を糖尿病の，頭部・脊椎MRIを中枢神経疾患の，神経伝導速度を末梢神経疾患の鑑別に行う。痛覚評価として安全ピンやルーレットを用いる。神経梅毒の診断には脳脊髄液検査が必須である。

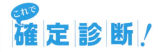
他の関節疾患では考えられないような著明な関節破壊がみられる。疼痛の程度に比べて関節破壊が強く，原因となる基礎疾患の既往歴があれば本疾患と診断する。

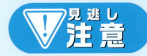
約半数の症例は完全な無痛ではないことに注意する。

治 療

STEP 1 治療戦略

　原疾患が判明していないときには，その同定と治療を開始する．本疾患に対しては保存療法を開始する．北大分類Stage ⅠやⅡでは保存療法を継続する．Stage ⅢやⅣの癒合期以降となれば手術療法が考慮できる．術式としてTKAを第一選択とする．関節固定術は合併症の観点から極力避けるべきである．

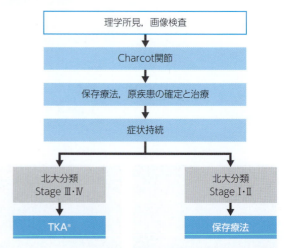

STEP 2 保存療法

　病識の欠如が多くみられるため，患者教育が重要となる．さまざまな刺激から関節を保護することが進行予防に必要である．装具を用いて関節安定性を高めたり，杖の使用で荷重を制限することで膝関節への負担を軽減させる．痛覚低下のため装具療法の皮膚合併症に十分注意する．

保存療法 → 手術療法 のターニングポイント

　北大分類のStage Ⅰ・Ⅱでは破壊性変化が進行するため，手術療法を避けるべきである．関節破壊による不安定性が強く，装具療法などを行っても支持性が得られないStage Ⅲ以降では手術療法を考慮する．

STEP 3 手術療法

　従来，第一選択は関節固定術であったが，骨癒合の遷延などの問題があった．一方，不安定性が強く防御反応の欠如した膝に対するTKAは，インプラントに加わる負荷が大きくなるため，以前は禁忌とされていた．しかし，骨破壊が進行しない北大分類Stage Ⅲ以降では良好な成績が得られるため，現在ではTKAを第一選択としている[7]．

　骨欠損に対しては補填材料で，不安定性に対しては拘束型インプラントで対応する．

血友病性関節症
hemophilic arthropathy

Profile 血友病は伴性潜性（劣性）遺伝であり，男性に発症する。血友病患者では30歳代以降に肘，膝，足関節の機能障害を自覚し，急激に生活の質（QOL）が低下する。本疾患は機械的ストレスと化学的ストレスの結果，軽微な外力で出血を繰り返す。繰り返す関節内出血は軟骨を障害し，関節破壊の原因となる。以前は関節内出血を起こさないために「できるだけ運動を避ける」傾向にあったが，近年では「出血しないための運動をする」という考え方に変わってきている。血友病の根治療法がないため，長期的な経過観察が必要になる。治療の基本は出血予防であり，凝固因子を一定以上に保つ定期補充療法を継続することで活動を制限しないようにし，筋力低下を予防する必要がある。出血の制御が困難なときや，関節破壊が進行する例に対しては手術療法が行われる。

診断

身体所見

関節症の進行とともに，疼痛，可動域制限，筋萎縮，強直などが生じる。関節外では，筋肉内出血のため筋力低下や筋の柔軟性低下を伴うこともある。

徒手検査

関節腔内に血腫の貯留を伴うため，膝蓋跳動が陽性となる。

画像所見

・X線

病期が進行すると，骨端肥大，関節裂隙の狭小化，骨密度低下などがみられる（**図8**）。Arnold-HilgartnerのStage分類（**表4**）が予後予測に使用される。

・MRI

軟部組織の詳細な変化をとらえるために有用であり，滑膜肥厚や関節血腫などが評価できる。

・エコー

滑膜炎の活動性評価にドプラーエコーが用いられる。

血液検査

プロトロンビン時間（prothrombin time；PT）が正常で，活性化部分トロンボプラスチン時間（activated partial thromboplastin time；APTT）が延長する。血友病Aでは血液凝固第Ⅷ因子活性が，血友病Bでは血液凝固第Ⅸ因子活性が40％未満である。

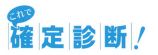

血液検査で，凝固因子の不足を伴う関節血腫であれば本疾患と診断する。

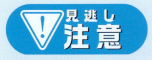
血友病の診断がついていないときには本疾患を見逃す危険がある。頻回の関節血腫をみれば必ず本疾患を念頭に置き，家族歴の聴取と血液検査で凝固因子を測定する。膝のほかにも肘や足関節にも生じやすいので，全身的な評価もすべきである。

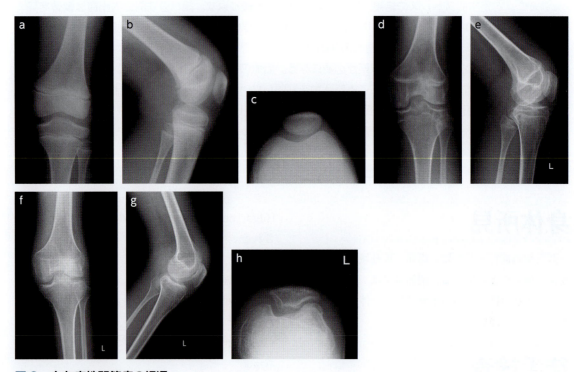

図8 血友病性関節症の経過
9歳，男児。A型血友病。
a～c：当科初診時では関節周囲軟部陰影が増強しているが，骨の異常を認めない。
d, e：15歳時。骨端部の透過性亢進と，関節面の不整を認める。
f～h：18歳時。関節裂隙の狭小化を認める。膝蓋大腿関節（patellofemoral joint；PF関節）の変形も伴っている。

表4 Arnold-Hilgartner の Stage 分類

Stage	特徴	
Ⅰ	X線像上，異常なし 関節血症や軟部組織出血に続く軟部組織腫脹	可逆性変化
Ⅱ	罹患関節の骨端部に限局した骨粗鬆症 関節形態と関節裂隙が保たれている 骨囊胞なし	↕
Ⅲ	関節形態は破壊されているが関節裂隙は保たれている 関節腔に交通する骨囊胞	
Ⅳ	関節裂隙の狭小化，軟骨破壊	
Ⅴ	線維性拘縮，関節裂隙消失，骨端の肥大，関節構造の破綻	不可逆性変化

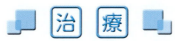

STEP 1 治療戦略

　出血の制御が関節症状を増悪させないために最も重要である．血友病性関節症と診断すれば，まず凝固因子の補充が必要となる．関節内出血がなくても，凝固因子が不足しないように定期的に投与する[8]．診断および全身的治療に関しては他科と連携して進める．Arnold-HilgartnerのStage分類を基に治療方針を立てる．StageⅠ～Ⅲでは保存療法を行うが，出血の制御が困難なときには滑膜切除術を行う．StageⅣ・Ⅴでも保存療法を継続するが，膝OA症状によりADL低下が進行するときにはTKAを考慮する．

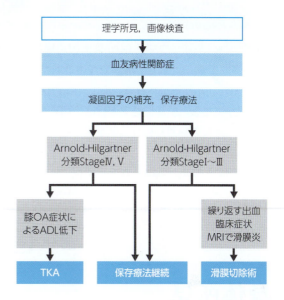

STEP 2 保存療法

　凝固因子の定期的補充療法により出血を予防する．出血していないときには定期的に愛護的な運動を行い，関節周囲の筋力を増強させる．必要に応じて補助具を使用し，関節の負担を軽減させる．出血した際には局所を冷却し安静にする．また，直ちに凝固因子を補充し再発を予防する．第Ⅷまたは第Ⅸ因子が1％未満にならないように定期的に補充することが推奨されており，投与量や間隔は個人の検査結果に応じて調整する．凝固因子の定期的補充療法の中断時期は，一定の見解が得られていない．

保存療法 → 手術療法 のターニングポイント

　Arnold-HilgartnerのStage分類StageⅢまでであれば進行が予防可能なため，止血目的に積極的な滑膜切除術を推奨する．StageⅣ以降で関節症性変化が強い場合にはTKAを考慮する．著しい拘縮をきたす前に行う必要があるが，若年者や多関節罹患の患者が多いことから計画的な治療が求められる．

STEP 3 手術療法

　鏡視下滑膜切除術の目的は，症状緩和と出血の制御である．TKAの目的は除痛とADLの改善であり，長期成績は良好とされる[9]．しかし，周術期の出血や合併症に十分留意する必要があり，また関節可動域の改善は期待しにくいなど限界についても理解しておく．

関節リウマチ
rheumatoid arthritis (RA)

 関節リウマチ (RA) は滑膜組織を主病巣とする自己免疫疾患であり，女性に多く発症する。病態として，滑膜で産生された炎症性サイトカインが破骨細胞を活性化することで骨びらんが形成される。また，matrix metalloproteinase-3 (MMP3) などの過剰産生により軟骨破壊が生じる。関節破壊の進行は不可逆的な機能障害をもたらすため，早期診断・早期治療が原則である。近年の治療目標は診断後6カ月以内の臨床的寛解であり，達成できない場合でも低疾患活動性を目指す。治療として，methotrexate (MTX) を中心とした全身投与の薬物療法が行われる。しかし膝関節の滑膜炎が制御困難なときや，関節破壊が進行する例に対しては手術療法が行われる。

身体所見

初期では単〜複数の関節に，圧痛，運動時痛，安静時痛などが出現する。局所の熱感を伴うこともある。起床時における関節のこわばりが出現する。慢性的な経過では，関節腫脹や関節破壊により変形が生じる。

徒手検査

滑膜炎を反映して，膝前面から滑膜肥厚を触知する。水腫を伴うと膝蓋跳動がみられる。

画像所見

・X線

Larsen grade分類で評価する（表5）。膝関節裂隙の狭小化は，膝OAと比較して内・外側均等にみられることが多く，自然経過においては骨破壊が進行する（図9）。近年では生物学的製剤により骨破壊の制御も可能となり，中高齢者において膝OAによる骨増殖性変化が目立つ症例も増えている。

・MRI

滑膜炎，骨髄浮腫，骨びらん，関節水腫，軟骨変性などの評価に有用である。造影剤を用いることで滑膜炎の活動性も評価可能である。

・骨密度検査

ステロイド製剤を長期使用している症例では骨密度検査を行い，ステロイド性骨粗鬆症の有無を確認する。

血液・関節液検査

・血液検査

赤沈やCRP，白血球が上昇する。リウマトイド因子はRAにおいて陽性率が60〜80%であるが，初期では低下する。抗シトルリン化ペプチド抗体 (anti-cyclic citrullinated peptide antibody；抗CCP抗体) はRAにおいて特異度90%以上であり，診断的価値が高い。MMP3は疾患活動性評価や関節破壊の予後予測に有用とされる。

・関節液

他の炎症性疾患と同様に，粘性が低く，黄色で半透明から軽度混濁を呈する。

表5 Larsen grade 分類

Grade 0	Grade I	Grade II
正常	軽度の異常	初期変化
骨の輪郭が保たれ，関節裂隙は正常。関節炎と関係ない変化はあってもよい	関節周囲軟部組織の腫脹，関節近傍の骨萎縮，軽度の関節裂隙狭小化のどれかがみられる	骨びらんおよび関節裂隙狭小化がみられる

Grade III	Grade IV	Grade V
中等度の骨破壊	高度の骨破壊	ムチランス変形
著明な骨びらんおよび関節裂隙狭小化がみられる	骨の変形を伴うが，元の関節表面が部分的に残存している	本来の関節面が消失し，著明な骨変形を伴う

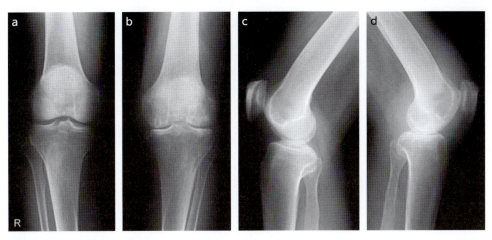

図9　関節リウマチ（RA）
79歳，男性。左膝関節の歩行時痛と腫脹を主訴に受診した。
a：右膝では内側優位の関節裂隙狭小化を軽度認める。
b：内・外側ともに関節裂隙の狭小化と軟骨下骨の萎縮を認める。
c，d：側面像でも同様である。

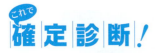
2010年アメリカリウマチ学会（American College of Rheumatology；ACR）/ヨーロッパリウマチ学会（European League Against Rheumatism；EULAR）関節リウマチ分類基準がgold standardとなっている[10]。

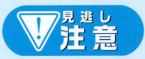
高齢発症では膝関節から発症することも少なくない。診断基準を満たさない場合でも，評価を継続することでRAと診断される場合もある。

 治療

STEP 1 治療戦略

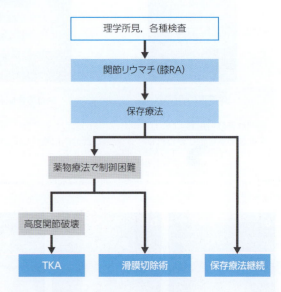

　膝関節領域の治療戦略で最も重要なことは，膝関節障害をきたす前にRAの疾患活動性を抑えることである。6カ月以内の臨床的寛解を目標として薬物療法を開始し，疾患活動性を制御しながら局所の運動療法や装具療法などを併用する。疾患活動性の程度にかかわらず，薬物療法で制御困難な単関節炎が持続すれば滑膜切除術を考慮する。関節破壊が進行し，日常生活に著しく支障が生じるようであればTKAを勧める。膝OAとは異なり，本態が滑膜炎であるため，アライメント矯正を目的とした骨切り術や，部分置換術であるUKAは適応とならない。

STEP 2 保存療法

　RAに対する薬物療法は，原則『関節リウマチ診療ガイドライン2014』に従って行う。全身的な副作用に注意する。局所に対する薬物療法として，ステロイド製剤やヒアルロン酸製剤の関節内投与が適応となる。ただし，ステロイド製剤の投与は3カ月以上あけて行う。

　理学療法は筋力および身体機能の向上，ADL障害の改善などを促進する。装具療法は関節の不安定性を補助する目的で行われる。

保存療法 → 手術療法 のターニングポイント

薬物療法で制御困難な単関節炎が持続すれば，関節破壊が進行する前に滑膜切除を行う。関節破壊進行の予後不良因子として，非常に高い疾患活動性，早期からの関節破壊の存在，リウマトイド因子または抗CCP抗体が基準値の3倍を超えることが挙げられる。膝関節機能低下によるADL障害が進行する前にTKAを考慮すべきである。ただし，個々の全身状態，RAの病勢を把握し，総合的な関節機能および身体機能を評価して手術時期を検討する必要がある。

STEP 3 手術療法

近年，生物学的製剤が汎用されるようになり適応は減少しているものの，滑膜炎症状が単関節に限局して強く生じる症例では滑膜切除術が適応となる。近年では関節鏡下に行われることが多い。進行例に対してはTKAの適応となる。TKAの手技において，膝OAと比較して軟部組織や骨が脆弱であることを考慮した機種選択と，靱帯バランスの調整が重要である。TKA術後感染のリスクは膝OAよりも高いとされており，周術期管理に十分な注意を要する。

 痛風・偽痛風 gout/pseudogout

Profile 痛風患者は増加し続けており，95％以上は男性である。痛風では尿酸ナトリウム結晶，偽痛風ではピロリン酸カルシウム結晶が関節内に析出して関節炎を誘発する。血清尿酸値の上昇は痛風による関節炎発症の危険因子であり，特に7.0mg/dLを超えると発症リスクが高まる。痛風・偽痛風ともに急性関節炎で発症することが多く，対症療法が有効である。痛風に対しては炎症が鎮静化した後，血清尿酸値を再度評価して保存療法を継続する。

  診 断

身体所見

急性関節炎の所見を呈する。熱感，疼痛，腫脹，発赤を関節前面に認め，関節可動域が制限される。これらの症状は発症後数時間から24時間以内にピークとなる。しばしば皮下に尿酸ナトリウム結晶が沈着した痛風結節が生じる。

徒手検査

痛風・偽痛風ともに関節水腫を伴うため，膝蓋跳動が陽性となる。疼痛のため可動域制限を認める。

画像所見

・X線

　初期の痛風に特徴的な画像所見はない。しかし，慢性結節性痛風では骨びらんを生じる。RAとは，軟骨下骨の脆弱性を認めず，周囲の骨硬化像を伴うことで鑑別される。尿酸ナトリウムと異なり，ピロリン酸カルシウムはX線非透過性のため，偽痛風では半月板や関節軟骨の表層に付着した結晶が確認できる（図10a）。偽痛風は中高齢者に多く発症するため，しばしば膝OA所見もみられる。

血液・関節液検査

・血液検査

　非特異的な急性炎症の所見を呈する。痛風発作中の血清尿酸値は必ずしも高値を示さない。

・関節液検査

　結晶の有無を確認する。尿酸ナトリウム結晶に対する偏光顕微鏡による鏡検の感度は85％以上，特異度は100％とされる。培養検査も行い，化膿性膝関節炎と鑑別する。

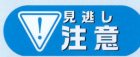 高尿酸血症や痛風発作の既往がある急性関節炎では痛風性関節炎を，高齢者で誘因なく発症した急性関節炎では偽痛風発作を疑う。診断には結晶の証明とともに，類似した症状を呈する化膿性膝関節炎の除外が必要である。

痛風発作中の血清尿酸値は必ずしも高値を示さない。痛風・偽痛風ともに関節液検査で結晶が確認できないケースもある。ピロリン酸カルシウム結晶が関節内に沈着している症例のうち発作を生じるのは約25％とされる。

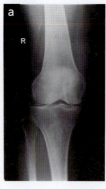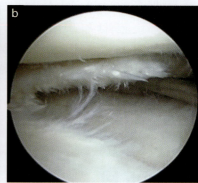

図10　偽痛風
80歳，女性。
a：右膝関節単純X線像。外側半月板表面に一致して石灰沈着を認める。
b：関節鏡所見では外側半月板表面に白色の結晶沈着を認める。

治療

STEP 1 治療戦略

　痛風に対してはガイドラインに準拠した治療を行う[11]。痛風発作時には局所安静や冷却，薬物療法を施行する。急性関節炎が消退し，間欠期となれば，食事療法，薬物療法により尿酸値を適正範囲に保つ。運動器の治療として関節炎の制御は重要であるが，本質的には高尿酸血症の持続による腎障害を最小限にすることが最も大切である。

　偽痛風では急性関節炎に対する治療を施行する。関節炎を繰り返す場合には，対症療法の1つとして鏡視下洗浄術を選択することもある。高齢者に好発する偽痛風では膝OAに対する治療も行う。

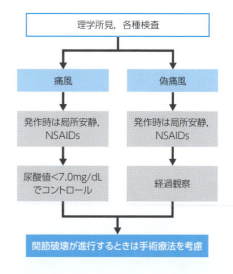

STEP 2 保存療法

　痛風・偽痛風ともに発作時には局所安静と冷却により炎症を軽減させる。

・**痛風**

　尿酸値が7.0mg/dLを超えると，高くなるに従って痛風関節炎の発症リスクがより高まる。食事療法を中心とした生活指導を行う。痛風発作の前兆期にはコルヒチン0.5mgを経口投与する。頻回に発作を繰り返す症例では，コルヒチンカバーとして予防的に1日1回経口投与させることもあるが，副作用に注意してあまり長期間にならないようにする。NSAIDsも効果的であり短期間に限り比較的多量に投与してもよい。ステロイド製剤も効果的である。血清尿酸値の変動は痛風発作を増悪させる可能性があり，発作中には尿酸降下薬を開始しない。発作寛解の約2週間後から開始する。発作前から経口投与している場合には，休薬することなく痛風関節炎に対する治療を開始する。

・**偽痛風**

　予防法は明らかにされていないので，対症療法を行う。NSAIDsの経口投与を基本とし，関節内の炎症を抑制するためにステロイド製剤の関節内投与を行うこともある。ただし，化膿性膝関節炎に対しては禁忌となるので十分に注意する。

保存療法 → 手術療法 のターニングポイント

　保存療法が適切に行われれば手術療法に至ることはまれである。しかし短期間に頻回の発作を生じ，関節炎を制御できないときには関節内洗浄を考慮する。また，関節破壊が進行したときにはTKAを検討する。

STEP 3 手術療法

関節鏡下に関節内を洗浄し，関節炎誘発物質である結晶を除去する（図10b，11）。二次性関節症性変化が著しい場合にはTKAを検討する。痛風結節に対しては，自潰したり感染を伴う場合には摘出術を施行する。

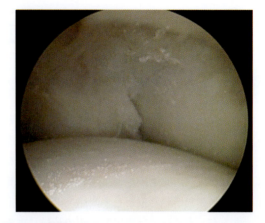

図11　痛風
36歳，男性。痛風結節手術時の右膝関節鏡所見を示す。軟骨および滑膜表層に結晶の沈着を認める。

化膿性膝関節炎
purulent arthritis of the knee

Profile　正常な関節腔内は無菌環境であり，病原体の侵入は激しい関節炎をもたらす。放置すると数日で関節破壊に至るため，急激な関節炎症状が出現したときには常に本疾患の可能性を考えておく。起炎菌としては黄色ブドウ球菌が最も多いが，易感染性宿主では弱毒菌も少なくない。弱毒菌では緩徐に進行することもあるため，本疾患を見逃さないように注意する必要がある。関節注射などで直接関節内に細菌が侵入する場合と，血行性に生じる場合がある。原因病原体の同定と並行して，早急な排膿と，関節内の十分な掻爬・洗浄を行う。

診断

身体所見

急性関節炎では，急激な疼痛と腫脹，熱感，発赤が出現する。歩行がしばしば困難となる。全身熱発を認めることもある。

慢性関節炎では，疼痛，腫脹，熱感は軽度であり，非感染性滑膜炎との鑑別に注意する。

徒手検査

関節腔内に膿汁の貯留を伴うため，膝蓋跳動が陽性となる。疼痛のため可動域制限を認める。

画像所見

・X線

発症早期では，単純X線検査で特徴的な所見を認めない。徐々に関節周囲の骨萎縮や関節面の不整像が出現する。進行すると骨破壊や関節裂隙の消失に至るが，これら一連の変化は他の疾患と比較して急速である。

・MRI

滑膜炎の評価に有用である。また，骨髄炎の合併の有無を評価する（図12）。

血液・関節液検査

・血液検査

白血球，CRP，赤沈の上昇を認める。これらは非特異的な急性炎症の所見であり，非感染性疾患との鑑別には血清プロカルシトニンが有用である。CRPや赤沈は経時的に病勢を評価できる。また，糖尿病の検索として血糖値やHbA1cも測定する。

・関節液検査

混濁した関節液を確認できる。関節液中の細胞数と細菌の有無を検査する。細胞数は10万/mm^{3}以上を呈し，多核球が75％以上を占める。また，糖の低下を認める。細菌の有無を塗抹検査および培養検査で評価する。抗菌薬による治療を開始する前に検体を採取することが重要である。慢性化膿性膝関節炎を疑うときは，抗酸菌培養，ポリメラーゼ連鎖反応（polymerase chain reaction；PCR），β-Dグルカンも検査する。

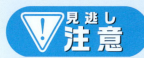

関節穿刺液から塗抹あるいは培養検査で細菌を検出することで診断する。

細菌感染であっても菌が検出されないこともあり，臨床症状を含めて総合的に診断する必要がある。慢性化膿性膝関節炎では，結核菌や真菌など，通常の培養検査で陰性となる病原体が起炎菌となりうることを念頭に置く。

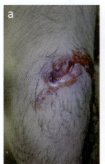 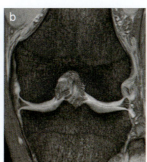 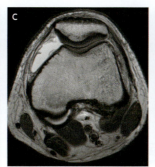 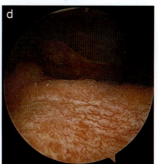

図12　化膿性膝関節炎
20歳，男性。バイク事故で受傷した。洗浄処置で経過観察されていたが，腫脹が遷延するため関節液培養を施行したところ*Pantoea species*を検出した。
a：受傷時，左膝前面に関節と交通する開放創を認めた。
b，c：受傷後15日目の左膝MRIで関節液が貯留しているが，骨内には異常信号を認めない。
b：SPIR冠状断像
c：T2強調横断像
d：関節鏡所見で感染性滑膜の増殖を認める。

治療

STEP 1 治療戦略

　治療目標は関節破壊を予防し，機能障害を最小限にすることである．そのためには迅速な診断と治療が重要である．理学所見と血液・関節液検査から本疾患を疑い，必ず抗菌薬投与前に検体を採取する．起炎菌が同定される前に広域スペクトラムの抗菌薬を投与するとともに，可及的早期に手術を計画し，鏡視下滑膜切除術を検討すべきである．高血糖を認めるときには血糖コントロールも必要となる．菌が確定すれば，感受性のある抗菌薬に変更する．抗菌薬として，骨・関節への移行性のよい薬剤を選択することも重要である．

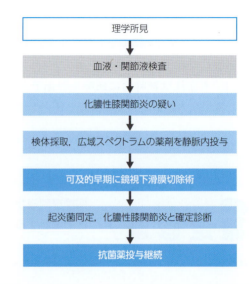

STEP 2 保存療法

　穿刺排膿後に抗菌薬の静脈内投与を開始し，局所を安静に保つ．しかし，保存療法のみでは治癒が困難であるため，速やかに手術療法へ移行する．ただし，全身状態により手術療法が困難な際には穿刺排膿を繰り返し，全身状態の回復を待つ．

保存療法 → 手術療法 のターニングポイント

数日で不可逆な関節破壊が進行するため，本疾患と疑った時点で手術を考慮しなければならない．

STEP 3 手術療法

　滑膜切除および関節内掻爬・洗浄を必要とすることが多い．Gächter分類（表6）のStage Ⅲまでであれば鏡視下に，骨まで侵食されているStage Ⅳであれば直視下に行う方法が推奨されている[12]．侵襲と治療効果の面から持続洗浄は行われなくなってきている．

（新井祐志，井上裕章）

表6　Gächter 分類

	関節内所見	X線学的変化
Stage I	関節液混濁，滑膜の発赤	
Stage II	重度炎症，膿瘍形成	なし
Stage III	滑膜肥厚	
Stage IV	軟骨に浸潤するパンヌス	骨侵食および囊胞

文献

1) Kellgren JH, Lawrence JS. Radiological assessment of osteo-arthrosis. Ann Rheum Dis 1957；16：494-502.

2) Kan H, Arai Y, Kobayashi M, et al. Radiographic Measurement of Joint Space Width Using the Fixed Flexion View in 1, 102 Knees of Japanese Patients with Osteoarthritis in Comparison with the Standing Extended View. Knee Surg Relat Res 2017；29：63-8.

3) Lotke PA, Ecker ML. Osteonecrosis of the knee. J Bone Joint Surg Am 1988；70：470-3.

4) Koshino T. The treatment of spontaneous osteonecrosis of the knee by high tibial osteotomy with and without bone-grafting or drilling of the lesion. J Bone Joint Surg Am 1982；64：47-58.

5) Habib GS, Saliba W, Nashashibi M. Local effects of intra-articular corticosteroids. Clin Rheumatol 2010；29：347-56.

6) 鐙　邦芳，加藤哲也，佐々木鉄人．神経病性関節症－X線上の病気分類と早期診断－．整形外科 1983；34：1031-40.

7) Zeng M, Xie J, Hu Y. Total knee arthroplasty in patients with Charcot joints. Knee Surg Sports Traumatol Arthrosc 2016；24：2672-7.

8) National Hemophilia Foundation. MASAC recommendation concerning prophylaxis (regular administration of clotting factor concentrate to prevent bleeding). Medical and Scientific Advisory Council (MASAC) document #179, 2007.

9) Knobe K, Berntorp E. Haemophilia and joint disease：pathophysiology, evaluation, and management. J Comorb 2011；27：51-9.

10) Aletaha D, Neogi T, Silman AJ, et al. 2010 Rheumatoid arthritis classification criteria：an American College of Rheumatology/European League Against Rheumatism collaborative initiative. Arthritis Rheum 2010；62：2569-81.

11) 日本痛風・核酸代謝学会ガイドライン改訂委員会編．高尿酸血症・痛風の治療ガイドライン 第2版 2012年追補 ダイジェスト版．大阪：メディカルレビュー社；2012.

12) Ateschrang A, Albrecht D, Schroeter S, et al. Current concepts review：septic arthritis of the knee pathophysiology, diagnostics, and therapy. Wien Klin Wochenschr 2011；123：191-7.

Ⅱ 疾患別治療法

膝関節
膝関節周囲の腫瘍および腫瘍類似疾患

膝関節周囲は骨・軟部腫瘍の好発部位であり，外傷や健康診断などで偶然にみつかることも多く，見落とさないように十分な注意が必要である．代表的な骨・軟部腫瘍，腫瘍類似疾患についての診断と治療について述べる．

骨・軟部腫瘍，腫瘍類似疾患
musculoskeletal tumor, tumor-like diseases

Profile 腫瘍は良性と悪性の骨腫瘍と軟部腫瘍，および腫瘍類似疾患に分けられる．骨腫瘍で最も頻度が高いのは，良性は骨軟骨腫，悪性が骨肉腫，腫瘍類似疾患は骨嚢腫である．軟部腫瘍では良性は脂肪腫，血管腫，神経鞘腫，悪性は未分化多形肉腫，脂肪肉腫などの発生頻度が高い．膝の専門であればこそ，膝周囲に多い骨・軟部腫瘍疾患，腫瘍類似疾患を把握することは重要である．頻度は少ないが診断が遅れると命にかかわる可能性もあり，訴訟を防ぐ意味でも是非知っておいていただきたい．

診断と治療

画像所見

X線像とMRIを主に用いて診断することが多い．

・骨腫瘍

骨腫瘍における診断を進めていくうえでは，溶骨性変化，骨硬化性変化，骨膜反応の有無をチェックしていく．腫瘍の辺縁に骨硬化性変化を認める場合は腫瘍の成長が比較的緩徐であり，良性を疑う所見となることがある．

・軟部腫瘍

軟部腫瘍では石灰化の有無をチェックし，石灰化を認める場合は異所性石灰化，血管腫，滑膜肉腫などが鑑別として挙がることがある．

軟部腫瘍においてはペースメーカーなどの問題がなければ，MRI検査は現在の診断において必要不可欠であり，局在・進展範囲の把握を可能とする．そして浸潤や造影効果は悪性腫瘍を疑う重要な所見となりうる．

282

> **🔍POINT** MRIの信号は筋肉を基準にして評価する。筋肉は等信号として，筋肉より白い場合は高信号，筋肉より黒い場合は低信号とする。
> 腫瘍の多くは，T1強調像は低信号，T2強調像は高信号がほとんどであり，非特異的所見である。しかしT1強調像，T2強調像がともに低信号を示すものは巨細胞腫（ヘモジデリンを反映），線維性腫瘍などを疑うことができる。さらに，T1強調像，T2強調像がともに高信号であれば脂肪性腫瘍を疑うことができる。
> いずれにしても確定診断は生検による病理検査となるが，生検の際の皮切は悪性であった場合を考慮して，拡大切除で切除する深部の筋肉や骨に沿った縦切開を心がける。皮切を間違えると余分な組織も拡大切除しなければならなくなる。

骨腫瘍

良性骨腫瘍

・骨軟骨腫（外骨腫）

特徴：良性骨腫瘍のなかで最も頻度が高く，好発年齢は10歳代，好発部位は大腿骨遠位，脛骨近位であり，軟骨内骨化により生じるすべての骨に発生しうる。腫瘤による圧迫または，外傷にて偶然にX線像でみつかることがある。

画像診断（図1）：X線像では茸状，台地状の骨性隆起，MRIでは骨髄腔が腫瘍と連続している。表面には軟骨帽を認める。一般的に，軟骨帽の厚さが2cmを超える場合は悪性化の危険性があるため注意を要する。成長期が終了するとともに成長も停止することが多いとされている。

治療：治療は経過観察，または症状や増大傾向があれば切除であるが，再発や場所によっては腓骨神経麻痺などの合併症も報告があるため，手術には注意を要する。

・軟骨腫

特徴：一般に手の指節骨，足趾骨に発生することが多いが，膝周囲に発生することもある。

画像診断：X線像で骨幹端部に骨透亮像と腫瘍内に点状または線状の石灰化を認めることが多い。

治療：病巣を掻爬して人工骨移植を行うこともあるが，多くは定期的な経過観察を行う。軟骨肉腫への悪性転化の報告もあり注意を要する。

中間型骨腫瘍

・軟骨芽細胞腫

特徴：一般に若年者の大腿骨，脛骨の骨端部に好発する。中間型であり，放置すると骨端部から軟骨下骨や軟骨が破壊されることもあるため注意が必要である。

画像診断（図2）：X線像では，境界明瞭な円形から楕円形の骨透亮像，点状の石灰化を認めることが多い。MRI所見ではT1強調像で低信号，T2強調像で高信号，造影効果を一部に認められる。

治療：十分な病巣掻爬を行う必要がある。再発率を下げるためにアルコール処置や液体窒素処置を追加することもある。

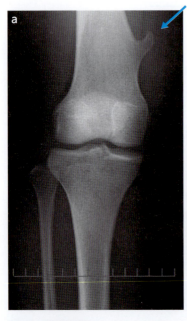
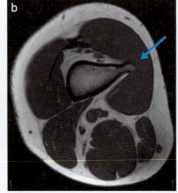
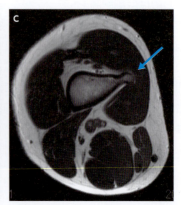

図1 骨軟骨腫

X線像，MRIの両方が髄内と骨皮質が連続して隆起していることが特徴である（矢印）。
a：X線像
b：MRI T1強調像
c：MRI T2強調像の腫瘍の先端の高信号領域が軟骨帽である（矢印）。

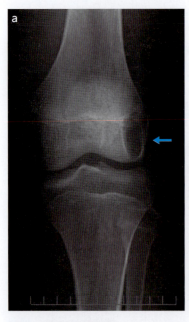
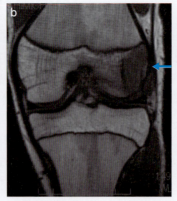
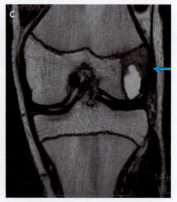

図2 軟骨芽細胞腫

a：X線像。大腿骨骨端部に楕円形の骨透亮像を認める（矢印）。
b，c：MRI T1強調像（b）は低信号，T2強調像（c）にて高信号を認め，病変は骨端部に限局している（矢印）。

・骨巨細胞腫

特徴：20〜30歳代の大腿骨遠位，脛骨近位の骨幹端部に好発する。軟骨芽細胞腫と同様に中間型であり，放置すると骨皮質や関節面を破壊するので注意を要する。

画像診断（図3）：X線像では，骨透亮像，骨皮質の菲薄化，膨隆を示す。特徴的な所見としてsoap bubble appearanceがみられることがある。MRIにてT1強調像で低信号，T2強調像で低信号を示し，一般的な腫瘍と鑑別することが可能なことがある。T2強調像の低信号はヘモジデリンを反映している。

治療：ハイスピードバーを用いて徹底した病巣掻爬を行う。しかし，不十分な病巣掻爬による再発率が20〜30％と比較的高い報告があるため，液体窒素処置，骨セメント充填による抗腫瘍効果を期待して，補助的な処置を行うことが多い。

しかし近年は，薬剤治療としてデノスマブ（抗RANKL抗体）が保険適用となった。関節面や骨皮質の破壊が強く骨欠損部の大きな場合や手術困難例に，デノスマブの投与が行えるようになった。その期待する効果として，骨破壊を抑制し，骨化を促すことが期待できるようになった。しかし薬剤単独での治療は，不十分または中止とともに再発することから，薬剤投与後に手術をすることが多い。

悪性骨腫瘍

・骨肉腫

特徴：原発性悪性骨腫瘍のなかで最も頻度が高い腫瘍であり，10歳代の若年者の大腿骨遠位と脛骨近位の骨幹端部に好発する。初期段階では無症状であるが，腫瘍が増大すると疼痛や腫脹，局所熱感，静脈の怒張を認めることがある。血液検査ではALPが高値を示すことが多い。

画像診断（図4）：X線像では，骨硬化を伴わない広範な骨破壊とCodman三角，spicula形成などの骨膜反応が認められる。MRIではT1強調像は低信号，T2強調像は高信号で非特異的である。

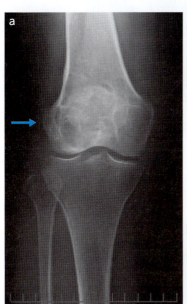
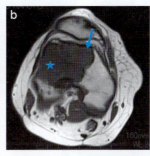
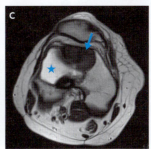
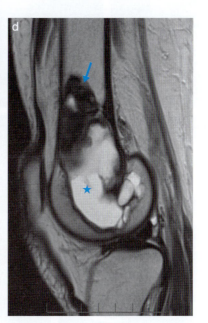

図3　骨巨細胞腫
a：X線像。大腿骨遠位骨幹端部にいくつもの隔壁を伴う骨透亮像（soap bubble appearance）を認める（矢印）。
b〜d：MRI。矢印のT1強調像（b）が低信号，T2強調像（c, d）も低信号領域の腫瘍実質成分を示し，ヘモジデリンを反映した信号である。星印は液体成分の混在を示している。

治療：術前化学療法後に腫瘍広範切除（人工関節や血管柄付き骨移植などを用いた患肢温存手術が一般的）を行い，術後化学療法を行う．薬剤としては，ドキソルビシン，メトトレキサート，シスプラチンに，効果によりイフォスファミドを用いた治療が一般的である．

・骨未分化高悪性度多形肉腫

特徴：骨肉腫に比べて頻度は低く，発症年齢は小児から高齢者まで広く分布するも40歳代に多く，膝周囲に好発する．さらに放射線照射後の二次性が30％を占めるといわれている．

画像診断：X線像では溶骨性破壊像を示すことが多く，反応性の骨硬化は認めない．MRIではT1強調像は低信号，T2強調像は高信号で非特異的であり，確定診断としては生検が必要である．

治療：手術（可能な限り患肢温存），化学療法が中心である．

・転移性骨腫瘍

特徴：がんの骨転移の好発部位は骨幹部であるが，膝周囲に発生することもある．転移するがん種はさまざまである．国立がんセンターのデータによると，肺がん，乳がん，腎がん，前立腺がん，腎がんなどが多いとされている．

画像診断（図5）：X線像では造骨性変化，溶骨性変化または混合性変化に分けられる．造骨性変化の代表例として前立腺がん，溶骨性変化の代表例

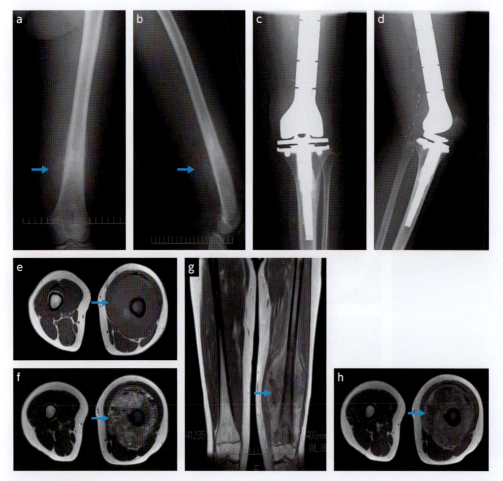

図4 骨肉腫
a〜d：X線像．矢印は骨膜反応を示している．
e〜h：MRI T1強調像（e）で低信号，T2強調像（f）で内部不整な高信号の骨膜反応を認め，ガドリニウム造影像（g, h）にて全体的に造影効果を認める（矢印）．

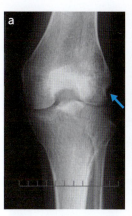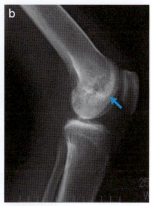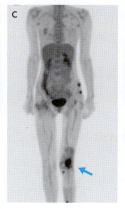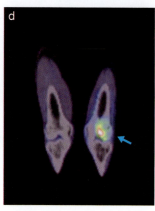

図5　転移性（乳がん）骨腫瘍
a, b：X線像。造骨性変化と溶骨性変化が混在している（矢印）。変形性膝関節症として見過ごされることもある。
c, d：PET-CT。X線像の変化に一致して集積（SUVmax：8.9）を認める（矢印）。

として腎がん，そして乳がんや肺がんは症例により造骨性または溶骨性変化を示す。しかし判別しにくいことも多く，骨髄炎やその他の腫瘍と鑑別することが難しく，MRI検査のみで診断が難しい場合は，PET-CT検査でのSUV$_{max}$の数値を参考にして診断を進めることがある。

治療：予後・機能などを考慮して，手術やビスホスホネートやデノスマブ投与，または照射を用いて治療や疼痛コントロールを行うことが多い。

軟部腫瘍

良性軟部腫瘍

・血管腫（血管奇形）

特徴：血管腫は大きく表在性血管腫，深部では筋肉血管腫または滑膜血管腫などがある。膝に好発するのは滑膜血管腫であり，滑膜組織または滑液包に発生し，若年層に好発する。

画像診断：X線像では，まれではあるが石灰化（静脈石）を認めることがある。MRIではT1強調像にて筋肉と等信号（一部にやや高信号を示すことがあり脂肪成分を反映している），T2強調像にて高信号であり，液面形成を認めることもある。

治療：症状がなければ経過観察であるが，有症状であれば手術を行うこともある。他の腫瘍との鑑別が難しいときは，症状がなくても切除生検を行うこともある。

・脂肪腫

特徴：小児での発生頻度は低く，多くは成人であり中高年に好発する。全身のいたるところに発生し，膝にも発生する。

画像診断（図6）：MRIにて診断予測のできる疾患である。T1強調像，T2強調像がともに高信号を呈し，特異的所見を示す。しかし高分化型脂肪肉腫との鑑別は造影効果により推測はできるが，画像のみでの判断は困難である。

治療：経過観察または手術となるが，増大傾向が

あれば高分化型脂肪肉腫を疑い，切除生検を行うことが多い。

・神経鞘腫

特徴：被膜を有し，Schwann細胞への分化を示す腫瘍細胞よりなる良性腫瘍であり，神経線維腫がneurofibromatosis type 1（NF1）に随伴するのに対して，神経鞘腫はneurofibromatosis type 2（NF2）に随伴する。全年齢に発生しうるが，30〜60歳代に多い。

画像診断（図7）：MRIにて，末梢神経は周囲が脂肪組織で囲まれるため，T1強調像，T2強調像ともに高信号を示すfat-rim signまたはsplit-fat signを示し，神経との連続性を認めることがある。または腫瘍の内部はT2強調像で低信号，辺縁が高

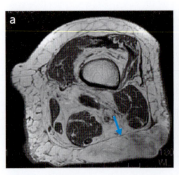
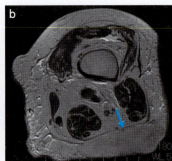
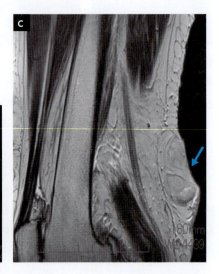

図6　脂肪腫
MRI T1強調像（a），T2強調像（b，c）がともに比較的均一な高信号の腫瘍を示す（矢印）。

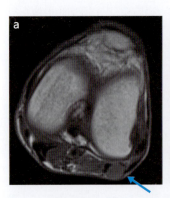
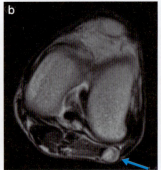
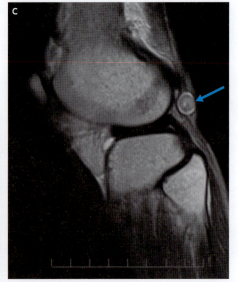

図7　神経鞘腫
MRI T1強調横断像（a）が低信号，T2強調横断像（b）が高信号であり，さらにT2強調矢状断像（c）にて神経走行に連続しており，腫瘍の辺縁が高信号，内部が低信号にみえるtarget signは特徴的である（矢印）。

288

信号を示すtarget signを認める。
治療：経過観察または手術（神経被膜を切開して残存神経線維を保護しながら、腫瘍のなかに取り込まれている神経線維を切離して摘出：核出術）であるが、手術による神経障害の発生率は10％程度と報告されている。

中間型軟部腫瘍

・高分化型脂肪肉腫
特徴：成熟脂肪細胞の増殖が主体であるが、脂肪芽細胞や異形細胞を伴う中間型の腫瘍である。中高年に好発し、大腿などの四肢に発生する。
画像診断（図8）：MRI所見ではT1強調像、T2強調像がともに高信号であり、脂肪腫に類似する。一般的に10cm以上、脂肪成分以外の信号を示す、または隔壁が厚い、造影効果を認めるなどの所見があれば強く疑うべきであるが、これらの所見がなくても高分化型脂肪肉腫のこともある。
治療：手術が一般的であるが、取り残しがある場合の再発率は30％前後と報告されている。

・グロームス腫瘍
特徴：平滑筋様の分化を示す細胞が血管周囲性に増殖する腫瘍であり、成人の皮下に発生する。特に指の爪下部に多いが、まれに膝周囲にも発生し、痛みを伴うことが多い。

画像診断：T1強調像にて低信号から等信号、T2強調像にて高信号を示す。
治療：切除が基本である。

・色素性絨毛結節性滑膜炎（びまん性巨細胞腫）
特徴：単核の滑膜様細胞がびまん性増殖する腫瘍である。20～30歳代の膝関節に好発する。関節穿刺で血性の関節液が採取され、病理学的には関節包の肥厚を伴った滑膜組織の過形成にヘモジデリンと脂質を認める。
画像診断（図9）：MRIにてT1強調像、T2強調像がともにヘモジデリンを反映した低信号を示すことが多い。
治療：限局型では結節の切除が可能であるが、びまん型では広範な滑膜切除による完全切除が困難であり、再発率も高い。

悪性軟部腫瘍

・滑膜肉腫
特徴：15～40歳の膝周囲に好発する悪性軟部腫瘍であり、有痛性のことが多いが、緩徐に増大するため放置されることが多い。
画像診断（図10）：X線像にて約30％に石灰化を認め、MRIでは不均一な所見が特徴的で、特にT2強調像にて石灰化、線維化を反映した低信号、充実性組織を反映した等信号、出血や壊死組織を

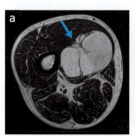 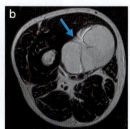 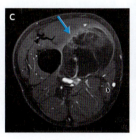 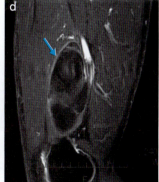

図8　高分化型脂肪肉腫
a, b：MRI T1強調像（a）、T2強調像（b）ともに高信号を呈するが、隔壁を伴う（矢印）。
c, d：MRIガドリニウム造影像。腫瘍の内部に淡い造影効果を認める（矢印）。

反映した高信号を認める triple sign を示すことがある。

治療：広範切除が原則であるが，近年では術前後化学療法の補助療法を行うこともある。

・未分化多形肉腫

特徴：悪性軟部腫瘍のなかでは比較的多く，50〜60歳代の四肢深部に好発する悪性軟部腫瘍である。

画像診断（図11）：MRIではT1強調像で低信号，T2強調像で高信号を示し非特異的であるが，周囲軟部組織に浸潤像を示すことが多い。

治療：手術による広範切除に加えて，化学療法，放射線治療を併用することが多い。

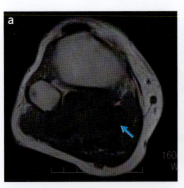
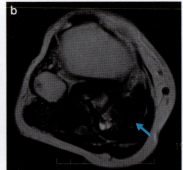
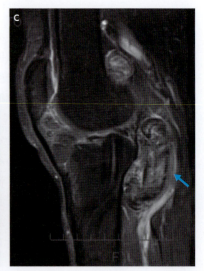

図9 色素性絨毛結節性滑膜炎
a, b：MRI T1強調像(a)，T2強調像(b)がともに低信号を示す(矢印)。
c：MRIガドリニウム造影像。関節内に結節様に広がる病変と造影効果を認める(矢印)。

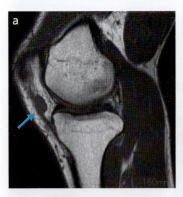
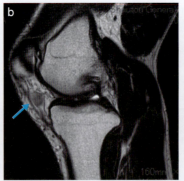
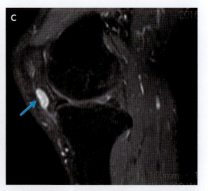

図10 滑膜肉腫
MRI T1強調像(a)で低信号，T2強調像(b)で高信号，ガドリニウム造影像(c)にて造影効果を認める(矢印)。

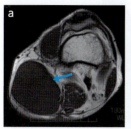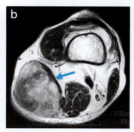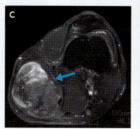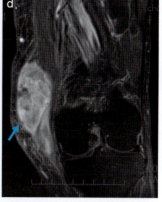

図11　未分化多形肉腫
a, b：MRI T1強調像(a)で低信号，T2強調像(b)で高信号であり，非特異的である(矢印)。
c, d：MRIガドリニウム造影像。全体に造影効果と周囲への浸潤を認める(矢印)。

腫瘍類似疾患

ガングリオン

特徴：単房性または多房性の囊胞上病変である。変性に伴う線維芽細胞による粘液の過剰産生が原因と考えられている。20～40歳代に好発する。
画像診断(図12)：MRIにて薄い壁を伴う均一な囊胞性腫瘤(T1強調像で低信号，T2強調像で強い高信号)を認め，しばしば多房性である。
治療：無症状であり経過観察することが多く，自然消失することもある。美容上，神経圧迫などによる症状が出現した場合は切除する。

膝窩囊腫(Baker's cyst)

特徴：半腱様筋と腓腹筋内側頭の間の大腿骨内顆上部に発生し，後方あるいは後内方に拡大する。
画像診断：MRIでは境界明瞭な囊胞性病変が膝窩部内側に存在する。しかし囊腫内にdebris，遊離体，血液などが含まれると信号が不均一になることがある。
治療：穿刺，囊腫内へのステロイド注射，切除，関節鏡視下でのチェックバルブの処置などがあるが，症状が強くなければ経過観察を行うことが多い。

半月囊腫

特徴：半月板に連続する滑液を含んだ囊腫で関節裂隙に存在し，半月板の断裂部に発生する。半月板の断裂部から関節液が漏出し，チェックバルブ機構で増大するといわれる。
画像診断：MRIにて半月板内に境界明瞭な囊腫を認める。
治療：関節鏡視下切除や半月板修復術を行う。

前膝蓋滑液包炎

特徴：膝蓋骨から膝蓋靱帯近位部の表面に発生する。外傷または刺激の繰り返しにより二次的に発生し，痛み・腫脹を伴う。
画像診断：MRIでは液体貯留を反映した囊腫を認めることもあるが，出血・炎症によりT2強調像にて不均一になることがある。
治療：安静，消炎鎮痛薬，穿刺，ステロイド注射が行われる。

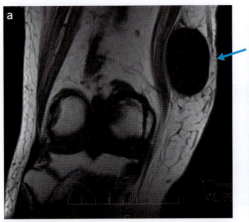
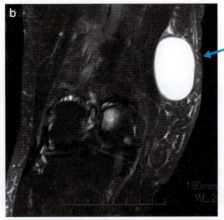

図12 ガングリオン
MRI T1強調像(a)で低信号，T2強調脂肪抑制像(b)は強い高信号を示す腫瘍を認める(矢印)。

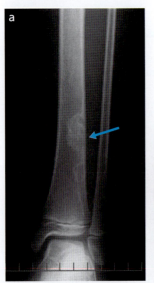
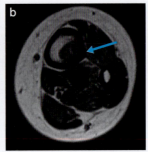
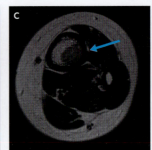
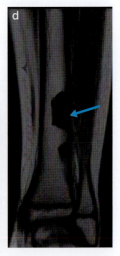

図13 非骨化性線維腫
a：X線像。骨硬化に囲まれた透亮像を認める(矢印)。
b〜d：MRI T1強調像(b)，T2強調像(c, d)ともに低信号であり，線維性組織の信号を示す病変を認める(矢印)。

非骨化性線維腫

特徴：良性の紡錘形線維芽細胞の増殖病変であり，膝周囲の長管骨の骨幹端にみられることがある。まれに皮膚のカフェオレ斑，内分泌疾患，知的障害を伴うJaffe-Campanacci症候群などもあり，注意を要する。

画像診断(図13)：X線像では骨硬化像に囲まれた透亮像を認め，MRIではT1強調像，T2強調像いずれも線維性組織を示す低信号であるが，出血や組織密度によりT2強調像にて高信号になることもある。

治療：ほとんどが治療は必要ないが，外来での定期的なX線フォローが必要である。まれではあるが切迫骨折または病的骨折を認めることがあり，保存療法が困難な場合は手術(腫瘍掻爬＋骨移植，内固定)が必要なことがある。

（古田太輔）

文献

1) Bovee JVMG, et al. Osteochondroma. WHO classification of tumors of soft tissue and bone. 4th ed. International Agency for Research on Cancer, author. Lyon：World Health Organization；2013；p250-1.

2) Campanacci M, author. Bone and Soft Tissue Tumors. 2nd ed. New York：Springer-Verlog；1999；p213-27.

3) 堀田哲夫. 骨・軟部腫瘍および関連疾患 最新整形外科大系 第20巻. 吉川秀樹, ほか編. 東京：中山書店；2006. p184-7.

4) 下瀬省二. 腫瘍及び腫瘍類似疾患. カラーアトラス 膝・足の外科. 越智光夫編著. 東京：中外医学社；2010. p325-36.

5) 山口岳彦, 稲岡 努, ほか. 軟骨芽細胞腫. 骨・軟部腫瘍－臨床・画像・病理. 改訂第2版. 東京：診断と治療社；2015. p102-3.

6) Iwamoto Y, Tanaka K, Isu K, et al. Multiinstitushonal phase Ⅱ study of neoadjuvant chemotherapy for osteosarcoma（NECO study）in Japan：NECO-93 J and NECO-95 J. J Orthop Sci 2009；14：397-404.

7) Murphey MD, Rhee JH, Lewis RB, et al. Pigmented villonodular synovitis：radiologic-pathologic correlation. Radiographics 2008；28：1493-518.

8) Murphey MD, Gibson MS, Jennings BT, et al. From the archives of the AFIP：imaging of synovial sarcoma with radiologic-pathologic correlation. Radiographics 2006；26：1543-65.

9) Beall DP, Ly JQ, Wolff JD, et al. Cystic masses of the knee：magnetic resonance imaging findings. Curr Probl Diagn Radiol 2005；34：143-59.

10) 石田 剛, 青木隆敏, ほか. 良性線維性組織球腫/非骨化性線維腫. 骨・軟部腫瘍－臨床・画像・病理. 改訂第2版. 東京：診断と治療社；2015. p138-41.

Ⅱ 疾患別治療法

足関節・足部
小児足部障害

　超少子高齢社会を迎え，出生数は減少しているが，小児足部障害で受診する患者数は一定数存在する．小児疾患を研修できる施設は限られており，現状では十分な研修が困難な場合が多いが，小児における足部障害・変形は早期に治療を行う必要があり，疾患の概要を押さえておく必要がある．

　ここでは小児足部障害で頻度の高い，①先天性内反足，②先天性内転足，③先天性垂直距骨，④多趾症・合趾症・多合趾症，⑤足根骨癒合症，の診断と治療について述べる．また，まれな疾患であるが，⑥先天性下腿偽関節症について診断と治療を，⑦先天性脛骨列欠損・先天性腓骨列欠損について分類の説明を行う．

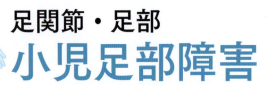

先天性内反足
congenital clubfoot

Profile　生下時から前足部内転と凹足変形，後足部内反を生じる先天奇形である．日本人の発生頻度は0.1％で，男女比は2：1で男児に多い．原因としては胚種異常，胎児期の足の回旋異常，神経麻痺，多因子性遺伝，染色体異常，絞扼輪症候群などがある．

診　断

身体所見

　生下時に前足部の内転と凹足変形，および後足部の内反を認める（図1）．足部全体では底屈位を呈し，徒手矯正ができないことが多い．

画像所見

・単純X線

　可及的外転に矯正した足の背底像と，最大背屈位での側面像（図2）を撮像する．背底像では背底距踵角（正常30〜55°）を計測する．側面像では距踵角（正常25〜50°）および脛踵角（正常10〜40°）を計測する．

鑑別診断

　先天性内転足，麻痺性内反足，arthrogryposis（先天性多発性関節拘縮症）に伴う内反足との鑑別を要する．先天性内転足では尖足変形が存在しない．麻痺性内反足は脳性麻痺，二分脊椎に伴うことが多い．Arthrogryposisは多発性の関節拘縮であり，拘縮の程度は強い．

294

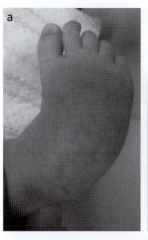
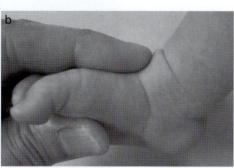
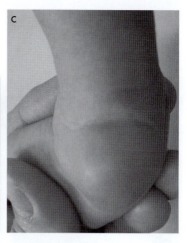

図1　先天性内反足 肉眼所見
a：前足所見
b：側面所見
c：後足部所見

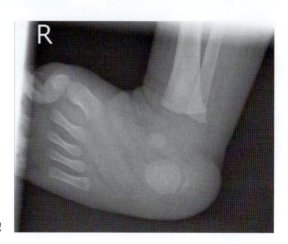

図2　先天性内反足 単純X線側面像

STEP 1　治療戦略

　治療の目的は，軟部組織の拘縮を除去して骨配列を矯正することである．この矯正位を足根骨が成長する間保持して，正常に近い足部と足関節の形態と機能を獲得することである．

STEP 2　保存療法

　徒手矯正と矯正ギプス固定（図3）を行い，暫時軟部組織の拘縮を除去し，骨配列の異常を矯正して変形を矯正する．変形の矯正が得られたら，Denis-Browne型副子（図4）を装着し，歩行開始後は4～5歳まで足底装具，整形靴を日中に，夜間にDenis-Browne型副子を装着する．

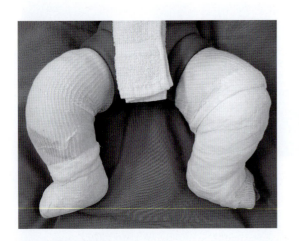

図3 矯正ギプス

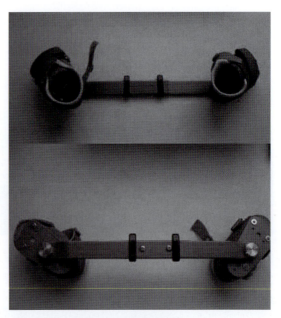

図4 Denis-Browne 型副子

保存療法 → 手術療法 のターニングポイント

背屈10°未満で内転・内反変形が残存している症例，内旋歩行を呈する症例で手術を行う。X線像では，最大背屈側面像での脛踵角は75°以上が手術適応となる。

STEP 3 手術療法

変形矯正が不十分な症例には，1歳前後で軟部組織解離術を行う。変形の残存に応じて後内側解離術，後内外側解離術，距骨下関節全周性解離術，足底解離術が行われる。拘縮している軟部組織の延長あるいは切離によって骨配列を矯正する。骨切り術は5歳以上で行う。足根骨間骨切り術，Evansの外側列短縮術などがある。関節固定術は10歳以上で行う。距骨下3関節固定術を行う。

先天性内転足
congenital pes adductus

Profile　生下時から前足部が内転・内反している足部変形であり，後足部の尖足変形はない。内転変形は主にLisfranc関節で生じている。子宮内での姿勢異常が関係するとされている。発生率は先天性内反足の約10倍である。

診断

身体所見

　前足部は内転・内反している（**図5**）。先天性内反足とは異なり，後足部の内反・尖足はなく，中間位または軽度外反位である。また，足関節の背屈制限がないことも特徴的である。

画像診断

・**単純X線**

　足部背底像では，Lisfranc関節での前足部内転がみられ，距骨と第1中足骨のそれぞれの長軸のなす角度が大きい。後足部に異常はない（**図6**）。

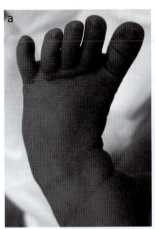
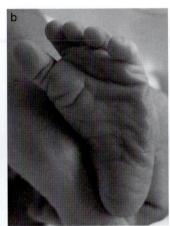
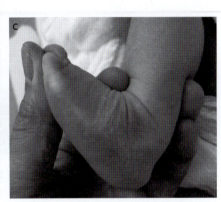

図5　先天性内転足　肉眼所見
a：足部背側所見
b：足部底側所見
c：最大背屈側面所見

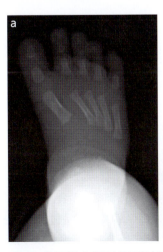
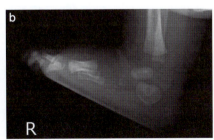
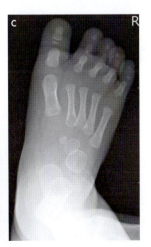

図6　先天性内転足　単純X線
a：足部背底像
b：足部側面像
c：矯正後足部背底像

治療

STEP 1 治療戦略

生後すぐに気付かれた場合，容易に徒手矯正できればストレッチのみを指示する。徒手的に底屈不能例では数回のギプス固定を行う。特に治療を行わず自然経過を観察した報告では，86％で良好な結果が得られたとされており，ストレッチ・ギプス固定などの保存療法を行った症例でも成績は良好である。まれではあるが，1歳を過ぎた重症例では手術療法が必要となることがある。

STEP 2 保存療法

矯正ギプス固定を行う。

STEP 3 手術療法

Lisfranc関節解離術や後脛骨筋腱後方移行術，中足骨骨切り術が適応される。

先天性垂直距骨
congenital vertical foot

Profile 比較的まれな変形で，距骨の長軸が垂直に近くなり，距舟関節が脱臼する。胎生2～3カ月に多因子が重複して起きる先天異常で，arthrogryposisや二分脊椎などに合併することが多い。

診断

身体所見

生後すぐに変形に気付かれることが多い。距骨の垂直化とそれに伴う踵骨の尖足位，舟状骨の外背側への脱臼により，外観上著しい外反扁平足変形で舟底状変形を呈している（図7）。

徒手検査

一般の外反扁平足は比較的柔らかく徒手的に矯正できるのに対して，先天性垂直距骨では拘縮が非常に強く徒手矯正は不可能である。また，年長児では著しい可動域制限を認める。

画像所見

・単純X線

立位荷重での背底像・側面像，および底背屈位での側面像を評価する。側面像では距骨長軸は床面に対してほぼ垂直になり，踵骨も尖足位をとる。舟状骨は距骨骨頭の背側に転位し，それにより前足部は背屈位をとっている（図8）。

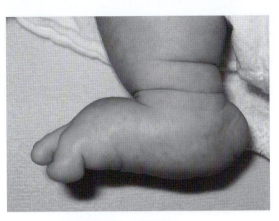
図7 先天性垂直距骨 肉眼所見

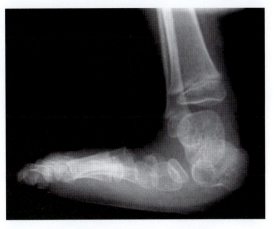
図8 先天性垂直距骨 単純X線側面像

治療

STEP 1 治療戦略

保存療法としてギプスによる矯正が試みられることがあるが、拘縮が強いため効果は少なく、ほとんどの症例で手術療法が必要となる。

STEP 2 保存療法

矯正ギプス固定を行う。

保存療法 → 手術療法 のターニングポイント

保存療法に固執せず、足根骨の二次性変形が生じる前に観血的治療を選択する。

STEP 3 手術療法

生後6カ月前後で後内側解離術と前外側解離術を同時に行い、距舟関節を整復する。4歳以後では軟部組織解離術に加えて舟状骨切除術、距骨切除術および各種の関節固定術が適応になる。

多趾症，合趾症，多合趾症
polydactyly, syndactyly, polysyndactyly

Profile 多趾症は足趾変形のなかで最も多く，胎生期に何らかの原因で足趾の分裂が過剰に起こるため生じると考えられている。一般に，第2趾から近位側に向けて引いた線を中心に，過剰趾の位置が第1趾側にある症例を軸前性，第5趾側にある症例を軸後性とする。下肢では軸後性の割合が多く，第5趾の外側に過剰趾が存在する第6趾の症例が多い。合趾症は2つ以上の足趾が癒合した先天性形態異常であり，多趾症，単趾症などの他の形態異常を合併することも多い。第2，3趾間の皮膚性合趾が最も多い。多合趾症はほとんどの症例が軸後性で第4趾と第5趾間に皮膚性合趾があり，第5趾が多趾を呈し，第4趾側の成分が形成不全を呈している症例が多い。

身体所見

多趾症では過剰趾の形態と分岐の状況を正確に把握することが重要である（**図9**）。完全な足趾の形をしているものから，足趾の形態をなさずに痕跡だけを残しているものまである。

合趾症では癒合の程度を見極めることが重要である（**図10**）。その程度により，①皮膚性合趾症，②線維性合趾症，③骨性合趾症の3つに分類される。

画像所見

多趾症では足部背底像において分岐が生じている部位を確認する（**図11**）。中足骨から分岐している症例，末節骨のみが分岐している症例などさまざまである。

合趾症では足部背底像において骨性癒合が生じているかを確認する（**図12**）。

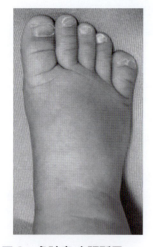

図9　多趾症　肉眼所見

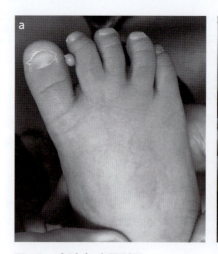

図10　合趾症　肉眼所見
a：背側所見
b：足底所見

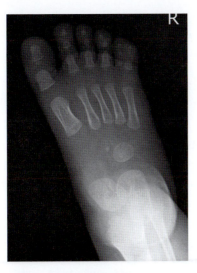

図11 多趾症 単純X線足底像

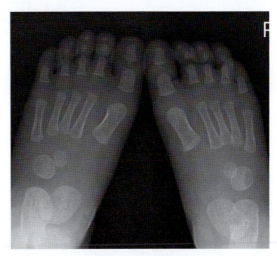

図12 合趾症 単純X線背底像

治療

STEP 1 治療戦略

　多趾症は歩行を始める1歳ごろに手術療法を行うのが理想である。合趾症では機能的にまったく障害が認められないことが多く，家族の希望で手術を行う場合が多い。1歳ごろに行うことが多い。

STEP 2 手術療法

　母趾多趾症の症例では形成不全の強いほうを切除する。第5趾多趾症の症例ではほとんどの症例で外側趾の形成が不良であるため，外側趾を切除し小趾外転筋腱を移行する。
　合趾症では趾間形成術，植皮術を行う。

足根骨癒合症
tarsal coalition

Profile　先天性に2つあるいはそれ以上の足根骨が線維性，軟骨性，骨性に癒合している状態である。腓骨列形成不全や欠趾症など他の先天性形態異常に伴い生後早期に骨性癒合と診断される症例と，10歳前後で疼痛が生じて軟骨性または線維性の癒合と診断される症例がある。ここでは後者について述べる。癒合は距踵骨間，踵舟状骨間，舟状内側楔状骨間などに生じる。発生頻度は距踵骨間，踵舟状骨間，舟状内側楔状骨間の順である。

診断

身体所見

10歳前後に発症することが多く，歩行時や運動時の足部痛，局所の腫脹を訴える。

距踵骨癒合症では，後足部全体の運動時痛と疲労感を訴える。内果下方に癒合による骨性隆起がみられることが多く（図13），この場合では診断は容易である。圧痛を癒合部に認めるが，距踵関節周囲や距舟関節にもみられることがある。距踵関節の可動域制限を認める。癒合部の骨性隆起により足根管症候群を合併することも多く，足底部に知覚障害を認める。

踵舟状骨癒合症では，疼痛は足根洞のやや前方にみられ，歩行困難を訴えることも多い。腓骨筋痙性を生じることも多く，この場合には内がえしが制限される。

舟状内側楔状骨癒合症では，中足部内側から底側にかけての疼痛が長時間の運動後にみられる。無症候性の場合も多い。

画像所見

・単純X線

距踵骨癒合症では，足関節側面像で後距踵関節の不明瞭化，不整像，肥大像，C sign（距骨体部から踵骨載距突起までの皮質骨の連続した像）などを認める（図14）。足関節正面像では病変部をとらえることが難しい。足関節外旋位像において距踵関節内側に骨性隆起が描出される。

踵舟状骨癒合症は，足部斜位像で最も明瞭に描出できる。踵骨前方突起が舟状骨側に延長し，両骨間に不整像がみられる。側面像では踵骨前方突起のanteater nose sign（「アリクイの鼻」サイン）が有用である（図15）。

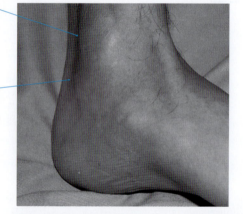

図13 距踵骨癒合症 肉眼所見

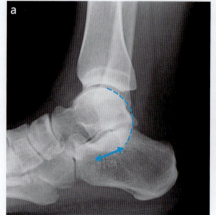
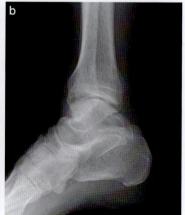

図14 距踵骨癒合症 単純X線
a：側面像。点線はC sign。載距突起の延長がみられる（両矢印）。
b：斜位像

舟状内側楔状骨癒合症では，足部背底像で舟状内側楔状骨間関節に関節裂隙の狭小化，不整像がみられる．足部側面像では関節の底側に同様の所見が認められる（図16）．

・CT

単純X線で本疾患が疑われれば，距踵骨癒合症，踵舟状骨癒合症では3D-CTで癒合部の形態が明瞭に把握できる（図17）．舟状内側楔状骨癒合症では再構成矢状断像で関節の不整像，囊腫形成を確認できる．

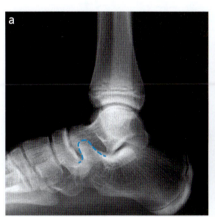
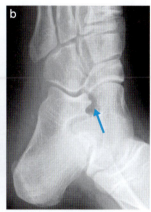

図15　距舟状骨癒合症　単純X線
a：側面像．点線はanteater nose sign．
b：斜位像．踵骨・舟状骨間の狭小化と不整像がみられる（矢印）．

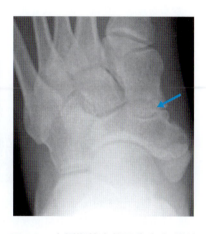

図16　内側楔状舟状骨癒合症　単純X線
内側楔状骨・舟状骨間に関節裂隙の不整像がみられる（矢印）．

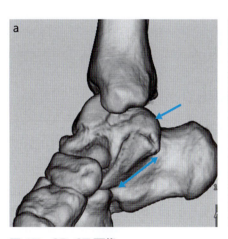
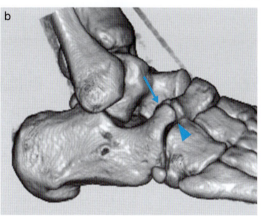

図17　3D-CT画像
a：距踵骨癒合症．載距突起の後方への延長（両矢印）と後距踵関節内側の骨性隆起（矢印）が明瞭である．
b：踵舟状骨癒合症．踵骨前方突起の延長（矢印）と踵骨・舟状骨間の狭小化（矢頭）がみられる．

治療

STEP 1 治療戦略

いずれの部位における足根骨癒合症でも初期治療として保存療法を選択する．保存療法でも歩行時痛，運動時痛が継続すれば手術療法を選択する．注意する点としては，踵舟状骨間癒合症で腓骨筋痙性を呈する症例では保存療法に抵抗し，手術療法の適応となることが多い．

STEP 2 保存療法

スポーツ活動などの制限，薬物療法を行うとともに足底挿板で癒合部における動きの軽減を図る．

STEP 3 手術療法

癒合部切除術を行う．すでに関節症性変化を合併している症例では関節固定術を行う．

先天性下腿偽関節症
congenital pseudarthrosis of the tibia

Profile 出生時にすでに脛骨の偽関節を認める症例や，出生時には外観上異常を認めないか，あるいは前方への弯曲を認め，その後に骨折して偽関節になる症例がある．その頻度は14万人に1人で，男女比は1：1である．原因は不明であるが，50％以上の例で神経線維腫症1型を合併している．線維性骨異形成症との関連も指摘されている．

診断

身体所見

出生時に下腿の弯曲変形と短縮が存在している症例では，その外観により出生時に診断される．外観に異常を認めない症例では脛骨骨幹部から遠位1/3の部位で骨折後に偽関節を生じる．もしくは癒合後に頻回に再骨折をきたし，正常な荷重ができなくなり診断される．

画像所見

・単純X線

脛骨骨幹部から遠位1/3の部位で偽関節を認める．偽関節部の幅が広い症例から狭い症例までさまざまな形態を示す．約60％で腓骨の同レベルに偽関節を生じる（図18）．

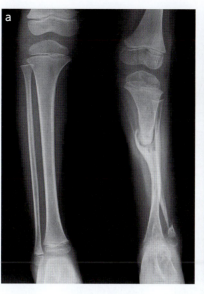
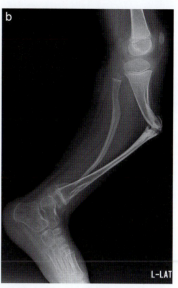

図18　先天性下腿偽関節 単純X線像
a：正面像
b：側面像

治療

STEP 1　治療戦略

　保存療法での治療は難しく，手術が必要である．難治性の高い疾患であるため，適切な時期に適切な術式を手技に精通した術者が行う必要がある．

STEP 2　手術療法

　節状骨切り法（東野法），McFarlandによるby-pass bone graft法，髄内釘固定と骨移植術，血管柄付き遊離骨移植，Ilizarov創外固定法などが単独もしくは組み合わせて施行される．しかし難治性であり，決定的な治療法は確立していない．

トピックス

先天性脛骨列欠損症（tibial hemimelia）
　先天性に脛骨の一部もしくはすべてが欠損し，膝関節と足関節の亜脱臼，足趾欠損，腓骨の部分欠損など他の奇形を伴う．1/3が両側例である．X線像から3型に分類される（**表1**）．

先天性腓骨列欠損症（fibular hemimelia）
　腓骨列の形成異常で，腓骨の一部もしくはすべてが欠損する．大腿骨の異常も合併する．X線像から分類される（**表2**）．

（生駒和也）

表 1　Jones らの分類

Type Ⅰ 脛骨の完全欠損	Type Ⅱa 脛骨遠位の欠損	Type Ⅱb 脛骨遠位の欠損	Type Ⅲ 脛骨近位の欠損	Type Ⅳ 遠位脛腓間の離開
脛骨は完全に欠損する。腓骨は上方に偏位し，大腿骨顆部の外側に存在する。	脛骨近位側のみ存在する。腓骨は弯曲し，肥大する。	脛骨近位側のみ存在する。腓骨は弯曲し，肥大する。	脛骨遠位側のみ存在する。	脛骨は全長性に存在するが，全体あるいは遠位部の低形成がみられる。脛腓靱帯結合の開大が存在する。腓骨は外反する。

（文献 3 より）

表 2　Achterman and Kalamchi 分類

Type Ⅰ 腓骨の短縮	Type Ⅰa 腓骨の部分欠損	Type Ⅱ 腓骨の完全欠損
腓骨の近位骨端が脛骨近位骨端線より遠位にある。	腓骨の近位が30～50%欠損する。腓骨遠位側には骨端が存在するが足関節を構成しない。	腓骨は完全に欠損するか，遠位に痕跡としてのみ存在する。

（文献 4 より）

文　献

1) Tachdijian　MO. Congenital convex pes valgus. In: Tachijan MO, editor. Pediatric Orthopaedics. 2nd edition. Philadelphia：WB Saunders. 1990. p2557-78.
2) Masada K, Tsuyuguchi Y, Kawabata H, et al. Treatment of preaxial polydactyly of the foot. Plast Reconstr Surg 1987；79：251-8.
3) Jones D, Barnes J, Lloyd-Roberts GC. Congenital aplasia and dysplasia of the tibia with intact fibula. Classification and management. J Bone Joint Surg Br 1978；60：31-9.
4) Achterman C, Kalamchi A. Congenital deficiency of the fibula. J Bone Joint Surg Br 1979；61-B：133-7.

II 疾患別治療法

足関節・足部
骨端症・副骨・種子骨障害

荷重負荷がかかる足には，スポーツや歩行などでさまざまな部位に痛みが発生する。急性および慢性障害など傷病は多岐にわたるが，ここでは慢性障害のなかでも骨端症・副骨・種子骨障害に焦点を当て，病態・診断・治療を中心に述べる。

Freiberg病
Freiberg's infraction

Profile
第2中足骨頭に起こる不全骨折としてFreiberg (1914年) が初めて報告したことにより，Freiberg病として一般的によばれる。Köhlerの報告にちなんで第2 Köhler病としても知られている。

病態としては，中足骨頭の骨端核に無腐性壊死が起こったものである。体重負荷の加減から第2中足骨頭の背側に壊死を起こす。ときに第3・第4中足骨頭に発生したり，第2・第3中足骨頭に同時発生することがある。発症年齢は10〜18歳に多く，75％が女性である。主に片側であるが，まれに両側に生じる。誘因としてはハイヒール使用などの中足趾節 (metatarsophalangeal；MTP) 関節過背屈が指摘されており，開帳足に多いこともこれを裏付ける原因の1つとされている。

診 断

身体所見

初発時にはMTP関節を中心に軽度の発赤，圧痛，腫脹がみられ，歩行時の踏み返し時に疼痛が出現する。初期であれば数日の安静や外用薬などにより症状は消退するが，経過が長く中足骨頭に関節症性変化が出現すると，皮下に変形した骨頭を触れるようになり，MTP関節が過背屈して槌趾様に背屈位となり，関節可動域制限と疼痛が持続するようになる。

画像所見

足部荷重時単純X線背底像と斜位像にて，ほぼ診断が可能である。初期には中足骨頭の骨端核の透過性が低下し，徐々に透過性低下部位が混在し，やがて健常部位と透明層で境界されてくる。境界された骨端は扁平化や分節化が起き，最終的に骨棘形成や関節裂隙の狭小化など，関節症性変化を呈する(図1)。

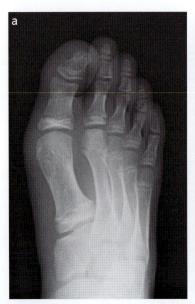
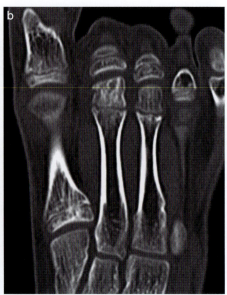

図1　画像検査
a：単純X線斜位像
b：CT

> **これで確定診断！**
> 初期病変の検索には，侵襲の少ないMRI検査が有用である。MRIでは罹患した中足骨頭はT1強調像にて低信号を示す。T2強調像では骨髄浮腫を呈する時期には高信号を示し，壊死が完成すると低信号を呈するようになる。

治療

STEP 1　治療戦略

　Freiberg病が疑われたら，まずは画像検査にて診断を確定する。各種保存療法を開始し，保存療法に抵抗性であれば手術療法を考慮する。

STEP 2　保存療法

　メタタルサールパッドやメタタルサールバーを使用した保護靴や抗炎症薬の内服，ステロイドの局所注入などが有効である。また背屈予防のテーピングを指導する。

STEP 3　手術療法

　変形性関節症（osteoarthritis；OA）に至る前の症例では，病変が小さい場合には滑膜切除術や病巣掻爬術などで対応する。若年者で軟骨が残存しているような症例では，関節機能の温存を期待し軟骨片の骨釘固定術を行うことがあるが，成人症例で背側の軟骨が消失している場合，残存する足底部の軟骨を利用し，中足骨頚部背側の楔状骨切りにて骨頭を背側に回転して固定する方法が有効である。OAをきたした症例では，人工関節置換術，切除関節形成術，腱球移植術などの報告があるが，いずれも長期成績に問題がある。

Sever病
Sever's disease

Profile　Sever（1912年）に報告された疾患である。踵骨骨端核は，男児で7〜8歳で認められ，女児ではそれより1〜2年早くみられる。骨端核は14〜15歳くらいで踵骨体部と癒合するが，本症は骨端核が癒合する以前の発育時期に発症する。
発生原因は，骨端部への繰り返される小外傷とともに，アキレス腱と足底腱膜の拮抗する牽引力が原因といわれる。

診断

身体所見

明らかな誘因なく，運動時の踵部痛が発生する。疼痛が増強すれば，踵がつけなくなり尖足位にて跛行を呈することがある。局所の熱感や腫脹はそれほど著明ではないが，踵骨後方突起から隆起部にかけての圧痛がみられる。

画像所見

足部単純X線側面像にて，骨端核の分節化，扁平化，硬化，骨端線の不整化がみられることがある（**図2**）。ただ，これらの所見は正常足でもみられることがあるため，必ず左右の比較を行う。MRIでは骨端核内にT1・T2強調像ともに低信号から中信号を呈する。

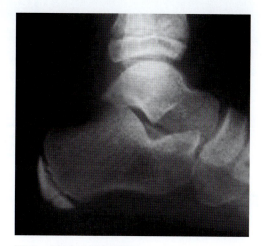

図2　単純X線側面像

これで確定診断！　鑑別診断が大事であり，踵骨亀裂骨折や血行性骨髄炎がある。特に学童期では踵骨骨端部付近に血行性骨髄炎をみることがあるため，骨髄炎の発症初期病変に注意を要する。

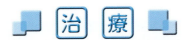

STEP 1 治療戦略

予後良好な疾患であり，保存療法にて治療を行う。

STEP 2 保存療法

まずは運動や体育を控えさせ，底が厚く軟らかい靴を装着させ，シリコン製のheel padを処方すると症状の緩和が得られることが多い。疼痛が強い場合には一時的な免荷を考慮する。疼痛が持続する場合には，アキレス腱の緊張を緩める目的で足底挿板の挿入を行い，踵を1cm前後高くする工夫も有効である。予後は良好である。

第1 Köhler病
Köhler's disease

Profile Köhler (1908年) から報告された傷病で，3～7歳ごろの小児に発症し，足舟状骨に骨壊死を生じる骨端症の1つである。男児に好発する。原因については諸説あるが，子どもの活発な運動に伴う局所の血流障害が原因の1つといわれている。

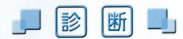

身体所見

初発症状は舟状骨に一致した運動痛と圧痛であり，軽度の腫脹もみられる。症状が強い場合には熱感や発赤を伴い激痛を訴え，跛行を呈することがある。

画像所見

単純X線像にて舟状骨の骨核輪郭が不整となり，骨核が扁平化する。2～3個に分核し，骨硬化や骨吸収像が混在し海綿骨構造が消失する（図3）。

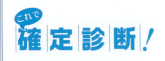
単純X線像でも診断は可能であるが，MRIにて舟状骨の壊死所見 (T1・T2強調像ともに低信号) がみられれば診断はほぼ確定する（図4）。

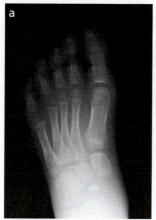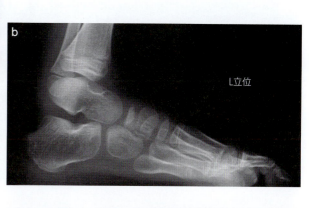

図3　単純X線像
a：正面像
b：側面像

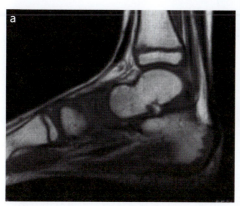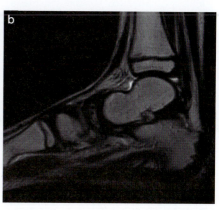

図4　MRI
a：T1強調像
b：T2強調像

治療

STEP 1　治療戦略

　保存療法のみで治療は完結する。約2年の経過で自然治癒する予後良好な疾患である。

STEP 2　保存療法

　初期には局所安静と免荷歩行を基本とし，縦アーチを高くした足底板を装着させる。装着期間は臨床症状が消失するまでの数カ月～2年に及ぶ。画像検査にて舟状骨の修復が完成するまでは，激しい運動や長距離歩行は控えさせる。予後良好で，成長終了時に遺残症状を示す症例はほとんどない。

三角骨障害
os trigonum syndrome

Profile 三角骨は距骨後突起の後方に位置する過剰骨であり，発生頻度は約10％程度発生し，2/3は片側性である．発生原因としては，①三角骨骨化核の距骨への癒合不全，②過形成した距骨後突起の外側結節が足関節の過度な底屈により骨折を起こし偽関節となったもの，③過形成した距骨後突起の外側結節が足関節の過度な背屈により後距腓靱帯付着部で剥離骨折を生じたものなどが考えられている．サッカーやバレエなど足関節が過底屈する競技で，三角骨が脛骨後縁と踵骨背側との間ではさみ込まれて症状が発現する（足関節後方インピンジメント症候群）．

診 断

身体所見

外果後方やアキレス腱前方に自発痛・圧痛を認め，足関節底屈にて疼痛が誘発される．三角骨障害に伴い，すぐ内側にある長母趾屈筋腱（flexor hallucis longus；FHL）腱鞘に炎症が波及すると，母趾に抵抗を加えながら底屈させると疼痛が出現する場合がある．

画像所見

単純X線像にて足関節荷重時側面像を撮影すると，距骨後方に三角骨または大きな後突起を確認できる．手術を行う場合には，CTや3D-CTにて三角骨の大きさや正確な位置，距骨との接合具合を確認することは有用である（図5）．

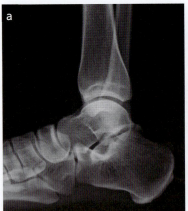 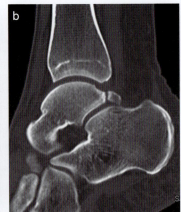 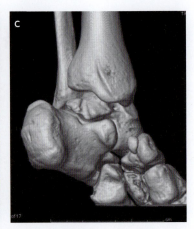

図5　画像検査
a：単純X線像
b：CT
c：3D-CT

これで確定診断! 三角骨周囲への局所麻酔薬の注入（キシロカイン®テスト）も，診断を確定させる手段である。また三角骨障害のなかに，距骨後突起の新鮮骨折が含まれることがあるため注意を要する。

治療

STEP 1 治療戦略

まずは保存療法を行うことが基本であるが，スポーツによる慢性的な症例では保存療法の効果が認められないことが多く，手術療法を考慮することが多い。

STEP 2 保存療法

局所麻酔薬とステロイドの局所注入が有効であり，疼痛が生じる足関節底屈位を制限するためにサポーターやテーピングも有用である。

STEP 3 手術療法

保存療法に抵抗性であれば，スポーツ選手には積極的に手術療法を考慮する。足関節後方進入による鏡視下三角骨摘出術では良好な成績が得られる。術後の外固定は不要であり，早期のスポーツ復帰が可能である。

外脛骨障害
Symptomatic accessory navicular

Profile 外脛骨はBauhin (1605年) に最初に記載され，舟状骨内側後下方に存在する過剰骨である。発生頻度は約15%に認められ，なんらかの症状を呈するものはそのなかで10～30%程度とされる。画像所見的には8～10歳ごろから認められるようになる。
有痛性外脛骨障害はスポーツ活動が盛んとなる思春期（10～15歳）に好発し，中年以後はまれである。疼痛の発生機序としては，①骨性隆起部の皮膚・皮下組織の炎症，②外脛骨と舟状骨の線維性軟骨結合部の骨軟骨炎，③後脛骨筋腱の縦アーチ保持力低下からの外反扁平足，後脛骨筋腱鞘炎に伴う疼痛などが考えられている。

診断

身体所見

運動時の疼痛を認め，後脛骨筋腱付着部（舟状骨内側部）に骨性の隆起と圧痛を認める。しかし腫脹や発赤，熱感などの強い炎症症状を呈するものは少ない。後脛骨筋腱の機能不全から外反扁平足を呈する症例もみられる。

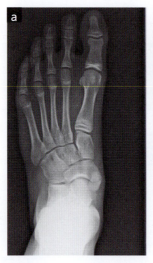
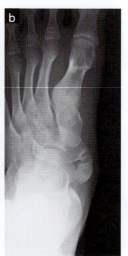

図6　単純X線像
a：正面像
b：背底斜入撮影（外脛骨撮影）像

画像所見

単純X線による足部荷重時撮影（正面・側面）にて判別可能だが，背底斜入撮影（外脛骨撮影）を行うことでさらに外脛骨を明瞭に判別可能となる（図6）。

> **これで確定診断！**
>
> 外脛骨に対する分類では，Veitchの分類が有名である。Type 1は外脛骨が小さく，舟状骨から分離して後脛骨筋腱内に含まれたものである。Type 2は外脛骨が舟状骨粗面部と線維性もしくは線維軟骨性に結合し，後脛骨筋腱付着部の一部をなしているものである。Type 3は舟状骨と骨性癒合したものである。手術対象はほとんどがType 2の症例である。エコー診断装置にて鑑別可能であり，パワードプラーで炎症所見があれば診断は確定する。

治療

STEP 1　治療戦略

大多数が保存療法で軽快する。疼痛はある期間持続するが，骨成長が停止する15〜17歳ごろには自然治癒する。治癒までに長期を要する可能性のある症例や，疼痛が強い症例が手術適応となる。

STEP 2　保存療法

運動の中止や制限を行い，症状に応じて消炎鎮痛薬の内服や外用薬を処方する。パッドでの骨性突出部の保護や，縦アーチサポートに内側ウェッジを付けた足底板が有効である。症状が強い症例には，局所麻酔薬とステロイドのブロック治療，2〜3週間のギプス固定なども有効である。

STEP 3　手術療法

手術療法としては，主に経皮ドリリング術，骨接合術，摘出術の3通りの手術がある。簡単な適

応については，経皮ドリリング術はType 2の外脛骨で骨端線閉鎖前の症例に適応がある．骨接合術はType 2で骨片が比較的大きい症例に適応がある．摘出術はType 1もしくはType 2で骨片が比較的小さい症例が適応となる．

母趾種子骨障害
symptomatic hallux sesamoid bone

 母趾種子骨障害は，骨折，二分種子骨，壊死，炎症および関節症など種々の原因によって疼痛が生じ，日常生活やスポーツ活動に支障をきたした状態である．骨折の機序は直達外力や母趾背屈強制 (turf toe)，疲労骨折などである．荷重による衝撃を受けやすい内側種子骨に多い．二分種子骨は複数の骨核の癒合不全により生じるが，スポーツ選手に多いことから疲労骨折後の状態とも解釈されている．

診断

身体所見

新鮮骨折は，激しい疼痛と著明な腫脹により診断は容易である．二分種子骨やOAなどでも程度は軽いが，種子骨に一致した限局性の圧痛を生じる．ともに母趾背屈に伴い疼痛が誘発される．

画像所見

単純X線像による種子骨の正面像，側面像，軸射像にて種子骨の異常は診断可能である（図7）．エコー診断装置にて種子骨周囲の炎症所見を認めることが多い（図8）．

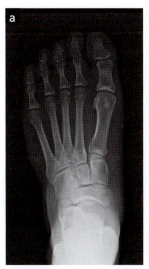
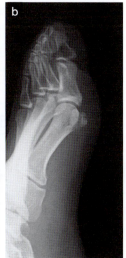

図7　単純X線像
a：正面像
b：側面像

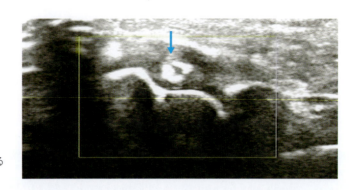

図8 エコー検査
分裂した種子骨が観察できる（矢印）。

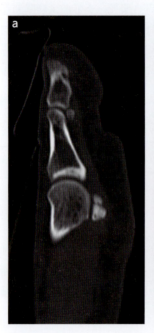
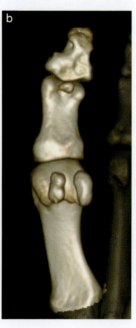

図9 CT
a：単純CT
b：3D-CT

> **これで確定診断！** 陳旧性の骨折や壊死などは診断が困難であり，CTやMRIなどが診断の助けとなる（図9）。ただ，確定診断は摘出した種子骨の組織学的所見に頼らざるをえない。

治療

STEP 1 治療戦略

基本的には保存療法から開始するが，抵抗性の場合には手術療法を考慮する。病態によって治療方針は異なる。

STEP 2 保存療法

骨折の場合には，約1カ月間のギプス包帯もしくは副子固定が必要である。二分種子骨や関節症に対しては，足底板での除圧や局所麻酔薬とステ

ロイドでのブロック治療が有効である。

接合術を行い良好な成績を収めたとの報告もみられる。

STEP 3 手術療法

一般的には種子骨摘出術を行う。ただ，近年骨

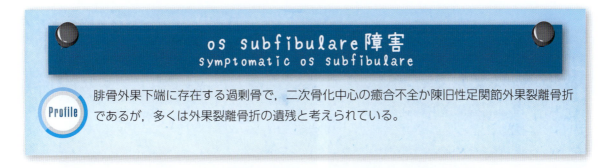

三角骨や外脛骨以外に，足部で代表的な過剰骨や種子骨障害を紹介する。

os subfibulare障害
symptomatic os subfibulare

Profile 腓骨外果下端に存在する過剰骨で，二次骨化中心の癒合不全か陳旧性足関節外果裂離骨折であるが，多くは外果裂離骨折の遺残と考えられている。

 診断

身体所見

外果下端の外側靱帯付着部の疼痛，足関節の腫脹や不安定性を訴えることが多い。骨片部の圧痛や，骨片の異常可動性に伴う疼痛を認める場合もある。

画像所見

足関節荷重時単純X線像において，腓骨外果下端部に丸みを帯びた骨片を容易に観察できる（**図10**）。またエコー診断装置にて，骨片の不安定性や足関節外側靱帯の変性の程度を評価する（**図11**）。

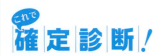 足関節ストレス撮影により，外側靱帯に牽引されることで os subfibulare がさらに明瞭に描出される。同時に足関節不安定性を診断することができる（**図12**）。

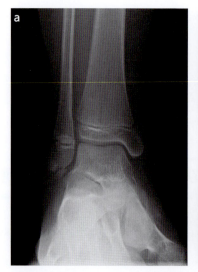
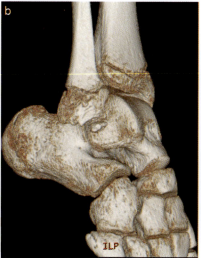

図 10 画像検査
a：単純X線像
b：3D-CT

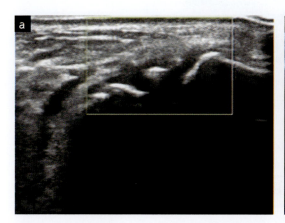
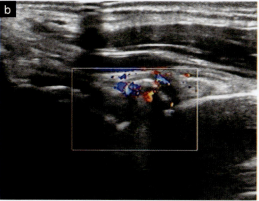

図 11 エコー検査
前距腓靱帯の付着した os subfibulare と周囲の炎症（パワードプラ陽性）がみられる。

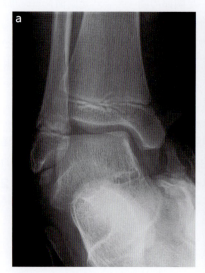
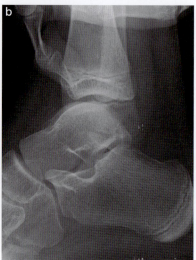

図 12 ストレス X 線像
a：内反ストレス
b：前方引き出しストレス

治療

STEP 1 治療戦略
足関節不安定性や疼痛に対する治療として，まずは保存療法から開始する。

STEP 2 保存療法
足関節不安定症に対しては，まずは足関節サポーター，テーピング，腓骨筋訓練にて対応する。

STEP 3 手術療法
保存療法に抵抗性の場合には，骨接合術，もしくは骨片摘出術と外側靱帯再建術を併用する。

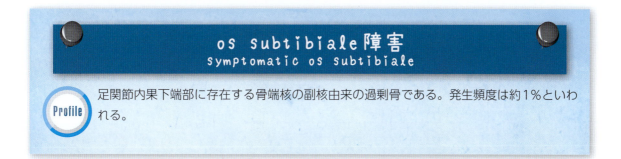

os subtibiale障害
Symptomatic os subtibiale

Profile 足関節内果下端部に存在する骨端核の副核由来の過剰骨である。発生頻度は約1％といわれる。

診断

身体所見
足関節内果下端に圧痛を認め，運動に伴い疼痛が増強する。足関節外反ストレスにて疼痛が誘発される。

画像所見
足関節荷重時単純X線像にて，内果下端に丸みを帯びた骨片（もしくは副核）が容易に観察できる（**図13**）。

治療

STEP 1 治療戦略
保存療法が基本となるが，抵抗例には手術療法が必要となる。

STEP 2 保存療法
小児で早期発見の内果副核癒合不全では，まずは3〜4週のギプス固定を行い，足関節外反予防

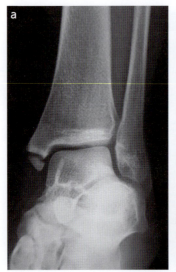
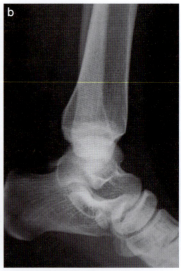

図13　単純X線像
a：正面像
b：側面像

にアーチサポートや内側ヒールウェッジなどの足底板を使用する。

STEP 3　手術療法

骨接合術，もしくは骨片摘出術と三角靱帯修復術を実施する。

---

os peroneum障害
symptomatic os peroneum

Profile　Os peroneumは長腓骨筋腱が立方骨粗面を支点として，足外縁から足底側に屈曲する部位の長腓骨筋腱内に存在する種子骨であり，発生頻度は約9％に存在するといわれる。長腓骨筋腱の方向転換を容易にし，運動効率を上げる作用がある。Os peroneum障害は，この種子骨になんらかの障害をきたし（骨折や分裂種子骨など），長腓骨筋腱に断裂や腱鞘炎を生じた状態である。

診断

身体所見

足外側，特に立方骨下方の圧痛をきたし，歩行時痛を生じる。足関節内反ストレスにて疼痛が誘発される。

画像所見

足部単純X線斜位像にて，立方骨外下方に種子骨を確認できる。骨折や分裂種子骨などの所見が得られる（図14）。エコー診断装置にて過剰骨周囲の炎症所見や腱の変性を認める。

これで確定診断! 長腓骨筋腱の断裂や腱鞘炎については，MRI検査や近年ではエコー検査が有用なツールとなる。

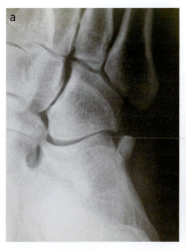
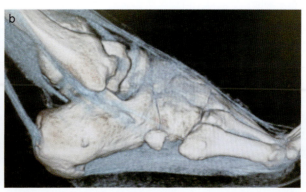

図14　画像検査
a：単純X線斜位像
b：3D-CT

治療

STEP 1　治療戦略

保存療法が基本であり，抵抗性の症例には手術療法を選択する。

STEP 2　保存療法

保存療法では長腓骨筋腱の安静が主体となる。運動の制限を行うとともに，必要があればやや外反位でのギプス固定などが有用である。

STEP 3　手術療法

骨片の摘出と長腓骨筋腱の修復，摩耗した腱の部分切除術が第一選択となる。長腓骨筋腱の欠損が広範囲に及ぶ場合には，腱固定術や腱移植術などが適応となる。

（森田成紀，田中康仁）

文献

1) 高倉義典監，田中康仁，北田　力編．種子骨および過剰骨障害．図説 足の臨床．改訂3版．東京：メジカルビュー社；2010. p168-82.

2) 高倉義典監，田中康仁，北田　力編．骨端症および無腐性壊死．図説 足の臨床．改訂3版．東京：メジカルビュー社；2010. p196-205.

II 疾患別治療法

足関節・足部
足関節・足部のスポーツ障害

足は地面と接地しており，日常生活やスポーツでは常に地面からの反力を受けている。そのため外傷やoveruseによる障害を起こしやすい部位である。疼痛部位や痛みの性質を熟知することで，早期に診断を行い，アスリートを早期復帰に導く治療を意識したい。

疲労骨折
stress fracture

Profile 足関節・足部の疲労骨折（中足骨疲労骨折，Jones骨折，足関節内果，舟状骨，母趾など）は他部位の疲労骨折と同様，overuseで発症する。発症初期はX線上所見がみられないため，疑った場合はエコーやMRIなどで確認する必要がある。保存療法が基本となるが，早期のスポーツ復帰を希望する場合は手術を検討する。手術法は部位によってさまざまである。

診断

身体所見

疲労骨折の早期診断は難しい。問診でスポーツ歴，競技種目，特性，練習強度・頻度などを聴取する。足関節・足部領域で疲労骨折をきたす部位はいくつかあり，事前知識として知っている必要がある（図1）。各部位の圧痛の有無は疲労骨折を疑わせる所見となる。

・第2，3中足骨

行軍骨折として知られ，骨幹部に多い。長距離の歩行，ジャンプの繰り返しやダンス競技でもみられる。バレエダンサーでは第2中足骨基部に多発する。

・中足骨近位骨幹端部（Jones骨折）

いわゆるJones骨折であり，第5中足骨近位骨幹端でサッカーやバスケットなど，急な方向転換や切り返しが必要な競技で多くみられる。ハイアーチや内転中足，後足部内反が危険因子といわれている[1,2]。

・足関節内果

陸上，サッカー，バスケットボールなどで多い。足関節内果前方に圧痛があり，関節の腫脹などがみられる。脛骨内反やO脚などアライメント異常が危険因子といわれている。足関節背屈時に距骨と脛骨天蓋内側でインピンジメントが繰り返されることが原因と考えられている[3]。

・舟状骨

距骨と舟状骨近位の関節面の背側中央の圧痛が特徴的で，この圧痛点はNスポットとよばれる[4]。ダッシュやジャンプの際に疼痛がみられる。

・母趾基節骨基部

スプリンターに多い骨折で，外反母趾を合併している症例がある。短母趾屈筋腱付着部の母趾基節骨基部底内側にみられる。母趾の背屈時や踏み返しの際に疼痛が増強する。

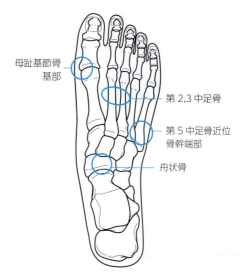

図1　足部疲労骨折の好発部位

画像所見

発症初期はX線像上所見がないため，MRIや近年ではエコーが早期診断に有用とされる。発症から2〜3週間するとX線像でも骨硬化像がみられるようになる。足関節内果の骨折線はLauge-Hansen分類のSA typeに似ている。母趾基節骨では足趾の正面・側面像でははっきりせず，斜位像がわかりやすい（図2）。

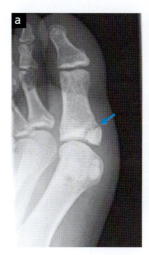
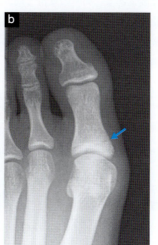

図2　疲労骨折のX線像
母趾逆斜位像（a）のほうが母趾背底像（b）より骨折線がわかりやすい（矢印）。

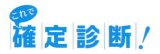
近年エコーでの診療が発達しており，疲労骨折の早期発見に有用である。骨皮質の連続性の消失や，ドプラーで血流増加などの所見がみられる[5]。コストと予約などの時間がかかるMRIより簡便にできる検査として注目されている。

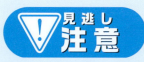
疲労骨折は初期のX線検査だけでは見逃される可能性が非常に高い。エコーやMRIなどの検査も必要だが，そもそもこれらの疾患が念頭になければ検査はオーダーされない。問診から競技内容，練習強度・頻度の情報を得て，疼痛部位などから疑いをもって診察に臨むことが重要となる。

治療

STEP 1 治療戦略

長期化する足部の疼痛を認めた場合，疲労骨折を疑って運動の休止，局所の安静を指導する．エコーやMRIなどで確定診断が得られたら，まずは保存療法が基本となる．スポーツ復帰を望む時期を確認して早期復帰を希望する場合は手術療法を検討する．また，数カ月の保存療法が無効な場合や骨折部の転位がみられた場合は手術を行う．

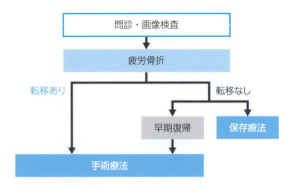

STEP 2 保存療法

運動の休止が最も重要である．局所の安静と痛みに応じた荷重制限を指示し，下腿三頭筋・アキレス腱のストレッチを指導する．治癒が遷延する場合や早期復帰を希望する場合には，手術を検討する．

第2, 3中足骨の疲労骨折では，MTP (metatarsophalangeal) 関節での背屈を制限し，前足部での荷重を避ける．硬いソールの靴やアーチサポートを使用する．

第5中足骨近位骨幹端の疲労骨折では外側ウェッジの足底板やシーネ固定を行う．

足関節内果や舟状骨の疲労骨折では膝下シーネ固定と完全免荷とし，安静を保つ．

母趾基節骨基部の疲労骨折では足底板や背屈制限のテーピングなどの保存療法を行う．

保存療法 → 手術療法 のターニングポイント

疲労骨折の治癒は発見が遅れがちになり，また患者が競技を完全に休止しないなどの原因で遷延する傾向がある．保存療法と手術療法で治癒するまでのスケジュールを具体的に患者へ提示して，いつまでに競技復帰をしたいかを検討する．復帰を希望する時期までに治癒する可能性があれば手術療法を優先してもよい．

STEP 3 手術療法

中足骨骨幹部での疲労骨折では，ロッキングプレートを用いた整復固定術を行う（図3）．骨硬化などが強く，新鮮化が必要な場合は骨移植を要することもある．

第5中足骨近位骨幹端では，髄内スクリューが一般的である（図4）が，プレート固定，tension band wiring法なども報告されている．骨移植は通常不要であるが，再発例や難治例では検討すべきである．

足関節内果，舟状骨ではスクリュー固定に加えて骨移植や骨穿孔術が行われる．

母趾基節骨基部では小スクリューでの骨片固定が行われる（図5）．

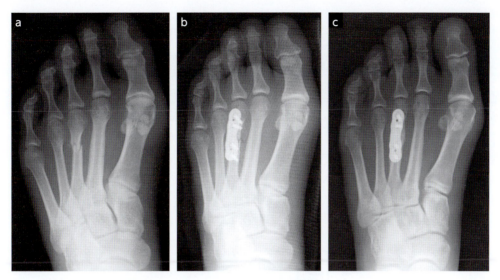

図3 第3中足骨疲労骨折に対するプレートによる固定術
a：第3中足骨疲労骨折疲労骨折。第3中足骨骨幹部に転位のある疲労骨折を認める。
b：術後。ロッキングプレートを用いた手術を行った。
c：最終診察時。骨癒合が得られている。

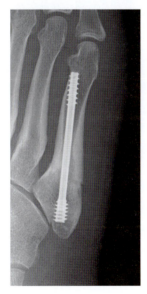

図4 Jones 骨折に対する髄内スクリューによる固定術

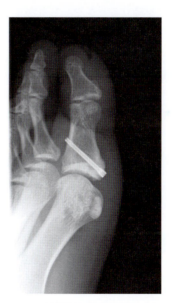

図5 母趾基節骨疲労骨折に対する小スクリューによる固定術

足関節インピンジメント症候群
ankle impingement syndrome

 足関節インピンジメントは前方インピンジメントと後方インピンジメント(PAIS)があり，病態がそれぞれ異なる。前方インピンジメントは脛骨と距骨前方の骨棘が背屈時に衝突して起こる(footballer's ankle)。後方インピンジメントは三角骨や距骨後方突起，後果間靱帯などが原因となり，足関節底屈時に長母趾屈筋腱(flexor hallucis longus；FHL)の腱鞘炎症状を呈し，弾発症状を伴うこともある。関節内や腱鞘へのステロイド注射が行われるが，改善しない場合は鏡視下手術の適応となる。

診断

身体所見

前方インピンジメントでは背屈時に足関節の前方に疼痛を認める。階段を降りるときや，しゃがみ込み時に痛みが誘発される。

後方インピンジメントは底屈時に足関節後方に疼痛が生じる。FHL腱鞘の弾発症状を呈することもある。

画像診断

前方インピンジメントでは，足関節X線側面像で脛骨下端前方，距骨頚部背側に骨棘がみられることが多い(図6)。

後方インピンジメントではX線で三角骨がみられることがある。三角骨がない場合もMRIでは矢状断で距骨後方のFHL周囲の水腫を認める(図7)。三角骨や距骨後突起に骨髄浮腫を認めることもある。FHLのtearがないか注意してみる必要がある。

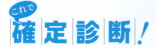 MRI上FHL腱鞘は足関節後方と連続性を認める場合もあり，関節液が腱鞘内に漏れ出て無症状でも水腫を認めることがあるので注意する。後方インピンジメントはあくまで底屈時の足関節後方痛の存在があったうえで診断すべき疾患である。

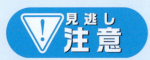 X線で骨棘や三角骨がみられない場合でも，底背屈で特徴的な症状がみられる場合はインピンジメントを念頭に置いて診察するべきである。MRIで足関節前方滑膜の増殖やFHL腱鞘水腫などがみられ，診断できる場合もある。

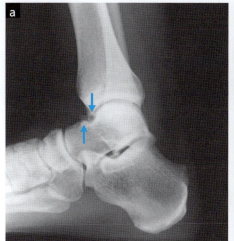
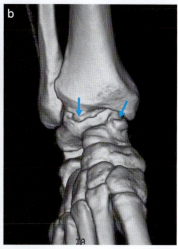

図6 足関節前方インピンジメント症候群の画像
足関節前方に骨棘（矢印）を認める。
a：足関節側面像
b：CT

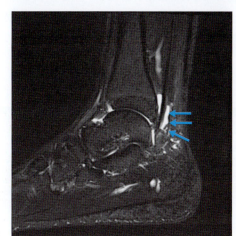

図7 足関節後方インピンジメント症候群のMRI
FHL周囲にT2高信号領域を認める（矢印）。

 治 療

STEP 1 治療戦略

フローチャートに従い，治療を行う。

STEP 2 保存療法

安静の指示とNSAIDsの処方を行う。症状がとれない場合は，診断もかねて関節内・腱鞘内ステロイド注射を行う。

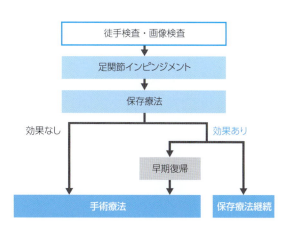

> **保存療法 → 手術療法 のターニングポイント**
>
> ステロイド注射の効果を認めるが，3～5回程度繰り返しても寛解しない場合は手術療法を検討する。スポーツ復帰を早期に希望する場合は診断的治療として注射を試みるが，手術療法をはじめから念頭に置いて治療する。患者がいつまでに復帰したいのか，パフォーマンスにどの程度影響しているのかなど考慮して手術療法へ変更する。

STEP 3 手術療法

関節鏡視下に行われる。前方インピンジメントでは脛骨および距骨の骨棘切除を行う。前脛腓靱帯のインピンジメントを認める場合は，Bassett lesionとよばれる下方線維を切除する。後方インピンジメントでは三角骨，距骨後突起，後果間靱帯，FHL低位筋腹などがFHLの腱鞘狭窄の原因となっており，これらを切除してFHLの走行に問題がないか確認する(図8)。FHLの損傷や縦断裂を認めた場合は直視下として縫合する。

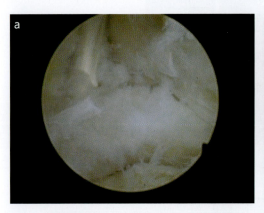 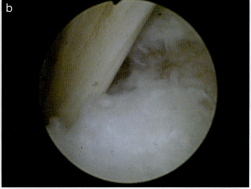

図8 足関節後方インピンジメント症候群手術時の鏡視像
a：三角骨の奥にFHLがみえる。
b：三角骨を切除した後，FHLを確認する。

アキレス腱炎・周囲炎
Achilles tendinitis and peritendinitis

Profile アキレス腱は人体最大の腱で，歩行やランニング時に体重の数倍の張力が作用する。そのため，overuseで陸上競技の中長距離系の選手に比較的よくみられる。パラテノンなど腱周囲組織に炎症が起きて腱周囲炎となり，腱実質に微細損傷や小断裂が生じ，この修復過程で起こる炎症が腱炎の原因と考えられている[6]。急性期には安静，アイシングなどを行い，NSAIDsを使用する。ヒールリフト，アーチサポートを適宜行い，慢性期は，腓腹筋のストレッチ，筋力訓練など運動療法を行う。

診 断

身体所見

アキレス腱の疼痛，腫脹，熱感があり，足関節背屈で疼痛が増強し，背屈制限を伴うことが多い。トレーニングの強度や量，環境（シューズ，サーフェイスなど）の変化などを確認する必要がある。また過回内などアライメント異常がないかチェックする。アキレス腱付着部から2～6cm近位に圧痛を認め，紡錘状の肥厚や結節を伴うことがある。触診にて捻髪音や軋轢音が聞こえる場合もある。腱周囲炎の場合は足関節の底背屈によって圧痛部位が変化しないが，腱炎では圧痛部位が変化する（painful arc sign）。

画像所見

アキレス腱はハイアーチでストレスがかかるため，X線ではアーチ形態を確認する。石灰化などがみられる場合もある。エコーでは腱構造が不規則になって前後径が増大し，ドプラー検査で血管新生がみられる。MRIでは腱の肥厚や腱内異常信号がないか確認する（図9）。

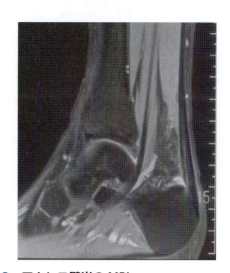

図9 アキレス腱炎のMRI
アキレス腱内に高輝度像を認める。

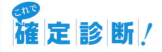
アキレス腱の肥厚があり，背屈時に疼痛がある場合にはアキレス腱炎の可能性が高い。MRIやエコーで上記の所見があれば診断を確定してよい。

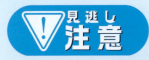 通常アキレス腱は皮下にあって疼痛部位の特定も容易であるため，比較的診断しやすい疾患であるが，アライメントの異常や練習強度や環境の変化などの原因の特定は難しい。問診や視診などしっかり行うことが重要である。

治療

STEP 1 治療戦略

フローチャートに従い，治療を行う。

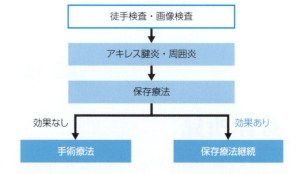

STEP 2 保存療法

急性期には安静・冷却を行い，スポーツ活動を制限する。段差でつま先立ちとアキレス腱のストレッチを繰り返す遠心性運動療法は効果が認められている[7,8]。症状が持続する場合は5mm程度の踵補高をした足底板を処方してアキレス腱の緊張を緩和する。体外衝撃波やヒアルロン酸注入が効果的であったという報告もある。ステロイド注射は断裂のリスクがあるため禁忌とされている。

保存療法 → 手術療法 のターニングポイント

一般に，6カ月以上の保存療法に抵抗する症例では手術療法を検討する。手術療法の成績は良好であるが，筋力の回復に時間がかかることもあり，スポーツ復帰には時間を要することを説明すべきである。

STEP 3 手術療法

腱内変性組織の除去，血管新生の促進が目的となる。

・経皮的腱切り

病変が小さく，限局している症例が適応となる。経皮的に病変部に腱の走行に沿って数箇所切開を加える。腱の修復機転を促進することが目的である。

・直視下手術

病変が広範囲で結節が多数の場合は，直視下に変性部の切除を行う。アキレス腱変性領域が腱断面の50％以上のときは，FHLや人工靱帯を用いて腱の補強・再建が必要である。

腓骨筋腱脱臼
peroneal tendon dislocation

Profile 腓骨筋腱脱臼は外果後方を走行する長短腓骨筋腱が，足関節の背屈，外反が強制されたときに起こる。この肢位で再脱臼しやすく，診察時に患者は不安感を訴えることが多い。初期治療で見逃され，しばしば反復性となる。反復性脱臼の場合は手術適応となる。手術は腓骨から剥離した腓骨筋腱支帯を腓骨へ再縫縮するDas De法が行われる。オプションとして腓骨の腱床を形成し，腱溝を形成する方法や鏡視下で行われることもある。

診断

身体所見

脱臼肢位である足関節の背屈外反で脱臼や患者の不安感が誘発される。初回受傷では捻挫と誤診されることも多いが，受傷起点が足関節の内反ではなく，外反が多いことと外果前方の圧痛ではなく，後方に圧痛があることが重要な鑑別点である。

画像所見

MRIで腓骨骨膜下に，薄いT2高信号の仮性嚢（pseudocyst）を認める（**図10**）。これは反復性脱臼の場合に骨膜下に腓骨筋腱が繰り返し脱臼することでできる。また腱内tearの有無などを確認する必要がある。

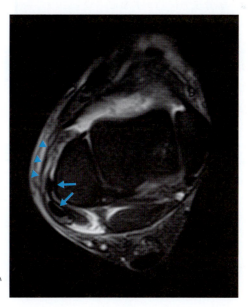

図10 反復性腓骨筋腱脱臼のMRI
腓骨上に脱臼した腓骨筋腱（矢印）と腓骨から剥離した骨膜（矢頭）を認める。

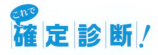
脱臼が誘発できれば確定診断である。MRIで仮性嚢を確認できれば反復性脱臼を示唆している。

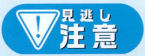
明らかな脱臼を伴わない腱鞘内腓骨筋腱障害(intra-sheath peroneal tendon disorder)が報告されている[9]。足関節底背屈時に外果後方にクリックを伴う疼痛があり、腱鞘内で長短腓骨筋腱の位置が変わる。腱損傷を伴うこともあり、腱縫合や腱形成が必要となる症例もある。MRIやエコーで検査する。

 治療

STEP 1 治療戦略

フローチャートに従い、治療を行う。

STEP 2 保存療法

急性期に診断できれば、腓骨後方にパッドなどを当て軽度底屈位でシーネ固定をして、再発を防止する。3週間程度固定を継続して、腓骨筋腱支帯が修復されれば脱臼の再発は防ぐことができる。初期診断が困難で反復性脱臼となった場合、スポーツ活動に支障をきたすため手術適応となる。

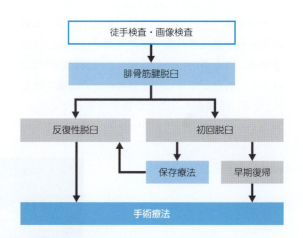

保存療法 → 手術療法 のターニングポイント

反復性の場合は手術適応であるが、新鮮例の場合は保存療法を試みてもよいが、スポーツ活動に伴って再脱臼も多い。スポーツへの早期復帰を希望する場合は手術を検討してもよい。

STEP 3 手術療法

弛緩した腓骨筋腱支帯を腓骨へ再縫縮するDas De法が行われることが多い（図11）。支帯を縫縮する際に腱を整復して足関節背屈外反位で腱鞘の狭窄がないか確認する。腱の滑走が制限されるようなら，腓骨後方の腱床を形成して腱溝を形成する。腓骨後部下端から4.5mm径のドリルで骨孔を作製し，腓骨後方皮質を打ち込んで骨溝を深化させる（deepening）。また，短腓骨筋の筋腹が遠位まである場合は支帯内圧が高くなり，脱臼や腱鞘内腓骨筋腱障害の原因となる。このため遠位筋腹のトリミングを行い，腱の滑走を確認する。術後再脱臼をきたした場合は骨性制動術（DuVries法）などが行われる。

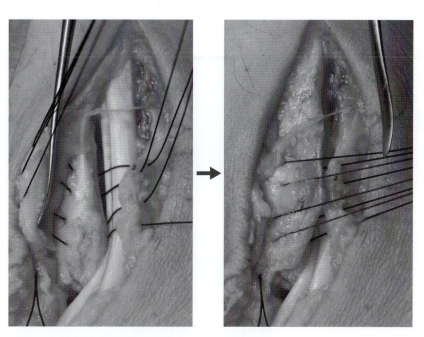

図11 反復性腓骨筋腱脱臼に対するDas De法

足底腱膜炎
plantar fasciitis

足底腱膜炎の病態は，踵骨付着部で起こる繰り返しの微小外傷によると考えられ，アスリートの場合はほぼoveruseが原因である。一過性の炎症が多く，保存的に治療可能であるが，まれに治療に難渋する場合もある。アーチサポートやインソールを用いて荷重の集中を防ぎ，足趾背屈，足関節背屈によるストレッチや足趾の筋力訓練を指導する。近年，体外衝撃波の有効性が報告されている[10]。保存療法無効例では，鏡視下腱膜切離や踵骨骨棘の切除が行われることもある。

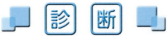

診断

身体所見

荷重時の踵骨隆起内側に疼痛があり，朝の歩き始めの痛みが特徴的である．踵骨隆起底内側に圧痛があり，足関節・足趾の同時背屈で疼痛が誘発される（Windlass test，図12）．

画像所見

X線でハイアーチや扁平足など足アライメント異常がないか確認する．踵骨棘の有無も疼痛発症に影響することがある．エコーでは足底腱膜付着部の肥厚を認める．また，MRIでは足底腱膜踵骨付着部の肥厚，足底腱膜実質内の高輝度像や骨骨髄内の骨髄浮腫などがみられる（図13）．

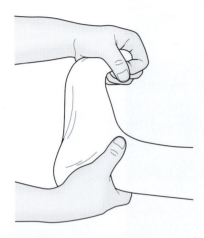

図12 Windlass test

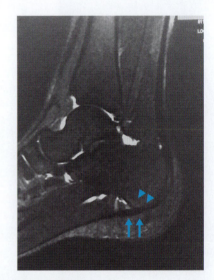

図13 足底腱膜炎のMRI
腱膜付着部の肥厚（矢印），踵骨付着部の骨髄浮腫（矢頭）を認める．

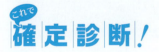
Windlass testでも陽性がみられない症例は多い．MRIでの踵骨付着部の髄内高信号は足底腱膜付着部の炎症を示唆する重要な所見である．

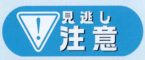
踵が痛いといっても，アキレス腱付着部や腓骨筋腱腱鞘の炎症も考えられるので，触診を行って，圧痛部位を確認する必要がある．またアスリートの場合，長期化する踵部痛では踵骨の疲労骨折なども鑑別すべき疾患である．若年者で踵部痛を訴える患者はSever病など骨端症も疑う必要があるため，画像検査はスクリーニングとして行うべきである．

治療

STEP 1　治療戦略

フローチャートに従い，治療を行う。

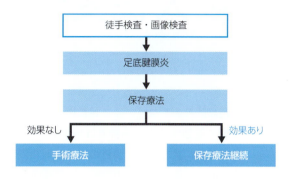

STEP 2　保存療法

ほとんどの症例は保存的治療で改善する。消炎鎮痛薬の内服やストレッチ，インソール，体外衝撃波などが行われている。

ステロイド注射は一時的な疼痛の改善には効果が認められる。

2012年からは体外衝撃波が保険適用となっているが，効果のない症例もみられる。

保存療法 → 手術療法 のターニングポイント

保存療法が基本であり，手術適応は慎重に考えるべきである。手術はさまざまな保存療法を行っても症状が改善せず，皮膚の萎縮などを認めない症例に限る。

STEP 3　手術療法

保存療法無効例に行われる。以前より足底腱膜部分切離が行われてきたが，近年は鏡視下で行われるようになった。良好な治療成績も報告されている[11]が，原因のはっきりしない症例などには慎重に検討すべきである。足関節背屈制限が原因となっている症例では腓腹筋筋膜の部分切離が有効であったという報告もある[12]。

（小久保哲郎，須田康文）

文献

1) Fleischer AE, Stack R, Klein EE, et al. Forefoot Adduction Is a Risk Factor for Jones Fracture. J Foot Ankle Surg 2017；56：917-21.
2) Raikin SM, Slenker N, Ratigan B. The association of a varus hindfoot and fracture of the fifth metatarsal metaphyseal-diaphyseal junction：the Jones fracture. Am J Sports Med 2008；36：1367-72.
3) Shelbourne KD, Fisher DA, Rettig AC, et al. Stress fractures of the medial malleolus. Am J Sports Med 1988；16：60-3.
4) Khan KM, Fuller PJ, Brukner PD, et al. Outcome of conservative and surgical management of navicular stress fracture in athletes. Eighty-six cases proven with computerized tomography. Am J Sports Med 1992；20：657-66.
5) Banal F, Gandjbakhch F, Foltz V, et al. Sensitivity and specificity of ultrasonography in early diagnosis of metatarsal bone stress fractures：a pilot study of 37 patients. J Rheumatology 2009；36：1715-9.
6) Kannus P. Structure of the tendon connective tissue. Scand J Med Sci Sports 2000；10：312-20.
7) Magnussen RA, Dunn WR, Thomson AB. Nonoperative treatment of midportion achilles tendinopathy：a systematic review. Clin J Sport Med 2009；19：54-64.
8) Alfredson H, Pietilä T, Jonsson P, et al. Heavy-load eccentric calf muscle training for the treatment of chronic achilles tendinosis. Am J Sports Med 1998；26：360-6.
9) Thomas JL, Lopez-Ben R, Maddox J. A preliminary report on intra-sheath peroneal tendon subluxation：a prospective review of 7 patients with ultrasound verification. J Foot Ankle Surg 2009；48：323-9.
10) Sun J, Gao F, Wang Y, et al. Extracorporeal shock wave therapy is effective in treating chronic plantar fasciitis：A meta-analysis of RCTs. Medicine（Baltimore）2017；96：e6621.
11) Miyamoto W, Yasui Y, Miki S, et al. Endoscopic plantar fascia release via a suprafascial approach is effective for intractable plantar fasciitis. Knee Surg Sports Traumatol Arthrosc 2018；26：3124-8.
12) Abbassian A, Kohls-Gatzoulis J, Solan MC. Proximal medial gastrocnemius release in the treatment of recalcitrant plantar fasciitis. Foot Ankle Int 2012；33：14-9.

Ⅱ 疾患別治療法

足関節・足部
後天性変形

　超高齢社会となり，また足に関する情報が増えつつある現状において，後天性足関節足部疾患で受診する中・高齢者は増加している。後天性足関節・足部疾患によるQOL障害は，歩行時痛，変形による歩きにくさや靴の問題，スポーツパフォーマンスの低下，などさまざまである。後天性変形の診断には荷重時単純X線が必須の検査である。

　ここでは，後天性足関節・足部変形で頻度の高い，①変形性足関節症，②成人期扁平足，③外反母趾とハンマートウ・鉤爪足趾などの外側趾変形，④リウマチ性足関節・足部障害の診断と治療について述べる。

変形性足関節症
osteoarthritis of the foot

 Profile　超高齢社会となった近年，変形性足関節症が増加している。中年以降の女性に多い。内反型が圧倒的に多く，荷重時単純X線足関節正面像でⅠ〜Ⅳ期に分類される[1]。発症には不安定性が大きく関与する。足関節は骨性に安定した関節だが，関節が小さいため単位面積当たりの荷重が大きい。そのため，内・外果や天蓋骨折後の変形治癒は，容易に外傷性変形性足関節症を引き起こす。一方，外反型変形性足関節症は三角靱帯機能不全を伴った成人期扁平足に合併することが多い。

診断

身体所見

　軽度変形例では，骨棘や狭小化した関節裂隙に一致して腫脹と圧痛を認める。主に内側関節裂隙に多い。高度変形例では，外果前方や脛骨遠位端前方にも骨棘が形成され，圧痛部位は足関節から距骨下関節の全周に及ぶ。足関節内で距骨が内反すると，距骨外側突起部と踵骨頸部が衝突（インピンジメント）し，足根洞にも疼痛が生じる。距骨の内反は当初は距骨下関節で代償されるが，その代償機能が消失すると踵骨も内反し，立位や歩行で足部外側接地となり，歩行も不安定になる。底・背屈の可動域は著明に制限される。

徒手検査

　軽度変形例では，前方引き出しでの不安定性がみられことがある。高度変形例では拘縮が強く，

踵内反は徒手的に矯正できない。

画像所見

・単純X線

　荷重時正面像は必須の検査である（図1）。非荷重時では関節裂隙の狭小化や消失の有無とその範囲が正確に評価できない。

　荷重時正面像からⅠ～Ⅳの病期に分類する[1]。

Ⅰ期：関節裂隙の狭小化がなく，骨棘および骨硬化像のみを認める例。

Ⅱ期：関節裂隙の一部が狭小化している例。

Ⅲ期：関節裂隙が一部消失している例。

　Ⅲa期：関節裂隙の消失が内果関節面に限局している場合。

　Ⅲb期：距骨滑車内側上面にまで達している場合。たとえ内果関節面の狭小化がなくても，距骨滑車内側上面の裂隙が消失していればⅢb期に含める。

Ⅳ期：全体にわたり関節裂隙が消失している例。

　変形性足関節症が進行すると後足部が内反する（図2）。その程度は治療方針を立てる際の参考になる。

・CT

　足関節および距骨下関節は複雑な形態を呈しているため，詳細な変化や隣接関節の変化をとらえるにはCT（図3）が有用である。3D-CT（図4）では骨棘や遊離体の部位と大きさが容易に判断できる。

・MRI

　単純X線像では判読できない関節水腫や滑膜増生の有無とその範囲，関節周囲の髄内信号の変化や，軟骨条件での菲薄化した関節軟骨を認めることがあり，しばしば初期の関節症の診断に有用である。

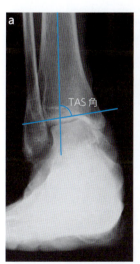
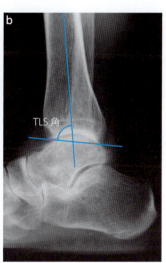

図1　荷重時単純X線像
正面天蓋（tibial anterior surface ; TAS）角（脛骨軸と脛骨下端関節面のなす角，a）と側面天蓋（tibial lateral surface ; TLS）角（前方開き，b）。日本人の平均値はTAS角87.4°，TLS角81.3°で，内反型ではともに減少する。
a：正面
b：側面

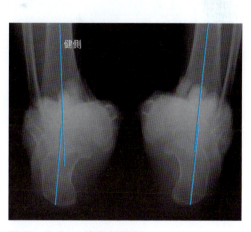

図2　Cobey 後足部撮影
脛骨軸に対する踵骨軸（tibio-calcaneal ; TB-C）角が減少し，後足部は内反する。正常では軽度外反（5～7°）である。

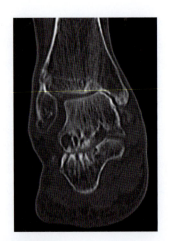

図3　CT 冠状断像
内側関節裂隙の狭小化と消失，天蓋部の骨硬化像，内果先端に骨棘を認める。距骨は距腿関節窩で内反し，外側関節裂隙は開大している。距腿関節内で距骨が内反すると，距骨外側突起と踵骨頚部ではインピンジメントが生じ，距骨下関節に骨硬化像や嚢胞を形成する。

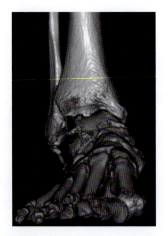

図4　3D-CT
距骨は距腿関節窩で内反し，脛骨下端中央から外側，距骨頚部内側，内果先端に骨棘がみられる。関節内遊離体を認める。

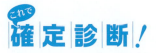
荷重時単純X線正面像で裂隙の狭小化を認めれば診断できる。狭小化の範囲を評価し，病期分類する。
CTでは小さな骨棘や嚢胞を確認する。
MRI軟骨条件で軟骨の菲薄化や，STIRでの関節周囲の髄内信号上昇なども参考になる。

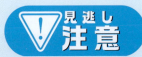
診断には荷重時単純X線正面像が必須である。非荷重時では関節裂隙の狭小化を正確に評価できず，見逃すことがある。

治療

STEP 1　治療戦略

　身体所見，荷重時単純X線足関節正面像で本症を診断したら，まず保存療法を試みる。足関節ではヒアルロン酸注射のエビデンスは少なく，保険適用もない。ステロイドの関節内注射が有効なことがあるが，多くの場合効果は持続しない。
　装具療法が併用されることが多い。装具療法で疼痛が軽減すれば継続する。効果がなければ手術療法の適応である。

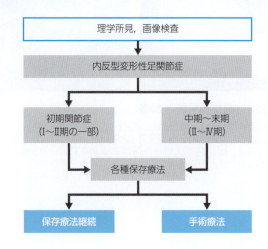

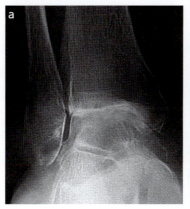
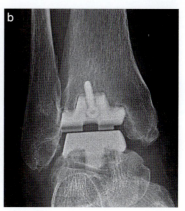

図5 人工足関節全置換術(TAA)
a：術前（末期）
b：術後

STEP 2 保存療法

　まず体重制限・安静指導を行い，薬物療法も試みる．Ⅰ期およびⅡ期の一部の初期変形性足関節症には足底挿板が有効である．内反型には外側楔の付いた足底挿板を処方する．

　中期～末期変形性足関節症では，拘縮が強いので足底挿板の効果はあまり期待できない．短下肢装具が疼痛軽減に著効することがある．

保存療法 → 手術療法 のターニングポイント

保存療法で患者が期待する疼痛改善が得られなければ手術を勧める．

STEP 3 手術療法

　Ⅰ～Ⅱ期の一部で前方インピンジメント症候群を呈し，疼痛の局在部位を同定できれば，鏡視下骨棘・滑膜切除が有効なことがある．Ⅱ～Ⅲa期には下位脛骨骨切り術[1]，Ⅲb期の一部に脛骨遠位斜め骨切り術が有効とする報告がある．Ⅲb～Ⅳ期には関節固定術，人工足関節全置換術(total ankle arthroplasty；TAA，**図5**)が適応になる．鏡視下関節固定は低侵襲で骨癒合にも有利とされる．

扁平足（後脛骨筋腱機能不全）
flatfoot (posterior tibialis tendon dysfunction)

Profile　後脛骨筋腱(posterior tibial tendon；PTT)が断裂し，扁平足を呈する疾患である．中年以降，肥満体型の女性に比較的多い．明らかな外傷歴はなく，長時間の立位や歩行を契機に，足関節内側後方に疼痛や腫脹が出現する．疼痛は安静で軽快，立位や歩行で増強する．数カ月で軽減した場合は，腱断端部が腱溝に癒着した可能性を念頭に置く．現在では，ばね靱帯や三角靱帯を含む複合体の障害ととらえ，acquired adult flatfoot deformity (AAFD)ともよばれている[2]．

診断

身体所見

内果後方から下方のPTTの走行に沿った腫脹と圧痛を認める（図6）。必ず両足を比較する。立位で、患側の踵骨は外反し、前足部が外転するので、後方からの観察で外側趾の数が多くみえる（too many toes sign, 図7）。両側例では有意でない。患側で片脚つま先立ちさせると、踵骨の内がえしが不十分なままで踵離床するか、前足部まで完全に離床することができない（single heel rise test陽性, 図8）。健側と比較するとわかりやすい。

徒手検査

ベッドの端に座って下肢を下垂し、足関節を最大底屈位に保持し、ゆっくり前足部を自動内転させたとき、PTTの滑走が触知できない。前足部内転筋力は低下し、抵抗を加えると内果後方に疼痛が誘発される。

足部の可撓性を評価する。足部の可撓性の評価は患側が右足の場合、検者の右手2～5指で下方から踵を包み込むように保持して踵外反を中間位に矯正し、同時に右母指を内果前下方の距骨頭の内側に当ててカウンターをかける。次に左手で外側から足背を包み込むように把持し、前足部をChopart関節で内転かつ回内して扁平足を矯正する。この一連の操作で変形を矯正でき、アーチが形成されれば「可撓性あり」と判断する。

足部を矯正位に保持したまま膝関節屈曲位と伸展位で足関節背屈を角度計で計測する（dorsiflexion knee extension；DKE, dorsiflexion knee flexion；DKF）。扁平足では下腿三頭筋－アキレス腱の短縮のため背屈が制限される（heel cord tightness）。変形矯正位で足関節を背屈するのがポイントである（図9）。

画像所見

・単純X線

荷重時足部正・側面像、足関節正面像、さらにCobey法による後足部撮影を行う。特に、側面像での距骨－第1中足骨（LTMT）角（正常値：5°未満）と、後足部撮影での脛骨軸に対する踵骨内・外反の程度（tibio-calcaneal angle；TB-C角）の計測は必須である。荷重時足関節正面像で外反型変形性足関節症を認めればStage 4である（図10）。

・MRI

PTT断裂の有無を評価する。縦断裂か完全断裂かを観察する（図11）。

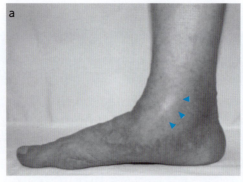
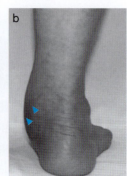

図6 後脛骨筋腱（PTT）の腫脹と圧痛
内果後方～下方のPTT（矢頭）に沿う腫脹と圧痛。

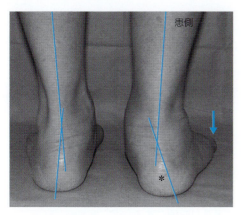

図7 踵外反，too many toes sign
踵外反（＊）とtoo many toes sign（矢印）。

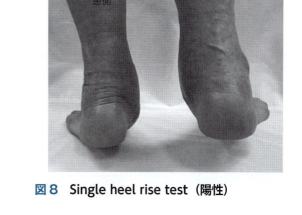

図8 Single heel rise test（陽性）

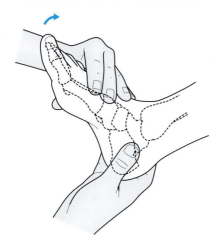

図9 下腿三頭筋－アキレス腱短縮（heel cord tightness）
踵外反を徒手的に中間位に矯正・保持し，前足部外転と回外を徒手的に矯正する。その肢位のまま，膝屈曲，伸展位でそれぞれ足関節を背屈する。

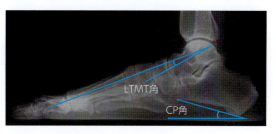

図10 荷重時単純X線側面像
距骨-第1中足骨（LTMT）角，calcaneal pitch（CP）角，を観察する。

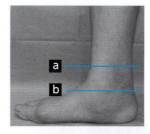

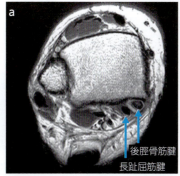
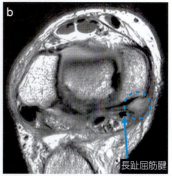

図11 足関節MRIプロトン密度強調横断像
足関節遠位のMRI横断像で長趾屈筋腱の内側を走行するはずのPTTが認められず（点線），PTTの完全断裂を疑う。
a：足関節近位
b：足関節遠位

これで確定診断！

MRIで腱断裂を認めれば診断できる。扁平足が進行すれば，荷重時単純X線像で足部アライメント異常を認める。腱損傷はあるが扁平足がないStage 1，徒手的に変形矯正が可能な可撓性扁平足のStage 2，徒手的に変形矯正ができない非可撓性扁平足のStage 3，それに外反型変形性足関節症を伴うとStage 4と分類する。

見逃し注意

PTTは内果下方で前方に方向を変える。MRIで腱の肥厚や狭小化を正しく評価するためには，できれば腹臥位で足関節底屈位としてPTTの走行をできる限り直線にするなど，撮像時の肢位の工夫が必要である。適切な肢位での画像が得られなければ見逃すことがある。

治療

STEP 1　治療戦略

治療法は変形の程度で異なるため，正確な病期分類が重要となる。Stage 1と2では保存療法が第1選択である。Stage 3と4では手術療法が第1選択となることが多い。可撓性がありPTTが完全断裂でなければ，まず装具療法を試みる。完全断裂の場合は，腱の再生は期待できず，変形は進行性のため，非可撓性になる前に腱断裂とアライメント異常に対する再建手術を検討したい。早期に確定診断し治療方針が決定できれば，広範囲の関節固定術が避けられる。

STEP 2　保存療法

まず安静指示，運動制限を指導する。足底挿板やUniversity of California Biomechanics Laboratory（UCBL）靴インサート（図12）は可撓性の場合に有効である。保存療法は最低3カ月間くらい続けてみる。

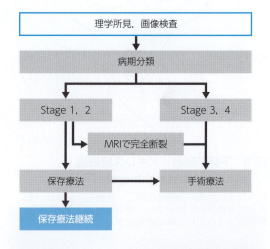

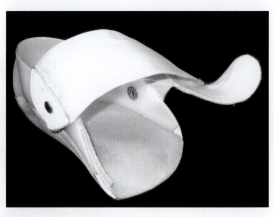

図12　UCBL靴インサート

保存療法 → 手術療法 のターニングポイント

保存療法無効例や腱の完全断裂例ではStage 1や2でも手術療法を勧める。

STEP 3 手術療法

病期に応じて術式を選択する。軟部組織手術と骨関節手術の併用がほとんどである。Stage 1には長趾屈筋腱移行術（flexor digitorum longus tendon transfer；FDLT，図13），Stage 2で変形が軽度の場合は踵骨内側移動骨切り術（medial displacement calcaneal osteotomy；MDCO，図14），進行した場合は外側支柱延長術（lateral column lengthening；LCL，図15），Stage 3には3関節固定，Stage 4では3関節固定に加え三角靱帯再建，脛骨骨切り術，人工関節置換術が適応になる。

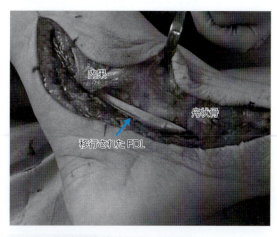

図13 長趾屈筋腱移行術（FDLT）

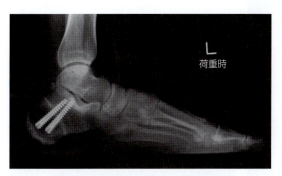

図14 踵骨内側移動骨切り術（MDCO）

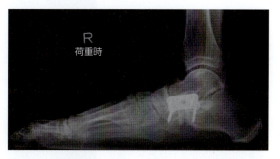

図15 外側支柱延長術（LCL），踵立方関節延長固定術

外反母趾
hallux valgus

Profile 母趾が中足趾節（metatarsophalangeal；MTP）関節で外反・回内する変形で，第1中足骨頭が内側へ突出し，母趾機能不全によりさまざまな障害が生じる。女性に好発し，ハイヒールなど靴の影響や関節弛緩性の関与が考えられている。母趾が第2趾より長いエジプト型の足趾で生じやすい。年齢とともに変形は増悪する。母趾機能不全の結果，第2・第3中足骨頭部に荷重がかかり，足底に有痛性胼胝が生じる。MTP関節脱臼を伴う鉤爪足趾やハンマー足趾などの外側趾変形を合併することがある。

診断

身体所見

必ず立位で観察する。MTP関節で母趾は腓側に傾き，同時に母趾は回内（爪が内側を向く）する（図16）。外反母趾では，しばしば足底に胼胝がみられる（図17）。母趾が外反し第2足趾の下に入り込むと，第2足趾はMTP関節で脱臼し（図16），胼胝はより高度になる疼痛を伴う。

徒手検査

第2足趾のMTP関節での脱臼が徒手的に整復できるか否か，鉤爪足趾やハンマー足趾が近位趾節間（proximal interphalangeal；PIP）関節で徒手矯正できるかを評価する。扁平足では外反母趾変形が増悪することがあるので，扁平足の評価は欠かせない。

画像所見

・単純X線

荷重時単純X線足部正面像で，母趾外反角[hallux valgus（HV）角：第1基節骨軸と第1中足骨軸のなす角度]や第1-2中足骨間（M1M2）角を

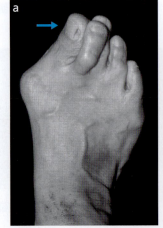
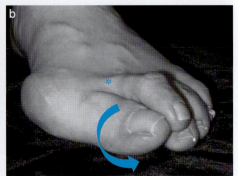

図16　母趾の外反と回内
母趾が外反すると第2趾の下に入り込み第2中足趾節（MTP）関節は脱臼する。外反と同時に母趾は回内し，爪は内側を向く（矢印）。また，母趾が第2足趾の下に入り込むと，第2足趾がMTP関節で脱臼し（*），足趾変形を伴う。

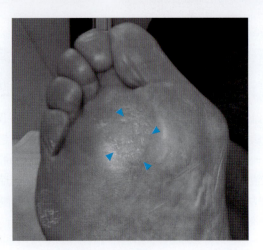

図17　第2MTP関節底側の胼胝
外反母趾に伴う第2MTP関節底側の胼胝（矢頭）。

評価する（図18）。その程度から軽度～重度に分類できる[3]。HV角の正常平均値は10～16°[4]，M1M2角の正常平均値は9～10°である[4]。HV角とM1M2角には強い相関がある[4]。

外反母趾では第1中足骨の内反とともに回内も生じているため，荷重時単純X線足部正面像での骨頭外側縁の形状が円形に現れる。第1中足骨頭外側縁の形状が円形であることを「Round徴候」といい，第1中足骨の回内の程度の指標となる[4]（図19）。これは手術の際，第1中足骨の回内矯正の指標にもなる。

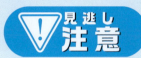

HV角は荷重時単純X線足部正面像で評価し，20°以上を外反母趾と診断する[3]。『外反母趾診療ガイドライン2014』による重症度は，HV角が20°以上30°未満を軽度，30°以上40°未満を中等度，40°以上を重度，としている[3]。

非荷重時の撮影は足部の肢位と条件設定が困難で，さらに変形の程度が荷重時に比較して過小に評価される（図20）。従って，変形の有無と程度の評価には，荷重時の単純X線像が必須である。また，第1中足骨軸のとり方によって術前後の計測値が変わる可能性がある。足部X線像の管球の方向，撮影肢位，照射の中心，管球までの距離，カセッテの位置などの撮影条件により計測値に違いが出る可能性を念頭に置いておく。

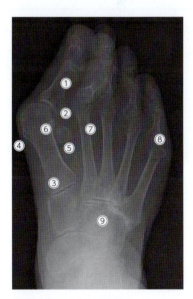

図18　荷重時単純X線正面像
①母趾の外反偏位，②第1 MTP関節の亜脱臼，③第1中足骨の内反，④内側に突出した第1中足骨頭の内側の隆起，⑤第1中足骨頭に対する母趾種子骨の外側偏位，⑥第1中足骨骨頭外側縁が円形を呈する（Round徴候，図19[4]），その他外側趾の異常や関節症（⑦第2・第3 MTP関節の亜脱臼・脱臼，⑧内反小趾，⑨Lisfranc関節症）の有無と程度を評価する。Chopart関節での外転や開張足の有無も評価できる。

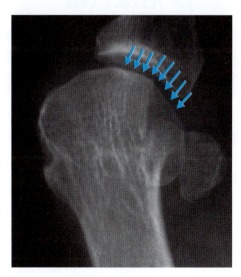

図19　Round徴候（文献4より）

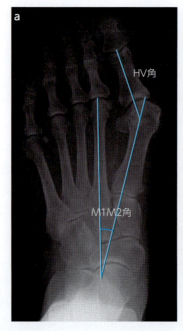
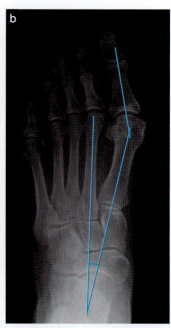

図20 荷重時・非荷重時単純X線正面像
同一症例の荷重時（a）と非荷重時（b）の正面像を示す。非荷重時では外反母趾（HV）角，第1-2中足骨（M1M2）角が小さい。

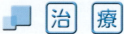

STEP 1 治療戦略

　『外反母趾診療ガイドライン 2014』によると，母趾外転筋訓練は軽度の外反母趾に対し，若干の変形矯正効果があることが証明されている（Grade C）[5]。
　足底挿板は，軽度〜中等度変形例では，半年間は手術療法に匹敵する除痛効果があることが証明されている（Grade C）[5]。
　保存療法無効例に手術療法が適応となる。一般的に，HV角の程度に応じて術式は決定される。

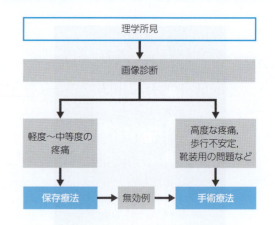

STEP 2 保存療法

　靴は，母趾を動かせる広いトウボックス（toe box）で，靴のなかで足が前に滑らないように紐やベルトが付いたものがよい。ヒールは3cm以下にする。軽度変形例には，母趾の内反ストレッチングや外転筋力増強訓練で若干の変形矯正が期待できる（**図21**）[5]。足底挿板で疼痛は軽減するが，変形矯正効果はない[5]。
　薬物療法は他の保存療法との併用で疼痛の軽減が期待できる。

保存療法 → 手術療法 のターニングポイント

まず保存療法を試み，無効例に手術療法が適応となる。

STEP 3 手術療法

術式は重症度に応じて使い分ける。軽度〜中等度には遠位での中足骨骨切りが，第1中足骨足根中足（tarsometatarsal；TMT）関節の不安定性が著しい症例には第1 TMT固定術が適応になる。HV角50°を超える超重度変形例や高齢者，第1 MTP関節の高度な関節症変化を伴う症例には関節固定術も適応である。また，重度な有痛性胼胝やMTP関節脱臼を伴う外側趾変形がある場合は，中足骨短縮骨切りを併用することがある。

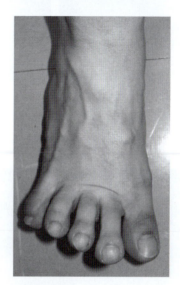

図21 母趾外転運動

リウマチ性足関節・足部障害
rheumatoid arthritis of the foot/foot injury

Profile 関節リウマチ（rheumatoid arthritis；RA）の早期診断，薬物療法の進歩により，脊椎や股・膝関節の大関節のRA病変は激減した。診断ではエコー検査やMRIによる画像検査，血液検査による早期診断，治療ではtight controlを目指したtreat to targetによる薬物療法が功を奏した結果といえよう。その結果，患者はより高いQOLを求めるようになり，手や足の小関節に対する機能再建手術が増加した。内容も関節固定術や切除関節形成術より，関節温存手術や人工関節置換術といった，より関節機能の維持を目指した術式が施行されるようになった。

診断

身体所見

前足部病変では，外反母趾に加え，第2〜4 MTP関節も脱臼し，いわゆる「扁平三角状変形」を呈する（図22, 23）。第2〜4 MTP関節の脱臼が高度になると足底の胼胝はより症候性となり，歩行に支障が生じ，QOLが低下する。

足関節病変（図24）では，圧痛は足関節全周性に認められる。足関節底・背屈時の運動時痛を訴える。

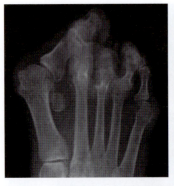
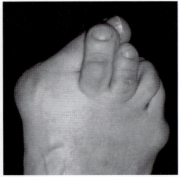
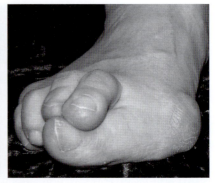

図22 関節リウマチ前足部変形
外反母趾に加え，第2～4 MTP関節の脱臼がみられる。典型的な扁平三角状変形。

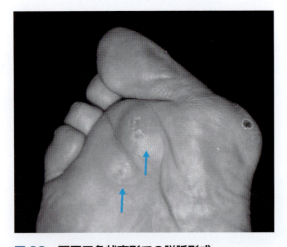

図23 扁平三角状変形での胼胝形成
扁平三角状変形にみられる高度な胼胝形成（矢印）。

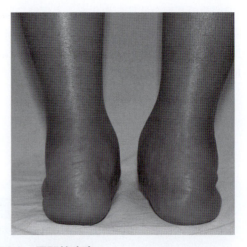

図24 足関節病変
右アキレス腱のレリーフは消失し，腫脹は足関節全周性に認められる。

徒手検査

　足趾はMTP関節で脱臼し，PIP関節は屈曲拘縮して徒手的に整復は困難である。可動域は，足関節の底・背屈のみでなく，前足部を回内・外させてChopart関節を介した距骨下関節の可動域制限と運動時痛の有無を観察する。足関節病変のみであれば足関節底・背屈時の運動時痛や可動域制限が主だが，距骨下関節にも病変が及ぶ場合は回内・外の可動域制限と運動時痛を認める。

画像所見

・単純X線

　足関節正側2方向撮影に加え，荷重時足部3方向撮影（背底像，側面像，Cobey後足部撮影）および荷重時足関節正面像で，非荷重時と荷重時X線像で関節裂隙の様子を比較する（図25）。さらに荷重時撮影でアライメント異常を評価する。

・MRI

　足関節以外に距骨下関節，距舟関節，Lisfranc関節病変の有無の評価にMRI検査は有用である

（図26）。軟骨や滑膜の変化のみでなく，髄内信号の変化の有無とその範囲も参考になる。

・CT

足関節以外に距骨下関節，距舟関節，Lisfranc関節病変の有無の評価にCT検査は有用である。骨破壊，関節裂隙の評価に有用である（図27）。

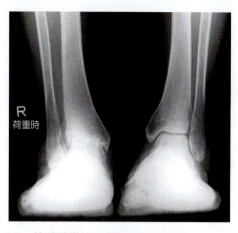

図25　荷重時単純X線足関節正面像
右の足関節の関節裂隙は消失し，距骨は足関節内で軽度外反している。

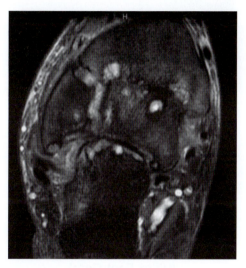

図26　MRI
髄内信号の上昇が脛骨，距骨，踵骨にみられる。

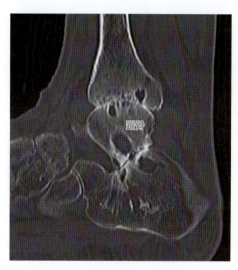

図27　距腿および距踵関節の骨破壊

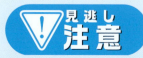

臨床経過，理学所見，血液検査所見，単純X線像，エコー像，MRIで確定診断できる。

後足部では，足関節のみでなく距骨下関節，距舟関節の病変の有無も評価する。特に，距舟関節RA病変は見逃しやすい。足関節病変より歩行時の疼痛は高度で，足関節に近接するので患者も足関節の疼痛として訴えることが多い。距舟関節や距骨下関節では前足部の回内・外で疼痛が増強するのがポイントである。

治療

STEP 1 治療戦略

後足部，中足部，前足部病変の範囲と変形の程度，疼痛の程度（薬物療法の効果）をみて，治療計画を立てる。またRAでは股関節や膝関節にも病変を合併することがあるので注意する。

まず保存療法を試みる。保存療法が無効の場合は，薬物療法の効果も参考にしながら手術療法を考慮する。

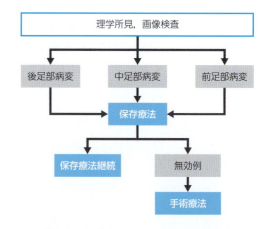

STEP 2 保存療法

後・中足部病変には骨破壊による歩行時痛への対策として，短下肢装具が有効なことがある（図28）。前足部病変には，靴の指導として，足趾に負担をかけないようにトウボックスを広くして，足趾変形の助長を防ぐ。足底の有痛性胼胝に対しては，中足骨頭の近位に中足パッドを付けたアーチサポートを処方する。

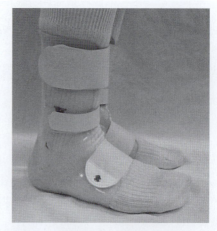

図28　柔軟性をもつ短下肢装具
(Hiflex Foot Gear)

保存療法 → 手術療法 のターニングポイント

薬物療法が行われても足部に限局した滑膜炎が持続する場合や，保存療法で疼痛が軽減しない場合は手術療法を勧める。

STEP 3 手術療法

後足部病変には，①滑膜切除（直視下，鏡視下），②距腿関節固定（直視下，鏡視下，図29），③距踵関節固定，④距腿－距舟関節固定（tibio-talo-calcaneal fusion；TTC固定，図30），⑤人工関節固定が適応になる。

中足部病変には，①滑膜切除（直視下，鏡視下），②距舟関節固定，③3関節固定（図31）が適応になる。

前足部病変には，以前は母趾には関節固定，2〜5趾には切除関節形成術が行われていたが，近年ではMTP関節温存手術（図32）が頻用されている[6,7]。足趾関節の人工関節は耐久性の問題から使用頻度は低い。

（仁木久照）

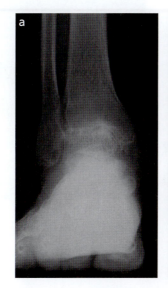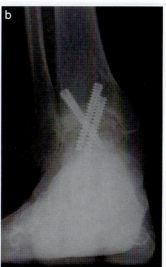

図29 鏡視下距腿関節固定
a：術前
b：術後

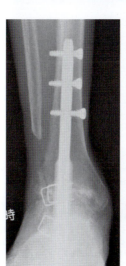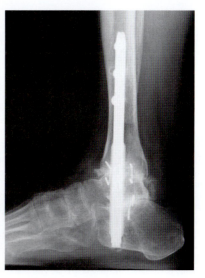

図30 距腿－距舟関節（TTC）固定

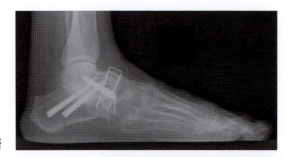

図31 3関節固定術

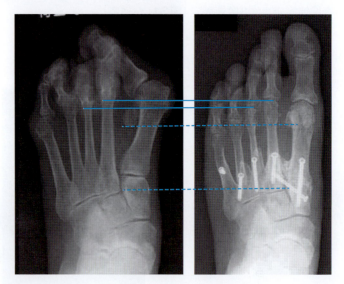

図32 RA前足部変形に対する中足骨近位短縮骨切り術
術前に基節骨が脱臼している位置まで，術後中足骨が短縮されている。

文 献

1) Takakura Y, Tanaka Y, Kumai T, et al. Low tibial osteotomy for osteoarthritis of the ankle. Results of a new operation in 18 patients. J Bone Joint Surg Br 1995；77：50-4.
2) 仁木久照．成人期扁平足の治療．関節外科 2009；28：800-8.
3) 日本整形外科学会，日本足の外科学会監．日本整形外科学会診療ガイドライン委員会，外反母趾診療ガイドライン策定委員会編．外反母趾の診断および重症度分類はどのように行われるか．外反母趾診療ガイドライン2014．改訂第2版．東京：南江堂；2014. p8-9.
4) Okuda R, Kinoshita M, Yasuda T, et al. The shape of the lateral edge of the first metatarsal head as a risk factor for recurrence of hallux valgus. J Bone Joint Surg Am 2007；89：2163-72.
5) 日本整形外科学会，日本足の外科学会監．日本整形外科学会診療ガイドライン委員会，外反母趾診療ガイドライン策定委員会編．外反母趾診療ガイドライン2014．改訂第2版．東京：南江堂；2014. p38-42.
6) Niki H, Hirano T, Okada H, et al. Combination joint-preserving surgery for forefoot deformity in patients with rheumatoid arthritis. J Bone Joint Surg Br 2010；92：380-6.
7) 仁木久照．リウマチ足部変形の治療戦略．日整会誌 2012；86：35-48.

II 疾患別治療法

足関節・足部
外傷①

下肢外傷である下腿骨幹部骨折，脛骨天蓋骨折，果部骨折，距骨骨折，距骨骨軟骨損傷，踵骨骨折の大きな特徴の1つとして，軟部が菲薄な部位に生じる外傷ということが挙げられる。それぞれの損傷は非常に多様であり，すべての骨折，損傷に対応可能な1つの治療法は存在しない。下腿骨幹部骨折は四肢長管骨骨折のなかでも最も頻度が高い骨折である。脛骨天蓋骨折は脛骨骨折の約3〜9％を占めるとされている。果部骨折も関節内骨折であり，転位した骨折では観血的整復固定が選択される。距骨骨折は非常にまれな骨折であり，距骨骨軟骨損傷の治療法はさまざまである。踵骨骨折の手術は皮膚壊死に注意を要する。

下腿骨幹部骨折
lower leg shaft fracture

Profile 下腿骨幹部骨折は骨の損傷，転位の程度，軟部組織損傷の有無，多発外傷の有無などを考慮する必要があり，治療法も多岐にわたる。下腿骨幹部骨折は屈曲外力である直達外力で発生する場合と，捻転外力である介達外力で発生する場合がある。直達外力では横骨折や粉砕骨折になることが多く，介達外力では螺旋骨折や斜骨折となることが多い。

診 断

身体所見

下腿骨幹部前面は皮膚直下にあるため，肉眼的所見から，局所の腫脹，変形，軟部組織損傷の評価を行うことが重要である。開放創の有無，開放創がある場合はその大きさ，深さ，損傷の度合い，さらに安全に骨を被覆できるかどうかの判断を要する。また，ピンホール大の開放創を見逃すことのないように，しっかりと確認する必要がある。循環障害をきたしていることもあり，足背動脈の拍動の有無は重要な所見である。開放骨折や圧挫損傷では，軟部組織損傷の評価とともに，下腿の筋力検査，知覚検査から神経損傷の有無を調べる。また，本骨折ではコンパートメント症候群が発生することがあるので，激しい疼痛や他動伸展での強い疼痛，いわゆる患肢の腫脹，緊満が強い部位でのストレッチ（他動的にコンパートメント内の筋を伸展させることで疼痛が誘発される）テストで陽性の場合は本症候群を疑い，直ちにコンパートメント内圧を調べる必要がある。

画像所見

正確な診断には単純X線撮影が不可欠であり，

脛骨と腓骨の骨折高位が異なることもあるので，膝関節と足関節を含めた下腿全長の撮影が必要である。より詳細な骨折形態の把握には両斜位撮影を追加する。単純X線撮影から，AO/OTA（AO Foundation and Orthopaedic Trauma Association）分類により，単純骨折（Type A），楔状骨折，蝶形の第3骨片を有する骨折（Type B），複雑骨折，粉砕骨折（Type C）の3型に分類する。特に第3骨片を有する骨折や粉砕骨折では，CT撮影による，冠状断，矢状断，水平断による骨折部の評価も非常に有用である。血管損傷が疑われる場合は造影CT検査を行い，診断を確定する（図1）。ただし，一刻を争う血管損傷の場合は，すぐに手術室における処置が必要な場合もある。近年増加傾向にある，重症骨粗鬆症高齢者に生じる非外傷性の下腿骨骨折，アスリートの疲労骨折など転位がなく，単純X線撮影では診断できない，いわゆるoccult fractureでは，MRI撮影により確定診断が得られることもある。

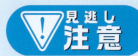

下腿骨幹部骨折は身体所見，単純X線撮影により診断は比較的容易である。

下腿骨幹部骨折における注意点は血管（動脈）損傷の有無とコンパートメント症候群である。血管（動脈）損傷が疑われる場合は血管造影（造影CT）を行う。コンパートメント症候群が，他の長管骨骨折に比べ，下腿骨幹部骨折に多くみられる原因として，腫脹，出血，阻血，血行の修復に伴う反作用としての浮腫（阻血後再灌流障害）がある。コンパートメント内圧の測定を行い，必要があれば対応する（図2）。

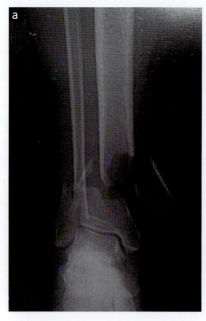
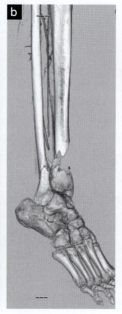
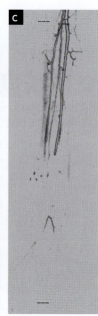

図1　下腿遠位部骨折
a：単純X線像
b：造影3D-CT
c：造影3D-CT（血管のみ）

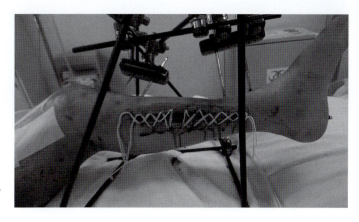

図2 コンパートメント症候群
創部は開放創とし，神経テープを用いたシューレース法で締結する。

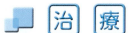 治療

STEP 1 治療戦略

下腿骨幹部骨折が疑われたら，開放創の有無，循環障害の有無（足背動脈の拍動の有無），筋力検査，知覚検査から神経損傷の有無を確認する。X線撮影を行い，緊急性がなければ，治療方針を決定する。年齢，職業，スポーツなどの活動性と合併症の有無など患者背景も考慮して決める。一般的な許容範囲は，骨短縮1cm以内，外反変形10°以内，内反変形5°以内，X線側面像での前後屈変形10°以内，回旋変形10°以内である。

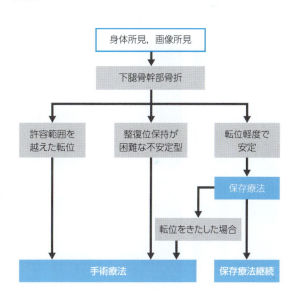

STEP 2 保存療法

患者背景を考慮し，適宜保存療法を選択する。適応として，①転位のない骨折もしくは徒手整復により転位を安定化できる横骨折，②腓骨骨折を伴わない螺旋骨折，③骨短縮が1cm以内の短斜骨折とされている。軟部の腫脹増悪の可能性があるため，原則として，受傷直後にはギプス包帯は行わない。ギプスシーネまたは下腿牽引にて整復位を保持し，腫脹が消失する1～2週間後にPTB（patellar tendon bearing）ギプスかPTB装具を装着し荷重を開始する。保存療法の長所は，侵襲が少なく，感染の危険性がないこと，医療負担が低いことである。短所は，ギプスの巻き方における高度な技術と，細かな管理を要すること，長期間の外固定を必要とすることが挙げられる。多くの場合，不安定な転位のある骨折は，現在の標準的な方法で行うならば，観血的治療を最終的な治療法とするほうが有益である。

> **保存療法 → 手術療法 のターニングポイント**
>
> PTBギプスまたはPTB装具を装着し荷重を開始して，先に述べた許容範囲を越えた転位をきたす場合は手術療法を考慮する。また，骨癒合傾向がみられない場合も手術療法を考慮する必要がある。

STEP 3　手術療法

　前述の許容範囲を越えた転位の骨折や，整復不能例または整復可能でも整復位保持が困難な不安定型の骨折は，手術療法の適応となる。術前に単純X線2方向で，健側下腿全長を撮影し，内固定の計測を行い準備する。手術で用いられる内固定は，①横止め髄内釘（interlocking intramedullary nail），②プレート，③Ender釘がある。多くの場合，閉鎖性の下腿骨幹部骨折に対する内固定法としては，①横止め髄内釘法が，すべての骨折型に対応でき，固定力も強力で早期荷重が可能であり，長期成績も安定していることより，第一選択となる（図3）。

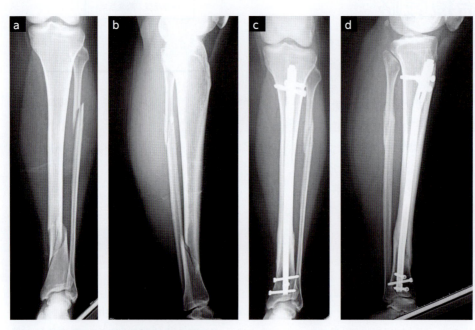

図3　下腿骨幹部骨折の単純X線像
a：受傷時正面像。脛骨骨幹部遠位にらせん骨折がみられる。
b：受傷時側面像。後方凸の転位がみられる。
c：髄内釘による術後正面像。脛骨の短縮は消失し骨癒合が得られている。
d：髄内釘による術後側面像。脛骨の後方凸は消失し骨癒合が得られている。

脛骨天蓋骨折（Pilon骨折）
tibial plafond fracture (Pilon fracture)

脛骨遠位関節面に及ぶ関節内骨折である。脛骨骨折の約3〜9%を占めるとされている。特徴として，創離開や皮膚壊死などの軟部組織合併症や，偽関節や変形治癒，さらには深部感染の報告は以前から非常に多く，難度の高い手術とされている。2つの受傷機転のタイプがある。1つは比較的低エネルギー外傷による回旋タイプの骨折で，螺旋骨折が多く，軟部組織損傷も軽度で，関節面の粉砕はほとんどない骨折である。もう1つは高エネルギー外傷による軸圧損傷である。このタイプは高所転落や交通事故による圧挫により生じ，軟部組織損傷が高度で，骨幹端や関節面の粉砕も強い。両タイプともに，腓骨骨折が伴う場合，伴わない場合がある。

診断

身体所見

高エネルギー外傷では軟部組織損傷の評価が重要となる。開放創の有無，開放創がある場合はその大きさ，深さ，損傷の度合い，さらに安全に骨を被覆できるかどうかの判断を要する。循環障害をきたしていることもあり，足背動脈の拍動の有無は重要な所見である。開放骨折や圧挫損傷では，軟部組織損傷の評価とともに，下腿の筋力検査，知覚検査から神経損傷の有無を調べる。また，コンパートメント症候群の発生にも注意する必要がある。

画像診断

まず単純X線撮影2方向が必要である。より詳細な骨折形態，関節面の評価のために，単純CT撮影による，冠状断，矢状断，水平断による骨折部の評価も非常に有用である。AO/OTA分類もしくはRüedi-Allgöwerの分類（Rüedi分類）が用いられる。AO/OTA分類Type Aは関節外骨折，Type Bは関節面の一部のみ骨折をきたし，部分的関節内骨折，Type Cは関節面が粉砕し脛骨近位部と関節部が完全に分離している関節内骨折である（図4）。Rüedi分類Type Ⅰは関節面に転位がないもの，Type Ⅱは関節面に転位はあるが粉砕していないもの，Type Ⅲは関節面が粉砕しているものである。

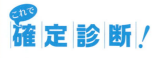
脛骨天蓋骨折は身体所見，単純X線撮影により診断は比較的容易である。

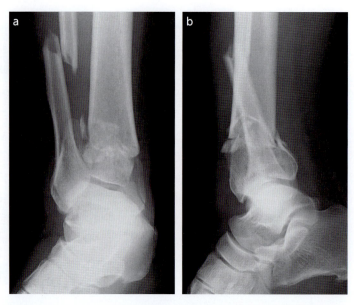

図4 脛骨天蓋骨折（AO分類 43-C3）
a：単純X線正面像。腓骨の短縮，脛骨天蓋面の粉砕と足関節の外反を認める。
b：単純X線側面像。脛骨，腓骨の前方凸変形を認める。

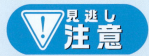 脛骨天蓋骨折における注意点は，血管（動脈）損傷の有無とコンパートメント症候群である。血管（動脈）損傷が疑われる場合は血管造影（造影CT）を行う。コンパートメント症候群が疑われたら，コンパートメント内圧の測定を行う必要がある。

  治 療

STEP 1 治療戦略

　脛骨天蓋骨折が疑われたら，開放創の有無，循環障害の有無（足背動脈の拍動の有無），筋力検査，知覚検査から神経損傷の有無を確認する。X線撮影を行い，緊急性がなければ，治療方針を決定する。患者背景を考慮して決めるが，本骨折は不安定型であることが多く，手術療法を選択したほうが有益な場合が多い。関節面の転位が2mm以上，脛骨骨幹端の不安定骨折，開放Pilon骨折の3つが手術適応である。

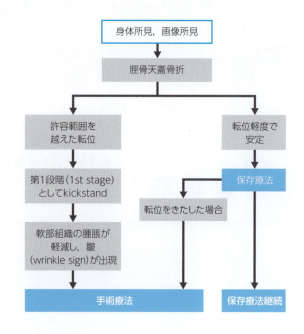

STEP 2 保存療法

　患者背景を考慮し，適宜保存療法を選択する．適応として，単純骨折で安定型では保存療法が選択されるが，本骨折は関節内骨折であり，ごくまれである．転位がない場合はギプス固定を行い，その他の場合，鋼線牽引を行い，鋼線牽引により良好な整復位が得られた場合は保存療法を継続する．仮骨が生じ骨折部が安定するまで牽引し，その後ギプス固定を行う．

> **保存療法 → 手術療法 のターニングポイント**
> ギプス固定や鋼線牽引による保存療法中に転位をきたす場合は手術療法を考慮する．また，骨癒合傾向がみられない場合も手術療法を考慮する必要がある．

STEP 3 手術療法

　高エネルギー外傷の本骨折の軟部組織保護のためには，段階的な手術を必要とする．第1段階（1st stage）としてkickstand（やぐらいらず）の場合（図5），血流うっ滞を予防すると，腫脹が早期に軽減する．足関節周囲の軟部組織の腫脹が軽減し，皺（wrinkle sign）が出現するまでに，通常，受傷後14〜21日かかるとされている．2nd stageで，プレート，髄内釘，リング型創外固定による最終固定を考慮する．本骨折のgold standardはプレート固定（図6a）であることは疑いのないところであるが，近年，本骨折への髄内釘やリング型創外固定（図6b）の良好な治療成績の報告も散見される．

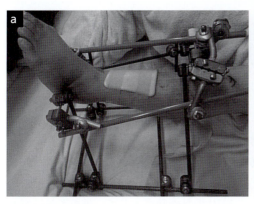
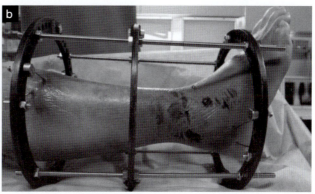

図5　Kickstand（やぐらいらず）
a：モジュラー型創外固定を患肢挙上させるように三次元的に組んでいる．ベッドに患肢を吊り上げるためのトラクションフレーム（通称やぐら）がいらなくなる．
b：リング型創外固定の場合，そのままでkickstandとなり，患肢が挙上される．

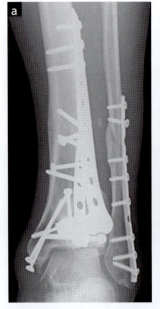
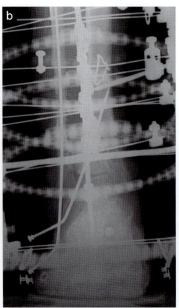

図6　脛骨天蓋骨折の治療
a：プレート固定。腓骨，脛骨前外側，脛骨後方をスクリューにより強固に固定する。
b：リング型創外固定。踵骨ワイヤーによるフットリングで関節を牽引しつつ，骨折部を多数のワイヤーで立体的に強固に固定する。

果部骨折
malleolar fracture

 足関節果部骨折の多くは介達外力により生じる。本骨折は関節内骨折であり，前項の脛骨天蓋骨折同様，しっかりした足関節部の解剖学的整復と安定性の獲得ならびに早期関節運動を行うことが重要である。

診断

身体所見

　受傷直後から腫脹，皮下出血を認め，疼痛，変形，可動域制限と，骨折部に圧痛や叩打痛がある。高度な軟部組織損傷を伴うことは多くないが，脱臼位や転位の大きな場合は，骨折部を愛護的に徒手整復し，血行障害や知覚障害の有無を評価する必要がある。

画像所見

　まず単純X線撮影2方向，両斜位像に加えて，20°足関節内旋位撮影（mortise view）が必要である。足関節は複雑な構造をしているため，微小な骨折を単純X線撮影のみで診断するのは困難な場合がある。そのような症例では，単純CT撮影を行うことにより，より正確な診断を行うことができる。MRI撮影の利点として，単純X線撮影やCT撮影では描出不能な軟部組織病変を診断できる点が挙げられる。特に関節離開を伴わない遠位脛腓靱帯損傷を診断するのに有効である。

> **これで確定診断!**
> 足関節果部骨折は身体所見，単純X線撮影により診断は比較的容易である。

> **見逃し注意**
> 足関節果部骨折における注意点は，遠位脛腓靱帯損傷の評価，Tillaux-Chaput骨折の評価を行う必要がある。

治療

STEP 1 治療戦略

　AO分類A1のような，靱帯結合より遠位で，内果の損傷を伴わない，転位のない安定型骨折は保存療法が可能である。しかし，足関節窩ankle mortiseの不適合は許容範囲が非常に小さく，わずかな不適合も関節軟骨への異常負荷につながる。そのため多くの場合，現在の標準的な方法で行うならば，観血的治療を最終的な治療法とするほうが有益である。

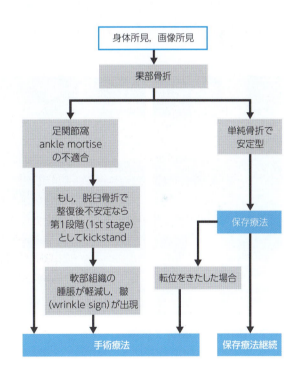

STEP 2 保存療法

　患者背景を考慮し，適宜保存療法を選択する。適応として，単純骨折で安定型では保存療法が選択されるが，わずかな不適合も関節軟骨への異常負荷につながるため，ごくまれである。転位がない場合はギプス固定を約6週間行い，この間は原則的には免荷を指示し保存療法を継続する。腫脹が消退するとギプスとの間に，固定性が悪くなるので適宜ギプス固定を巻き替える必要がある。仮骨が生じ骨折部が安定するまでギプス固定を行う。

保存療法 → 手術療法 のターニングポイント

しばしば単純X線撮影を行い，整復位を確認する．保存療法中に転位をきたす場合は手術療法を考慮する．また，骨癒合傾向がみられない場合も手術療法を考慮する必要がある．

STEP 3 手術療法

手術の時期は軟部組織の状態によって決定する．脱臼位や転位の大きな場合（図7a, b）は，骨折部を愛護的に徒手整復し，術前に整復位を得ておく必要がある．手術は軟部組織の状態がよくなる［足関節周囲の軟部組織の腫脹が軽減し，皺（wrinkle sign）が出現するまで］待機する．外果骨折，内果骨折，後果骨折それぞれ単独もしくは合併した場合などさまざまであり，骨折部位，骨片の大きさ，靱帯損傷の有無などにより，手術法の選択は多岐にわたるが，原則的には腓骨の再建を最初に行い，続いて各骨折ともに，安定した足関節窩の獲得をめざす（図7c, d）．

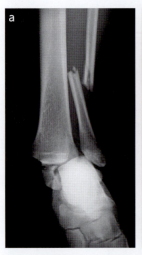 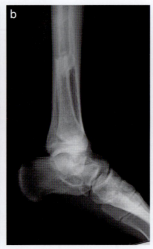 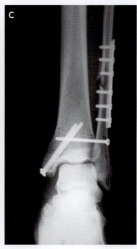 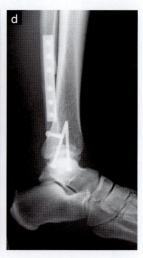

図7 果部骨折の単純X線像
a，b：足関節脱臼骨折，転位の大きい外果骨折，内果骨折を認める．
a：術前正面像，b：術前側面像．
c，d：外果をプレート固定，内果をスクリュー固定，遠位脛腓間をスクリューにより固定した．
c：術後正面像，d：術後側面像．

距骨骨折
talus fracture

Profile 距骨骨折は非常にまれな骨折である．距骨は表面全体の60％が関節軟骨で覆われ，筋肉付着部がまったくなく，血液の供給は後脛骨動脈，前脛骨動脈，腓骨動脈から受けているが，骨に血流が流入する範囲は狭い．そのため，無腐性壊死を起こしやすい．また，形態が読みにくいのも特徴で，治療は骨折に転位があるかどうかによってすべて決定される．外力のかかり方によって，頚部骨折と体部骨折に分かれ，体部はさらに圧迫力と剪断力によって異なった骨折が生じる．

診断

身体所見

足関節から距骨下関節部にかけて腫脹と疼痛が著しい．骨折の一部が転位している場合には変形も認められる．特に距骨体部が後方に脱臼した場合，しばしば母趾が屈曲位をとって伸展不能になる．これは後方転位した骨片により長母趾屈筋が引き延ばされた結果，屈曲位に固定されたためで，Naumann徴候という．

画像所見

単純X線撮影2方向が診断に有用である．骨折線が不明瞭な場合や転位が大きく，位置関係が確認できない場合には斜位像が有効である．また，形態がわかりづらいため，CT撮影による冠状断，矢状断，水平断および3D画像による骨折部の評価も非常に有用である．

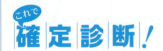 距骨骨折は身体所見，単純X線撮影により診断が難しい場合は，CT撮影を行う．

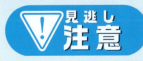 距骨骨折は通常高エネルギー外傷によって生じ，多発外傷患者で見逃されることがある．見逃しによる治療開始が遅れることで，結果が悪化する．多発外傷患者の足関節周囲損傷では，常に念頭に置く必要がある．

治療

STEP 1 治療戦略

原則的に，すべての転位のある距骨骨折は，可能な限り早急に解剖学的に整復安定化しなければならない（**図8a〜c**）．骨折型や，足関節の安定性，脱臼の有無，関節亜脱臼の程度，軟部組織の状態

と，患者背景を考慮したうえで，判断する必要がある。

STEP 2 保存療法

頚部骨折，体部骨折ともに，転位のない場合はギプス固定を5〜6週間行い，その後，足関節，距骨下関節の自・他動運動を開始し，部分荷重も開始する。

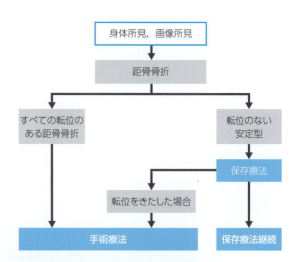

保存療法 → 手術療法 のターニングポイント

本骨折では，筋の緊張により体部が距腿関節・後距骨下関節で挟み込まれ固定され，踵骨が副木代わりになって安定しているので，加療中に骨片が転位したり，脱臼することはなく，保存的に加療しうる。隣接した骨が受傷している場合は，安定性が失われるため，注意が必要である。

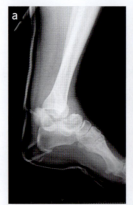
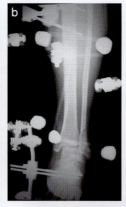
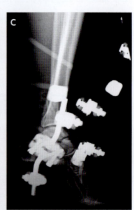
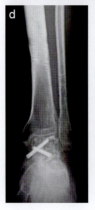
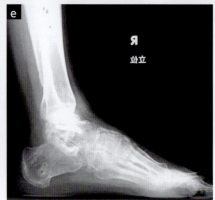

図8 距骨骨折の単純X線像
a：受傷時側面像。距骨脱臼骨折を認める。
b：整復後正面像。観血的に整復し，創外固定による一時的固定を行った。
c：整復後側面像。距骨骨折は整復され，脱臼位も改善した。
d：スクリューによる整復固定，術後2年正面像。
e：スクリューによる整復固定，術後2年側面像。

STEP 3 手術療法(図8d, e)

　転位のある骨折に対しては徒手整復（非観血的整復）を行う．距骨は脛骨，腓骨，踵骨，舟状骨に囲まれ，進入路は限られる．また，皮切選択は，軟部組織の状態や，骨片の転位の程度などさまざまな因子に影響される．最もよく用いられる皮切は前内側と前外側の2つである．本骨折の手術法は複雑であるため，成書に譲るとして，最も重要な点は，愛護的な操作を行うことである．無腐性壊死の発生は受傷時の影響が大きいとされているが，術中の愛護的な操作が重要であることはいうまでもない．

距骨骨軟骨損傷
osteochondral leision of the talus

Profile　距骨骨軟骨損傷は，自然発生的に生じるとされる離断性骨軟骨炎 (osteochondritis dissecans) や，外傷により生じるとされる骨軟骨骨折 (osteochondral fracture) など，さまざまによばれてきた．近年，これらを総称して骨軟骨損傷 (osteochondral leision；OCL) という名称が用いられている．治療法は重症度によりさまざまである．

診断

身体所見

　足関節捻挫との関連性が強く，捻挫後遺残性疼痛疾患として重要である．急性期では，足関節の腫脹，可動域制限などがみられるが，内がえし損傷では，外果骨折や足関節外側靱帯損傷を伴っていることも多く，本疾患をすぐに見分けるのは非常に困難である．外果骨折や外側靱帯損傷を適切に治療した後の，遺残性疼痛を訴える症例には，本疾患を考慮する必要がある．

画像所見

　単純X線撮影の足関節2方向のほかに，底屈位正面像が内側後方病変の描出に有用である．しかし，病変が小さい場合が多く，単純X線撮影では見逃されることもある．単純CT撮影では，病変の正確な位置，広がり，形状を写し出すことができる．またMRI撮影は本疾患の最も有効な検査で，骨内の質的変化に非常に感受性が高い（図9a, b）．

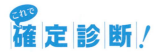
　前述のとおり，急性期に確定診断を得ることは困難であるが，足関節捻挫後に疼痛が残存する場合は，本疾患を念頭に積極的にCTやMRIなど画像所見を進める必要がある．

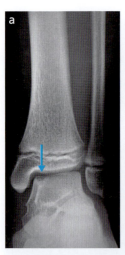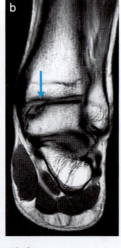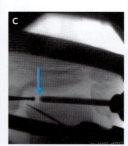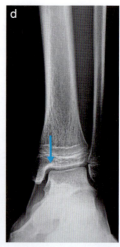

図9 距骨骨軟骨損傷の治療
a：術前単純X線正面像。距骨内側に骨透亮像を認める（矢印）。
b：術前MRI冠状断像。距骨内側に信号変化を認める（矢印）。
c：関節鏡視下骨穿孔術時X線像。損傷部を鋭匙で掻爬（矢印）。
d：術後1年単純X線正面像。距骨内側の骨透亮像は消失している（矢印）。

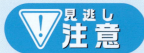 本疾患の多くが，内側病変は距骨滑車後部に，外側病変は前部に存在する。単純X線撮影の足関節2方向のみでは，病変を見逃すことがあるため，後内側病変を疑う場合は底屈位，前外側病変を疑う場合は，底背屈0°での距腿関節窩撮影を行うことが推奨されている。

治療

STEP 1 治療戦略

　本疾患に対する治療戦略は，非常に多岐にわたる。患者の活動性から，臨床症状の程度，病変の大きさや，急性期か慢性期かなど，状況によりさまざまである。特に手術療法は，病態の多様性により，単独の治療法ですべての症例に対応することは難しく，病期，病態に応じたいくつかの手術法を，単独あるいは組み合わせて施行していく必要がある。

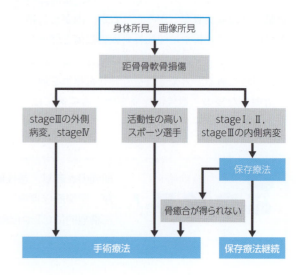

STEP 2 保存療法

明らかな外傷による急性期症例では，Berndtによる分類のStage Ⅰ，Ⅱのすべてと，Stage Ⅲの内側病変に対し，6週間の免荷ギプス固定による保存療法を選択する。また慢性期症例でも，Stage Ⅰ，Ⅱでは，まず保存療法が選択される。

> **保存療法→手術療法のターニングポイント**
> 上記保存療法中，単純X線撮影を行いながら，骨癒合が得られない場合は，最大12週間までのギプス固定が有効とされている。保存療法により骨癒合が得られない症例は手術療法となる。

STEP 3 手術療法

Stage Ⅲの外側病変，Stage Ⅳが手術適応となる。また，Stage Ⅰ，ⅡとStage Ⅲの内側病変に対しても，長期保存療法による筋力低下など，デメリットが問題となるようなスポーツ選手は早期に手術を考慮する必要がある。関節鏡視下病巣掻爬，関節鏡視下骨穿孔術，骨釘による整復固定術など，個々の症例に応じて，各手術法を選択すべきである（**図9c, d**）。

踵骨骨折
calcaneus fracture

踵骨骨折の発生頻度はきわめて高い。受傷機転としては，捻挫や転倒など，主として引っぱり応力によるものと，高所からの転落など，高エネルギー外傷による圧縮応力によるものの2つがある。高エネルギー外傷によるものが圧倒的に多いが，近年増加傾向の骨粗鬆症の高齢者に生じるものでは，段差を踏みはずしただけの低エネルギー外傷のものも増加傾向である。踵骨は足底や内側の皮下組織は厚く，血行も良好であるが，外側は薄く血行が悪いため術後にしばしば皮膚の壊死をきたしやすく，本骨折の手術の際には注意を要する。

身体所見

高所から転落し踵部から着地したなど，受傷機転が明らかで，局所の疼痛，腫脹，圧痛，皮下出血などの所見から，診断はさほど難しくない。捻挫や転倒による低エネルギー外傷のものは身体所見がそれほど著しくないものもあり，圧痛部位など，慎重な診察が必要である。

画像所見

単純X線撮影で側面像と軸射像（図10a〜d）に加えて，後距踵関節がよく観察できるAnthonsen撮影が診断に有用である。側面像では後距踵関節の沈み込みが観察され，Böhler角がわかる。軸射像では外側壁の突出や内側の骨折の有無や転位の大きさが観察される。Anthonsen撮影では後距踵関節の転位の状態がわかり，整復中や整復後の評価に有用である（図10e）。また，近年単純CT撮影によるSanders分類が頻用されている。30°半前額面CT画像では，後方関節面の粉砕と陥没の程度がわかる。

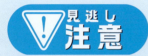
踵骨骨折は局所の疼痛，腫脹，圧痛，皮下出血などの所見と単純X線撮影から，診断はさほど難しくない。単純X線撮影により診断が難しい場合は，CT撮影を行う。

高エネルギー外傷による踵骨骨折では見逃しはほぼないが，捻挫や転倒による低エネルギー外傷の本骨折は，足関節骨折の有無のみに目がいき，本骨折が見逃されることがある。圧痛部位など，慎重な診察が必要である。

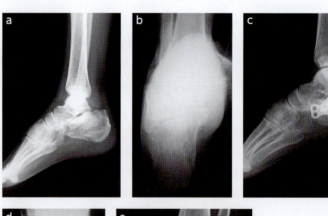
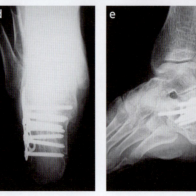

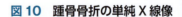
図10　踵骨骨折の単純X線像
a：受傷時側面像。距骨下関節面の転位を認める。
b：受傷時軸射像。踵骨外側壁の膨隆と横径の増大を認める。
c：術後側面像。距骨下関節面を整復し，プレートにより固定した。
d：術後軸射像。踵骨外側壁の膨隆と横径の増大は消失した。
e：術後Anthonsen像

治療

STEP 1 治療戦略

　骨折型や骨折損傷によって保存療法，経皮的整復術，観血的整復術，関節固定術を使い分ける．経皮的整復術は舌状型骨折に対して適応となり，観血的整復術は陥没型骨折に対して適応となり，関節固定術は後距踵関節が著しく粉砕していたり，本骨折後遺症として後距踵関節症による疼痛が著しい場合に適応となる．

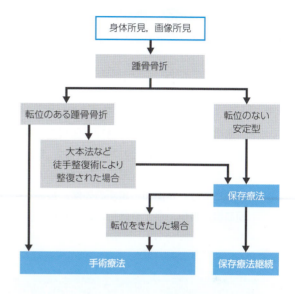

STEP 2 保存療法

　転位のない場合や大本法など徒手整復術により整復された場合は，周囲の軟部組織の緊張が高くなって固定力が高まり，粉砕した外側壁も下肢帯・腱鞘などが密着して整復位の保持を助けているので転位することはほとんどないとされている．骨折部にアキレス腱による牽引力がかからないよう足関節は尖足位で固定し，前足部部分荷重歩行を開始する．

> **保存療法 → 手術療法 のターニングポイント**
>
> 保存療法（早期運動療法）中に定期的に単純X線撮影を行い，骨折部に転位が生じた場合，手術療法を考慮する．

STEP 3 手術療法

　舌状型骨折に対する経皮的整復術としてWesthues法がある．X線透視下にSteinmann pinを転位骨片に刺入して骨折部を整復し，横径増大に対しては万力を用いたり，観血的に整復する．観血的整復術は転位を伴う後距踵関節の関節内骨折に対して行われる．本骨折も手術創のトラブルが多いとされており，外側L字皮切を用いるときは，血行障害を起こさないように慎重に軟部を取り扱う必要がある．また，Ollier皮切で関節面の整復固定を行う方法もある．

（野坂光司）

II 疾患別治療法

足関節・足部
外傷②

　足関節・足部の外傷は日常診療において遭遇する頻度の高い外傷であり，スポーツ活動，交通事故，高所からの転落など受傷機転はさまざまである．足関節・足部の外傷は適切に評価し，適切に治療が行われなければ，機能障害・疼痛などが残存し，スポーツ復帰が困難となるだけでなく，歩行障害や日常生活での支障が出現することもある．
　ここでは，足関節・足部の外傷，特にアキレス腱断裂，足関節捻挫・靱帯損傷，Lisfranc関節脱臼骨折，中足骨骨折，趾骨骨折・脱臼の診断と治療について述べる．

アキレス腱断裂
Achilles tendon rupture

Profile　アキレス腱断裂は30～40歳代の男性に好発し[1]，その多くはスポーツ活動中に発生する外傷である．アキレス腱断裂の診断は，病歴や身体所見，画像所見などから比較的容易であるが，高齢での受傷例や肥満例，スポーツ活動以外での受傷例は見逃されることもあり注意を要する．治療は保存療法および手術療法が選択され，いずれも良好な治療成績が報告されており，それぞれの治療特性を理解したうえで治療法を選択する必要がある．

診　断

医療面接

　アキレス腱断裂受傷例では，スポーツ活動中に突然，足関節後方部の疼痛を自覚し受診することが多い．このような症例に対しては，受傷肢位，受傷時の状況，疼痛の部位，性状などについて聴取する．治療法を選択するうえで患者の活動性は重要な要素となるので，職業やスポーツ歴についても聴取する．また，疼痛を自覚した際，患者は受傷時の状況を「後ろから誰かに蹴られた」「バットで殴られた」「ボールが当たった」などと表現することが多いことも特徴である．

身体所見

　アキレス腱断裂において，アキレス腱断裂部の陥凹（**図1**）や，つま先立ちが不能であること，Thompson testが陽性であることを確認すれば診断は確定する．このなかでThompson testは最も感度が高く，必ず行うべき検査の1つである[2]．患者を腹臥位とし，検者が下腿三頭筋部を把握すると，健側では足関節の底屈がみられるが，患側で

は足関節の底屈がみられない。必ず両側に行い，健患差の有無を確認する（図2）。

画像所見

・X線

足関節単純X線側面像では，足関節後方にみられる三角形の透亮像（Kager's triangle）が消失または不鮮明化することがある（図3）。また，高齢者や骨脆弱性を有する例では，アキレス腱付着部の踵骨裂離骨折との鑑別に有用である。腱付着部や腱内に石灰化や骨化などの変性所見がみられることもある。

・MRI，エコー

MRIやエコー検査は必須ではないが，診断が困難な症例や治療中の腱の修復過程を観察するうえで有用である。

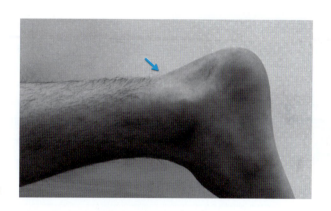

図1 アキレス腱断裂部の陥凹（矢印）

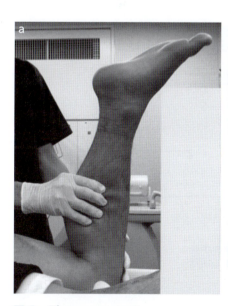
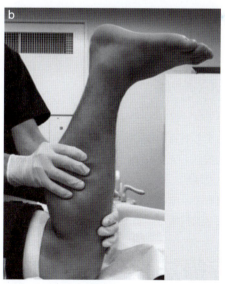

図2 Thompson test
患者を腹臥位とし，検者が下腿三頭筋を把握すると，健側（a）では足関節の底屈がみられるが，患側（b）では足関節の底屈がみられない。

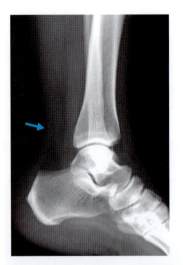

図3 アキレス腱断裂の単純X線側面像所見
Kager's triangleの不鮮明化を認める(矢印)。

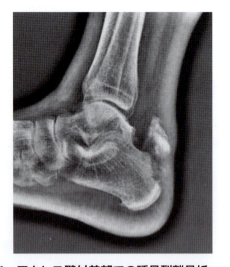

図4 アキレス腱付着部での踵骨裂離骨折
71歳，女性。単純X線側面像で踵骨裂離骨折を認める。

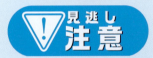
高齢者や骨脆弱性を有する症例においては，アキレス腱付着部での踵骨裂離骨折を起こすことが多く，アキレス腱断裂との鑑別を要する。踵骨裂離骨折が疑われるような症例では，必ず足関節単純X線側面像を撮影する(図4)。

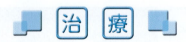

STEP 1 治療戦略

アキレス腱断裂においては，保存療法・手術療法が報告されており，いずれも良好な治療成績が報告されている[2~4]。治療法の選択においては，それぞれの治療特性をよく理解したうえで，患者の活動性や患者背景，患者の治療法に対する理解度などを考慮し，治療法を選択する必要がある。

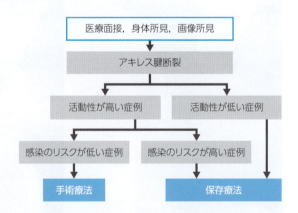

STEP 2 保存療法

患者の年齢，活動性，合併症などを考慮し保存療法を選択する。

保存療法には大きく分けると，①cast固定，②機能的装具装着(図5)＋早期リハビリテーション（早期運動・荷重）という2つの選択肢がある。これらをそれぞれ単独で行う方法や，一定期間のcast固定後に機能的装具を装着し，早期リハビリテーションを開始するというように組み合わせて

行う方法などが報告されている。

　Cast固定は，従来より保存療法として行われてきた治療法であるが，手術療法と比較すると再断裂率が高い。

　機能的装具装着＋早期リハビリテーションによる治療法は，cast固定による保存療法と比較すると再断裂率は低く，機能的予後も良好であることが報告されており有用である[5]。

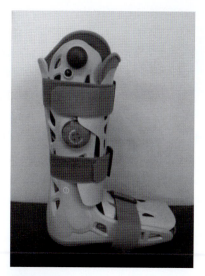

図5　機能的装具

> **POINT　保存療法と手術療法の選択のポイント**
>
> 　従来，保存療法と手術療法の選択において，再断裂率や術後の感染率について議論されることが多かった。つまり，保存療法では手術療法に比べ再断裂率が高く，手術療法では術後感染が発生するリスクがあることが治療選択におけるポイントであった。しかし，近年保存療法における早期リハビリテーションが普及し，保存療法における再断裂率のリスクが改善され，治療後の機能予後が治療選択におけるポイントとなった。現在のところ，手術療法は保存療法に比べてわずかであるが早期に機能が改善する可能性があるため，活動性の高い症例かつ感染のリスクが少ない症例では手術療法を選択する。

STEP 3　手術療法

　手術療法は大きく，①直視下縫合術，②小切開縫合術，③経皮縫合術に分けられ，いずれも良好な治療成績が報告されている[4]。従来，アキレス腱断裂に対する手術療法は直視下縫合術が一般的であり，現在でも多く選択される方法である。近年においては，小切開や経皮縫合術などの低侵襲手術の術式や治療成績に関する報告が増えてきている。直視下縫合術は低侵襲手術に比較し，術後感染が発生する可能性が高い傾向にあるが，低侵襲手術は直視下縫合術に比較して腓腹神経損傷を発生する可能性が高いことが報告されている[2,3]。現在のところ，いずれの術式を選択すべきか明確なコンセンサスはない。いずれの術式を選択するにしても，断裂したアキレス腱を強固に縫合し，早期にリハビリテーションを開始することが重要である。医療者や患者は，それぞれの術式の特性をよく理解し，治療法を選択する必要がある。

足関節捻挫・靱帯損傷
ankle sprain/ankle ligament injury

Profile 足関節捻挫はスポーツ活動中に発生する最も頻度の高い外傷であり，その多くは足関節内反強制による足関節外側靱帯損傷である．足関節外側靱帯は前距腓靱帯 (anterior talofibular ligament；ATFL)，踵腓靱帯 (calcaneofibular ligament；CFL)，後距腓靱帯で構成され，これらのうちATFLが最も損傷を受けやすく，新鮮例においてはATFL単独損傷が80%，ATFLとCFLの合併損傷が20%を占めると報告されている．新鮮例において，一般的には保存療法が行われるが，一定期間の保存療法を行った後も，足関節の疼痛・不安定性が残存する陳旧例に対しては手術療法が適応される．

診断

医療面接

新鮮例では，足関節外果周囲の疼痛を主訴に受診することが多い．疼痛が強い場合は歩行が困難となることもある．このような症例に対しては，受傷肢位，受傷時の状況，スポーツ歴，疼痛の部位，性状について聴取する．また，過去に足関節捻挫の受傷歴がある場合は，上記に加え初回捻挫の時期やその後の足関節疼痛・不安定感の有無，過去の受傷時における治療内容などを聴取する．

身体所見

視診にて足関節周囲の腫脹・皮下出血の部位を確認し，触診にて圧痛部位を確認する．前方引き出しテストおよび内反ストレステストを行い，足関節不安定性の有無を確認する (図6)．足関節捻挫直後は，疼痛のために不安定性の有無の確認が困難な場合がある．このような場合は疼痛が軽減した時期 (一般的には受傷4〜5日後) に再度評価するとよい[6,7]．

画像所見

・X線

単純X線検査 (足関節正・側面像) にて，骨折，骨棘，os subfibulareの有無などを確認する．疼痛が改善していれば，足関節ストレス撮影 (前方引き出しストレスおよび内反ストレス) も行う．ストレス撮影は必ず左右両側行い，健患差の有無を確認する (図7)．

・MRI，エコー

MRIでは合併する骨軟骨損傷の有無などの評価が可能であり (図8)，エコー検査では損傷靱帯の質的評価が可能と考えられている．

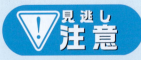 小児では，ATFL付着部の骨端軟骨の強度が足関節外側靱帯の強度と比較し弱いため，足関節内反強制によりATFL付着部での足関節外果裂離骨折を起こしやすく注意が必要である．足関節外果裂離骨折は，足関節単純X線2方向像 (正・側面像) では診断が困難なことがある．このような場合，腓骨軸射像が診断に有用となることがある (図9)[8]．

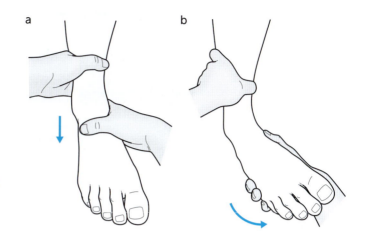

図6 足関節不安定性の有無の確認
左右両側とも行い，健患差を比較する。
a：前方引き出しテスト
b：内反ストレステスト

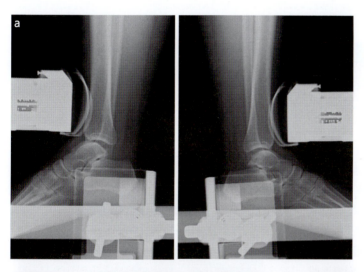

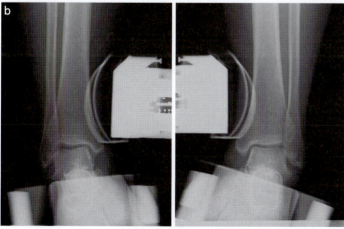

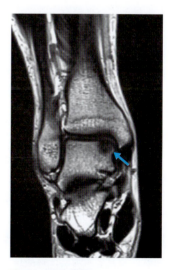

図7 足関節単純X線ストレス撮影
a：前方引き出しストレス
b：内反ストレス

図8 MRI所見
20歳，男性。足関節捻挫に合併した距骨骨軟骨損傷を認める（矢印）。

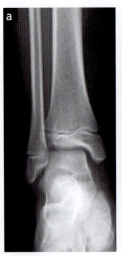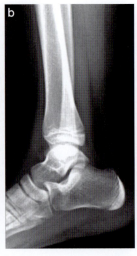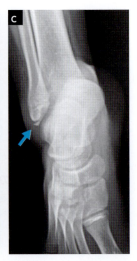

図9 足関節外果裂離骨折の単純X線像
10歳，男子。ジャンプした際に足関節内反捻挫により受傷した。足関節正・側面像では診断が困難であるが，腓骨軸射像にて足関節外果に裂離骨片を認める(矢印)。
a：足関節正面像
b：足関節側面像
c：腓骨軸射像

診断

STEP 1 治療戦略

新鮮例においてはRICE（rest, icing, compression, elevation）療法，外固定，装具療法，リハビリテーションなどの保存療法が第一選択とされる。しかし，適切な保存療法が行われても10～20％の症例では足関節の外側不安定性が残存し，陳旧例へと移行する。これらの陳旧例を放置すると骨軟骨損傷を起こし，最終的に変形性関節症（osteoarthritis；OA）の状態に至ることから，足関節内反捻挫後に外側不安定性が残存する陳旧例においては手術療法が推奨される。

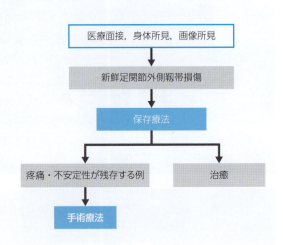

STEP 2 保存療法

受傷後よりシーネ固定を行い，同時にRICE療法を開始する。RICE療法は疼痛と腫脹が強い受傷早期（一般的には受傷後4～5日間）に行い，シーネ固定は5～10日間行う。シーネ固定除去後，足関節軟性装具を装着し，疼痛に応じて荷重歩行を開始する。また，筋力トレーニング，バランストレーニング，proprioceptiveトレーニングなどのリハビリテーションも開始する。受傷後6週で足関節の疼痛・不安定性がなければ，足関節軟性装具装着下に徐々に運動を開始する。足関節軟性装具は受傷後12週まで装着する[7]。

> **保存療法 → 手術療法 のターニングポイント**
>
> 　一定期間の保存療法を行っても，足関節疼痛・不安定性が残存する陳旧例が手術適応となる．著者らは，3カ月以上の保存療法を行った後も足関節の疼痛・不安定性が残存する陳旧例や，足関節内反ストレス撮影で距骨傾斜角の健患差5°以上，もしくは前方ストレス撮影で距骨前方移動量の健患差が6mm以上を手術適応としている．

STEP 3　手術療法

　手術療法は遺残靱帯を用いる靱帯縫合術や，自家腱を用いる靱帯再建術が選択されることが多い．一般的には遺残靱帯の状態が良好であれば靱帯修復術を，遺残靱帯が菲薄化もしくは消失している症例，高度肥満例，再手術例，全身弛緩性を有する症例では靱帯再建術を選択する[9]．従来，これらの術式は直視下に行われていたが，近年の足関節鏡手技・器械の進歩に伴い，鏡視下で低侵襲に行うことが可能となり，鏡視下手術の術式や治療成績に対する報告が増えてきている．鏡視下手術において，いずれも良好な治療成績を報告しているが，現在までに直視下手術と鏡視下手術の適応の違いを論じた報告はなく，術式の選択に関する明確なコンセンサスはない[10]．鏡視下手術は従来の直視下手術と比較すると低侵襲で行えるが，強く支持するエビデンスは少なく，医療者，患者は十分に理解したうえで治療を選択する必要がある．

Lisfranc関節脱臼骨折
Lisfranc joint fracture dislocation

Profile　Lisfranc関節脱臼骨折は交通事故や高所からの転落など，高エネルギー外傷により受傷する．その多くは足関節底屈位で足部の長軸方向に軸圧が加わり発症するが，直達外力により発症することもある[11]．診断は，医療面接，身体所見，画像所見より比較的容易であるが，適切に治療が行われないと関節や骨折部の不安定性が残存してOAへと進行し，疼痛や機能障害が残存することがあるため，適切に評価・治療を行う必要がある．

  治 療

医療面接

　Lisfranc関節脱臼骨折を受傷した症例では，足部の疼痛や腫脹を主訴に受診することが多く，また疼痛のために歩行困難となることが多い．医療面接では，受傷時の状況，受傷肢位，疼痛の部位，性状などについて聴取する．

身体所見

　視診にて足部の腫脹・皮下出血の部位を確認し，触診にて圧痛部位を確認する．皮下出血は足背部

だけではなく，足底部にも出現することがある（図10）。また，中足部を他動的に動かすことで疼痛が誘発される。重度の場合は不安定性を触知することもある。血管損傷を合併することはまれであるが，合併すると足趾の血行を阻害することもあり，注意を要する[11, 12]。

画像所見

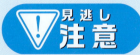

・X線

単純X線検査（足部正面像・斜位像・側面像）を行う（図11）。

・CT

骨折や脱臼が軽微な場合は単純X線像のみでは診断が困難なことがあるので，このような場合はCT検査を行う。

・MRI

MRIは合併する靱帯損傷の評価に有用である。Myersonらの分類はLisfranc関節脱臼の詳細な分類であり，損傷部位の把握や治療方針を決定するうえで有用である（図12）[11, 12, 23]。

> **見逃し注意**
>
> Lisfranc関節損傷は，高エネルギー外傷によるLisfranc関節脱臼骨折と，軽微な外傷によるsubtle injuryに大別される。Subtle injuryは非荷重単純X線像では見逃されることが多いため，荷重位での単純X線検査を行う。必ず両側撮影し，健患差を比較する。疼痛のため荷重が困難な場合は，CT検査での健患差での比較や，神経ブロックなど麻酔下でのストレス撮影が診断に有用である。また，単純X線像やCTで，第1-第2中足骨間に確認される小骨片はfleck signとよばれ，Lisfranc靱帯の裂離骨折を示唆する所見であり，診断に有用である（図13）。
> また，subtle injuryではNunleyらの分類が治療方針を決めるうえで有用である（図14）。一般的にはstageⅠでは保存療法の適応となり，stageⅡおよびⅢはLisfranc関節の解剖学的整復のために手術療法を行う[13]。

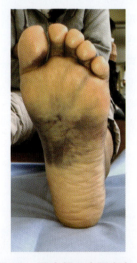

図10　足底部の皮下出血
60歳，女性。自転車で転倒しLisfranc関節脱臼骨折を受傷した。足底部に皮下出血を認める。

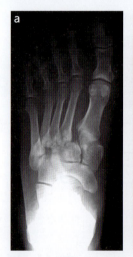 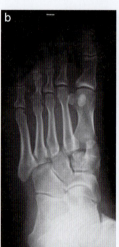 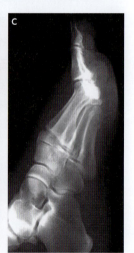

図11　足部単純X線像
45歳，男性。階段を踏みはずしてLisfranc関節脱臼骨折を受傷した。
a：正面像
b：斜位像
c：側面像

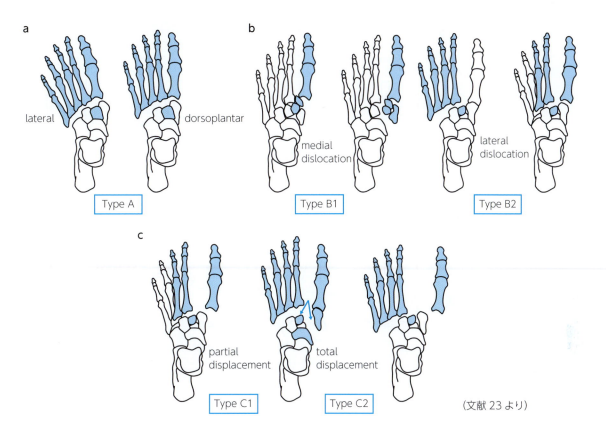

図 12　Myerson らの分類
a：Total incongruity
b：Partial incongruity
c：Divergent

（文献 23 より）

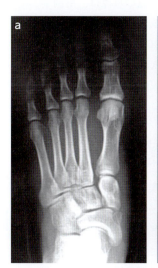 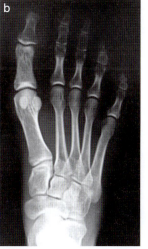

図 13　Subtle injury の単純 X 線荷重位正面像
内側楔状骨−第 2 中足骨間に健患差を認める。
a：健側
b：患側

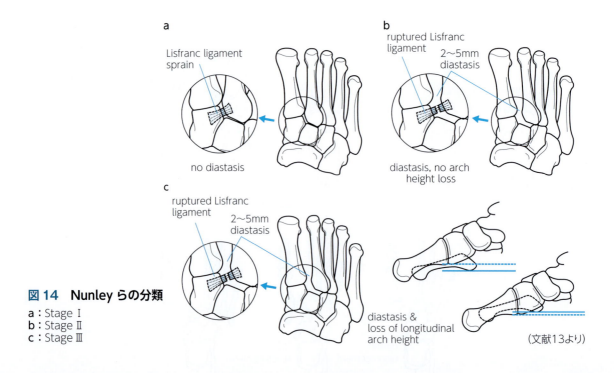

図14 Nunleyらの分類
a：Stage Ⅰ
b：Stage Ⅱ
c：Stage Ⅲ

(文献13より)

治療

STEP 1 治療戦略

　Lisfranc関節脱臼骨折の治療の目標は，解剖学的な整復と関節や骨折部の安定性を獲得することである．適切に治療が行われなければ，関節の変形や不安定性が残存してOAへと進行し，疼痛が残存することとなる．適切に評価し，治療を行う必要がある．

STEP 2 保存療法

　Lisfranc関節脱臼骨折の保存療法は，関節・骨折部に転位および不安定性がない例に限られる．保存療法は，6週間の免荷ギプス固定が一般的である．ギプス除去後は疼痛に応じて，徐々に荷重を開始する[14]．また，受傷早期は足部の腫脹が著しいこともある．このような場合，受傷早期にギプス固定を行うとコンパートメント症候群を起こ

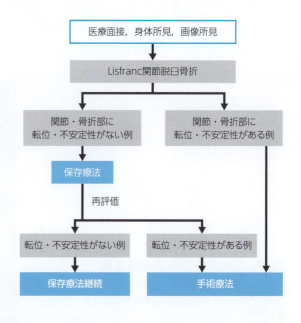

すことがあるので，腫脹が軽減するまでシーネ固定とし，その後ギプス固定とする．

保存療法 → 手術療法 のターニングポイント

保存療法開始後，約10〜14日後に関節・骨折部の転位および安定性の再評価を行う．単純X線検査にて関節・骨折部の転位や不安定性を認めれば，手術療法を考慮する必要がある．

STEP 3 手術療法

Lisfranc関節脱臼骨折の手術療法は，転位のある例や関節・骨折部に不安定性がある例に適応される．軟部組織の合併症を回避するため，足部の腫脹が改善し，皮膚に皺が確認できる時期に手術を考慮する．コンパートメント症候群が疑われるときは，直ちに筋膜切開を行う．手術は非観血的に整復可能な症例は，経皮的K-wire固定により治療可能である．非観血的整復が困難な症例は観血的整復を行い，K-wireやスクリュー，プレートによる内固定を行う[14, 15]．

中足骨骨折
metatarsal fracture

Profile 中足骨骨折は，日常診療において比較的遭遇する頻度の高い外傷であり，重量物の落下や交通外傷，高所からの転落などで生じることが多い[16]．しばしば開放創や挫滅創など，軟部組織損傷を伴うこともある．中足骨骨折は骨折部位によって，頚部骨折，骨幹部骨折，基部骨折に大別されるが，骨折部位にかかわらず，その多くが保存療法の適応となる．手術療法を要する症例もあり，適切に評価し治療法を選択する必要がある．

診断

医療面接

中足骨骨折を受傷した症例では，中足部の疼痛や腫脹を主訴に受診することが多い．また，疼痛のために荷重歩行が困難となる場合がある．医療面接では，受傷時の状況，受傷肢位，疼痛の部位，性状などについて聴取する．

身体所見

視診にて足部の腫脹・皮下出血の部位を確認し，触診にて圧痛部位を確認する．中足骨骨折では開放創や挫滅創などの軟部組織損傷を伴うことがあり，軟部組織損傷の有無も確認する必要がある．

画像所見

・X線，CT

単純X線検査（足部正面像・斜位像・側面像）を行い，骨折部位や骨折形態，骨片の転位の有無を確認する（図15）。単純X線検査では，骨折部の転位の有無が評価困難な場合がある。このような場合，CT検査が有用である[16,17]。

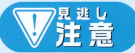
中足骨骨折は，単純X線像のみでは骨折部の転位の有無，特に骨折部の背底方向の転位の有無が，中足骨の重なりによって評価困難なことがある。このような場合はCT検査が有用である（図16）。

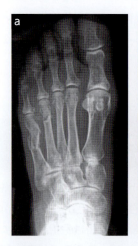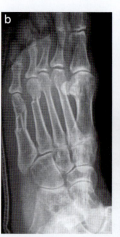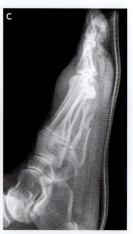

図15 足部単純X線像
50歳，女性。階段を踏みはずして受傷した第4・第5中足骨骨折例。
a：正面像
b：斜位像
c：側面像

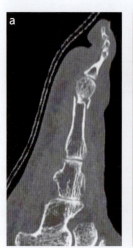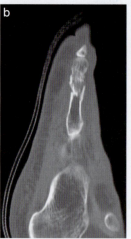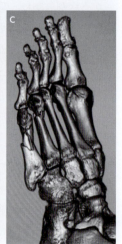

図16 図15の症例のCT所見
骨折部の転位，骨折形態などの評価に有用である。
a：第4中足骨矢状断像
b：第5中足骨矢状断像
c：3D-CT

治療

STEP 1 治療戦略

　中足骨骨折は，骨折部位，骨折部の転位の有無，骨折部の安定性などを総合的に評価し，治療方針を決定する．多くの場合は保存療法の適応となるが，骨折部の転位が大きい例，整復可能であっても骨折部が不安定な例，開放骨折例などは手術療法の適応となる．

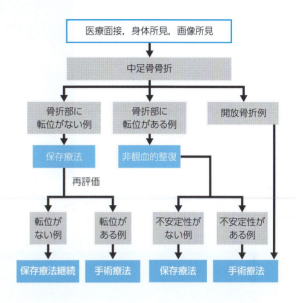

STEP 2 保存療法

　中足骨骨折の保存療法は，転位が少ない例や転位があっても非観血的整復が可能で骨折部が安定している例などが適応となる．保存療法は，シーネ固定が一般的である．転位が少なく，骨折部が安定していれば，受傷早期よりhard sole shoesを履き，疼痛に応じて徐々に荷重を開始してもよい[18, 19]．中足骨骨折は比較的骨癒合が得られやすいが，特に頚部骨折や骨幹部骨折では背底側方向の転位が残存したまま骨癒合すると，足底や足背部に有痛性の胼胝を形成することがあり注意を要する．

保存療法 → 手術療法 のターニングポイント

　保存療法中も定期的に診察を行い，単純X線検査での骨折部の転位の有無などを確認する．骨折部の転位は，特に保存療法開始後早期に進行することが多いので，保存療法開始後は1週ごとに単純X線検査を行う．骨折部の転位が進行する例では，手術療法を考慮する．

STEP 3 手術療法

　手術療法は，転位が大きく非観血的整復が困難な例，非観血的整復は可能であるが整復後も骨折部が不安定である例，開放骨折例などで適応となる．中足骨頚部骨折の手術では，非観血的整復が可能な場合は経皮的K-wire固定で治療可能である．非観血的整復が困難な場合は，観血的に骨折部を整復し，K-wire固定を行うのが一般的である．中足骨骨幹部骨折や基部骨折では，骨折の形態や軟部組織の状態などを考慮し，K-wire固定，K-wireによる髄内釘固定，プレート固定，スクリュー固定，創外固定などの方法を使い分けるとよい(**図17**)[18, 19]．

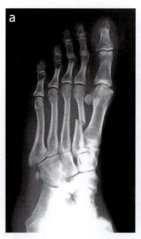
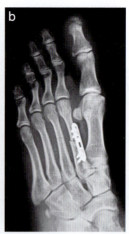

図17 中足骨骨折に対する手術療法
45歳，男性。重量物が足に落下し受傷した。第2中足骨骨幹部骨折例。プレート固定を行った。
a：術前
b：術後

趾骨の骨折・脱臼
phalanx fracture/phalanx dislocation

Profile 趾骨の骨折・脱臼は，日常診療において遭遇する頻度の高い外傷で，特に趾骨骨折は骨折全体の3.6％を占めると報告されている。その多くは，打撲や重量物の落下により生じる[18, 20]。診断は，医療面接，身体所見，画像所見より比較的容易である。趾骨骨折・脱臼の多くは，保存療法により治癒するが，症例によっては手術療法を要することもある。また，適切に治療が行われず足趾の変形が残存すると，疼痛の残存，変形部での胼胝，難治性潰瘍を形成することがあり，適切に評価し治療する必要がある。

診断

医療面接

　趾骨の骨折・脱臼を受傷した症例では，足趾の疼痛・腫脹・変形を主訴に受診することが多い。このような症例に対しては，受傷時の状況，受傷肢位，疼痛の部位，性状などについて聴取する。

身体所見

　視診にて足趾の腫脹・皮下出血・変形の部位を確認する。症例によっては，開放創や爪床損傷が存在する場合もある。また，触診にて圧痛部位を確認する。

画像所見

・X線，CT

　単純X線検査（足趾正面像・斜位像・側面像）を行い，骨折部位や骨折形態，骨片の転位の有無を確認する（図18）。単純X線検査では骨折部の転位の有無や，関節内骨折での関節面の評価が困難な場合がある。このような場合，CT検査が有用である[21]。

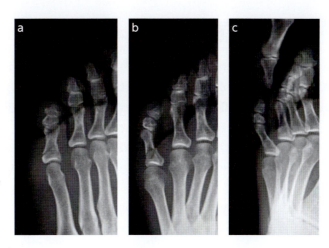

図18　足趾単純X線像
47歳，女性。タンスの角に足を打撲し受傷した第5基節骨骨折例。
a：正面像
b：斜位像
c：側面像

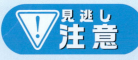 趾骨骨折では，骨片は背底側方向に転位する場合が多いので，単純X線検査では，正面，斜位，側面の3方向を撮影する。また，他の足趾と重なって転位の評価が困難となる場合があるので，このような場合はCT検査を行う。

治療

STEP 1 治療戦略

　趾骨骨折の多くは保存療法の適応となる。転位が大きい症例や，整復後も骨折部の不安定性が残存する症例などは手術療法の適応となる。

　趾骨脱臼においても，その多くは保存療法の適応となるが，非観血的に整復が困難な症例や，非観血的に整復が可能であっても関節の不安定性が残存する症例は，手術療法を要する。

STEP 2 保存療法

　趾骨骨折において，転位のない症例では，buddy taping（隣接趾とのテーピング固定）やシーネ固定により治療を行う。転位のある症例では，局所麻酔下に非観血的に骨折部を整復し，骨折部の安定性が得られれば，buddy taping やシーネ固定での治療が可能である[18,19,21)]。

　趾骨脱臼は多くの場合，足趾を長軸方向に牽引

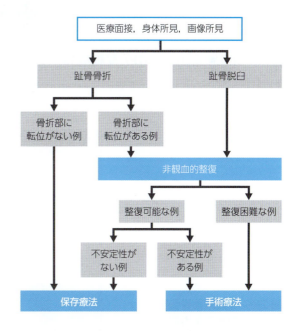

することで整復される（図19）。整復後は2〜3週のbuddy taping固定を行う。

STEP 3 手術療法

　趾骨骨折の手術療法はK-wire固定が一般的である．非観血的に骨折部の整復が可能な場合は，経皮的K-wire固定を行う（図20）．関節内骨折など非観血的に骨折部の整復が困難な場合は，観血的に骨片を整復し，K-wireにより固定する．骨片の大きな症例では，スクリューによる固定も可能である[19,22]．

　趾骨脱臼で非観血的に整復が困難な症例や，整復後も関節の不安定性が残存する症例は手術療法を要する．特に，第1中足趾節（metatarsophalangeal；MTP）関節脱臼においては，観血的整復術を要する場合が多い．観血的に整復し，安定していれば早期より可動域訓練が可能であるが，不安定な場合は2～3週間K-wireにて一時的にMTP関節を固定する必要がある．K-wire抜去後より可動域訓練を開始する[19,22]．

（森本将太，高尾昌人）

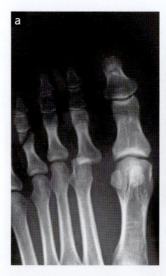 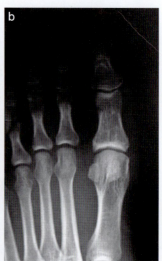

図19　第2中足趾節（MTP）関節脱臼例
a：整復前
b：整復後

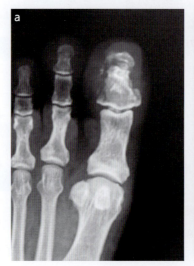 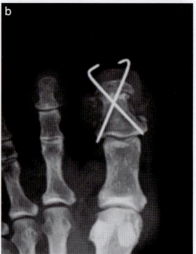

図20　母趾末節骨骨折に対する手術療法
67歳，男性．重量物が落下し受傷した．経皮的鋼線固定を行った．
a：術前
b：術後

文献

1) Houshian S, Tscherning T, Riegels-Nielsen P. The epidemiology of Achilles tendon rupture in a Danish county. Injury 1998；29：651-4.

2) Guss D, Smith JT, Chiodo CP. Acute Achilles tendon rupture：A critical analysis review. JBJS Rev 2015；3：e2.

3) Gross CE, Nunley JA 2nd. Acute Achilles tendon ruptures. Foot Ankle Int 2016；37：233-9.

4) Egger AC, Berkowitz MJ. Achilles tendon injuries. Curr Rev Musculoskelet Med 2017；10：72-80.

5) El-Akkawi AI, Joanroy R, Barfod KW, et al. Effect of early versus late weightbearing in conservatively treated acute Achilles tendon rupture：A meta-analysis. J Foot Ankle Surg 2018；57：346-52.

6) van Dijk CN, Mol BW, Lim LS, et al. Diagnosis of ligament rupture of the ankle joint. Physical examination, arthrography, stress radiography and sonography compared in 160 patients after inversion trauma. Acta Orthop Scand 1996；67：566-70.

7) van den Bekerom MP, Kerkhoffs GM, McCollum GA, et al. Management of acute lateral ankle ligament injury in the athlete. Knee Surg Sports Traumatol Arthrosc 2013；21：1390-5.

8) Haraguchi N, Toga H, Shiba N, et al. Avulsion fracture of the lateral ankle ligament complex in severe inversion injury：incidence and clinical outcome. Am J Sports Med 2007；35：1144-52.

9) Yasui Y, Murawski CD, Wollstein A, et al. Operative treatment of lateral ankle instability. JBJS Rev 2016；4：e6.

10) Matsui K, Burgesson B, Takao M, et al. Minimally invasive surgical treatment for chronic ankle instability：a systematic review. Knee Surg Sports Traumatol Arthrosc 2016；24：1040-8.

11) Lau S, Bozin M, Thillainadesan T. Lisfranc fracture dislocation：a review of a commonly missed injury of the midfoot. Emerg Med J 2017；34：52-6.

12) Welck MJ, Zinchenko R, Rudge B. Lisfranc injuries. Injury 2015；46：536-41.

13) Nunley JA, Vertullo CJ. Classification, investigation, and management of midfoot sprains：Lisfranc injuries in the athlete. AM J Sports Med 2002；30：871-8.

14) Eleftheriou KI, Rosenfeld PF, Calder JD. Lisfranc injuries：an update. Knee Surg Sports Traumatol Arthrosc 2013；21：1431-46.

15) Hong CC, Pearce CJ, Ballal MS, et al. Management of sports injuries of the foot and ankle：An update. Bone Joint J 2016；98-B：1299-311.

16) Bica D, Sprouse RA, Armen J. Diagnosis and management of common foot fractures. Am Fam Phisician 2016；93：183-91.

17) Hatch RL, Alsobrook JA, Clugston JR. Diagnosis and management of metatarsal fractures. Am Fam Phisician 2007；76：817-26.

18) Laird RC. Acute forefoot and midfoot injuries. Clin Podiatr Med Surg 2015；31：231-8.

19) Armgan OE, Shereff MJ. Injuries to the toes and metatarsals. Orthop Clin North Am 2001；32：1-10.

20) Laird RC. Acute forefoot and midfoot injuries. Clin Podiatr Med Surg 2015；31：231-8.

21) Van Vliet-Koppert ST, Cakir H, Van Lieshout EM, et al. Demographics and functional outcome of toe fractures. J Foot Ankle Surg 2011；50：307-10.

22) Schnaue-Constantouris EM, Birrer RB, Grisafi PJ, et al. Digital foot trauma：emergency diagnosis and treatment. J Emerg Med 2002；22：163-70.

23) Watoson TS, Shurnas PS, Denker J. Treatment of Lisfranc joint injury: current concepts. J Am Orthop Surg 2010；18：718-28.

II 疾患別治療法

足関節・足部
末梢神経障害

足関節および足部においては，脛骨神経，腓骨神経およびこれらの神経の分枝が足の運動と知覚を支配している。また神経は，足根管や前足根管の絞扼を受けやすい部分を通るため，同部での障害が引き起こされる。足底や足背での神経支配は非常に複雑で，足趾の神経支配の破格は頻度が高く複雑である。このことと，足根骨や中足骨の複雑な構造が相まって末梢神経に障害を生じることがある。ここではこれらの足関節・足部における末梢神経障害の診断と治療について述べる。

足根管症候群
tarsal tunnel syndrome (TTS)

Profile 足根管症候群 (TTS) は足関節内果後下方の距骨，踵骨，屈筋支帯によるトンネルである足根管内で，脛骨神経またはその分枝が圧迫されて生じる絞扼性神経障害である。足関節内側から足底部・足趾にかけてのしびれ感，疼痛を主訴とする。症状出現の時期は，歩行時や運動時から夜間就寝時などさまざまである。

身体所見

脛骨神経の支配領域に一致した足底部の感覚鈍麻を認め，足底部に放散するTinel様徴候が診断に有用である。足根管部の圧痛や同部に腫瘤を触知することもある。発症後の経過期間が長い症例では，母趾外転筋の萎縮がまれにみられる。

徒手検査

Cuff testやdorsiflexion-eversion testが報告されている。cuff testは下肢に駆血帯を装着し，静脈圧以上に加圧することにより，しびれ感や疼痛が増強するものである。dorsiflexion-eversion testは，足関節を最大背屈位とし，足部を外がえし位とした状態で，全足趾のMTP (metatarsophalangeal) 関節を約10秒間最大背屈させ，疼痛を誘発させるものである。

画像所見

画像検査では原因疾患の診断が可能となる。
・単純X線
　側面像において距踵関節癒合症やそれに伴う変形，外傷後の変形も確認することができる。

・CT, MRI, エコー

　CT断層撮影やMRIでは足根管内のspace occupying lesionの有無が把握できる。ガングリオン, 腫瘍性病変, 滑膜炎や静脈拡張などが診断できる(図1)。またエコー検査もガングリオンなどの囊腫様病変の診断に有用である。

電気生理学的検査

　感覚神経伝導速度の遅延として検出される。運動神経伝導性を表す終末伝導時間(母趾外転筋のM波の潜時)の計測も有効とされるが, これらのみで確定せずに臨床所見やTinel様徴候の有無などを考慮し診断すべきである。

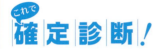
距踵関節癒合症では単純X線で確認しにくい場合もあるので, 3D-CTが有用である。ガングリオンや腫瘍性病変, 滑膜炎, 静脈拡張などではMRIやエコー検査で確認できる。

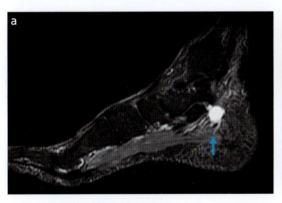 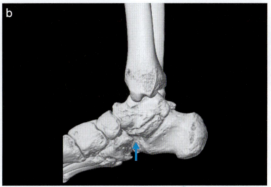

図1　足根管症候群の画像所見
a：ガングリオン。足根管部にガングリオンを認める(矢印)。
b：足根骨癒合症(距踵間)。距踵間に癒合症を認める(矢印)。

治療

STEP 1　治療戦略

　足根管症候群が疑われたら, 身体所見, 徒手検査に加えてspace occupying lesionの有無を調べるためにCT, MRI, エコー検査や電気生理学的検査を必要に応じて行う。明らかなspace occupying lesionを認める症例, 保存療法に抵抗する症例には手術療法が適応となる。明らかな病変が認められない症例には保存療法が適応となる。

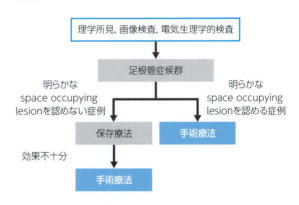

STEP 2 保存療法

　明らかなspace occupying lesionが認められない症例は保存療法が第一選択となる．ステロイドと局所麻酔薬の足根管内注入が最も効果的な保存療法である．特に腱鞘滑膜炎を呈する症例で高い効果が期待される．注入に際しては，直接腱実質内に注入しないように注意する．罹患期間の短い軽症例では，局所安静，消炎鎮痛薬，ビタミン剤の内服も効果的である．また距踵関節癒合症や足部変形を伴うものでは，足底挿板の装着が有効である．

保存療法 → 手術療法 のターニングポイント

　明らかなspace occupying lesionを認める症例，保存療法に抵抗する場合には手術療法を勧めるべきである．症状発現からの経過期間が長くなると(1年以上)予後が不良となる．

STEP 3 手術療法

　原則としてspace occupying lesionの切除と屈筋支帯の切離を行う．屈筋支帯の切離に伴い，脛骨神経を足根管の約3cm近位から母趾外転筋の深層筋膜への進入部まで確認し，これを除圧する．このとき神経に伴走する血管をできるだけ剥離しないようにすべきである．また脛骨神経から分岐する踵骨内側枝は剥離の際に損傷しないよう注意する．

前足根管症候群
anterior tarsal tunnel syndrome

Profile　前足根管症候群は足関節遠位背側の下伸筋支帯の下を通過する深腓骨神経が圧迫されて起こる．第1，2趾間のしびれ，だるさを訴えることが多い．女性に多く，症状は履き物を履くことで増悪する．原因としては，ガングリオン，外傷による血腫や浮腫，骨棘形成や足背の過剰骨，履き物による直接の圧迫などがある．

身体所見

　第1，2趾間のしびれ，だるさを訴えることが多く，長母趾伸筋腱外側の圧痛やTinel様徴候を確認する場合もある．短趾伸筋の筋力低下と筋萎縮を伴うこともある．ガングリオンが原因の場合は，触診により皮下に腫瘤を認める場合もある．

徒手検査

底屈内がえし時には下伸筋支帯の下を通過する深腓骨神経が牽引されるため、疼痛の増強がみられる。

画像診断

・単純X線, CT

中足骨、楔状骨、距骨などの骨性変化をみる。足背の過剰骨、足の変形による骨棘形成などが確認できる。

・エコー断層検査, MRI

Space occupying lesionの検索に有効である。ガングリオン、外傷による血腫や浮腫、短母趾伸筋の過形成などが確認できる（図2）。

電気生理学的検査

深腓骨神経を足関節部で刺激した時の遠位潜時（distal latency）の遅延にて診断できる。

これで確定診断！

臨床症状や各種画像診断法、電気生理学的検査によって診断される。ハイヒール、スキーブーツなどによる直接の圧迫によるものもあるので、履き物に関する聴取も有効である。骨性の変化、space occupying lesionなどの変化と臨床症状などによって総合的に診断される。

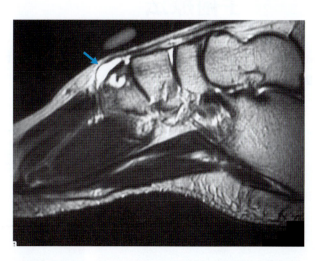

図2 前足根管症候群のMRI所見
下伸筋支帯の直下にガングリオンを認める（矢印）。

治療

STEP 1 治療戦略

前足根管症候群が疑われたら各種画像診断法，電気生理学的検査によって診断し，原因を検索する。そして最初に，保存療法を試みる。除去可能な履き物などの原因は除去し，それでも症状の続く症例には手術療法を行う。

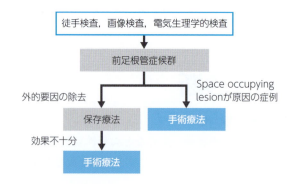

STEP 2 保存療法

治療法の第一選択は保存療法である。ハイヒール，スキーシューズなどの履き物の使用を中止し，安静を指示する。足底板を装着し，原因となる部位への負担を軽減する。NSAIDsの使用や，局所麻酔薬および副腎皮質ホルモンの局所注入も有効とされている。

> **保存療法 → 手術療法 のターニングポイント**
>
> 保存療法の効果がなかったり，一時的で症状が再発する場合は原因が特定され，障害部位が同定できる場合は手術療法が考慮される。

STEP 3 手術療法

ガングリオンや骨棘などspace occupying lesionが原因の症例では，摘出または切除術を行う（図3）。ガングリオンは骨間深層まで達していることが多く，術前のMRIで検索しておくとよい。必要に応じて，神経剥離術も行う。

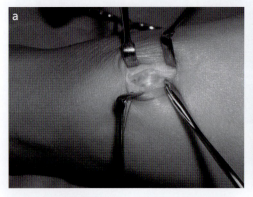
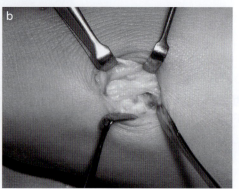

図3 前足根管症候群の術前後の術中所見
a：下伸筋支帯の直下にガングリオンを認め，深腓骨神経を牽引している。
b：ガングリオンが摘出され，神経の牽引が解除されている。

股 膝 足

II 足関節・足部 ■ 末梢神経障害

Morton病
Morton disease

Profile 中足骨頭間の底側趾神経の絞扼性神経障害である。履き物による圧迫が主な原因と考えられており，神経腫を伴う。履き物に起因することから欧米に多いとされていたが，近年では日本でも増加している。好発部位は第3趾間で，次いで第2趾間に多い。第3趾間に好発する要因は，解剖学的要素に起因するとされている。第3総底側趾神経は内側足底神経と外側足底神経の枝が合流して形成されるため，神経の径が太く圧迫を受けやすい事が要因に挙げられている。また，Lisfranc関節においては第4，5中足骨は立方骨と，第1～3中足骨は楔状骨と関節を形成しているため，第3，4中足骨間では可動性が大きく障害を受けやすいことも関与しているといわれている。

  診 断

身体所見・徒手検査

趾間部の中足骨頭間に足趾に放散する圧痛が確認される。中足骨頭部を内外側から圧迫すると，疼痛が誘発される（Mulder test）。この試験が陽性であれば，Morton病が疑われる。

画像所見

- 単純X線，MRI

単純X線像では趾間距離の開大を認める場合がある。MRIにて神経腫を確認できることもある。

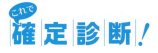
圧痛部位に局所麻酔薬を注入することで，一時的にでも症状の緩和を認めれば，身体所見や画像所見と合わせて確定診断される。

  治 療

STEP 1 治療戦略

臨床所見，画像検査，診断を兼ねたブロックなどで確定診断を行い，神経障害を認める部位の趾間にスペーサーを入れたり，ステロイドのブロックなどの保存療法を施行する。これらに抵抗する場合は手術療法を考慮する。

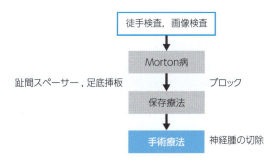

STEP 2 保存療法

障害部位への内外側からの圧迫力を緩和するため，趾間にスペーサーを入れる。中足骨パッドを入れた足底挿板も有効とされている。局所麻酔薬とステロイドによるブロックは症状緩和に有効であり，診断にも役立つ。

保存療法 → 手術療法 のターニングポイント

スペーサーや足底挿板が効果不十分であったり，ブロックの効果が一時的なものである場合には手術療法を考慮することとなる。

STEP 3 手術療法

保存療法が不十分である症例には手術療法が施行される。神経腫の切除が行われるが，術後創の疼痛を考慮し背側から切除するのが望ましい(図4)。神経腫の両端から10mm程度の切除を行う。術後の神経の脱落症状については術前に十分説明しておく必要がある。

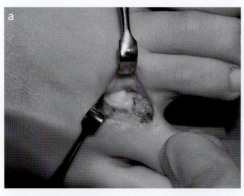 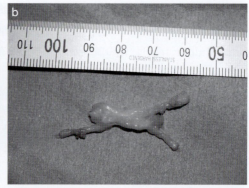

図4　Morton病の術中所見と摘出標本
a：第3趾間に神経腫を認める。
b：摘出した神経腫。

腓骨神経・腓腹神経障害
peroneal and sural nerve disorders

 腓骨神経障害では足関節前面と足背，腓腹神経障害では足背外側の疼痛およびしびれが出現する。病因としては，慢性コンパートメント症候群による筋膜や腱膜による絞扼，捻挫，骨折などの外傷によるものなどがある。

診断

腓骨神経，腓腹神経領域の知覚異常と，障害部位でのTinel徴候，同部へのブロックで一時的に症状の改善をみることや，神経伝導速度の遅延が確認されることで診断される。

> **これで確定診断！** 障害を疑われる部位へのブロックで症状の一時的改善を確認できれば，確定診断される。運動時に症状が出現する場合は，運動後の症状が強く出現しているときにコンパートメント内圧を確認するのがよい。

治療

STEP 1 治療戦略

まず絞扼性神経障害に対する一般的な保存療法を試みて，効果が不十分な場合には手術療法を考慮する。

STEP 2 保存療法

消炎鎮痛薬やビタミンなどの内服による治療が有効である。理学療法や局所麻酔薬とステロイドのブロックも有効である。

> **保存療法 → 手術療法 のターニングポイント**
> 内服などの効果が不十分で，ブロックの効果も一時的な場合に手術療法を考慮する。

STEP 3 手術療法

コンパートメントによるものに対しては筋膜切開と神経剥離術を，外傷後の神経障害などによるものは神経剥離術を施行し，疼痛が残存する場合は神経切除が必要となる場合がある。

（東山一郎，熊井　司）

文献

1) 熊井　司，磯本慎二．絞扼性神経障害．足の臨床．改訂3版．高倉義典監，田中康仁，ほか編．東京：メジカルビュー社；2010. p.183-91.
2) 熊井　司，ほか．末梢神経障害．腿・足関節・足部 最新整形外科学大系 第18巻．東京：中山書店；2007. p.196-204, 214-218.

索 引

和文

あ

アイシング	100
アキレス腱	57, 67, 369
―炎	329
―延長	69
―周囲炎	329
―断裂	370
悪性骨腫瘍	285
悪性神経原性腫瘍	115
悪性軟部腫瘍	289
アセトアミノフェン	111, 260
圧挫損傷	357
圧痛点	6, 45, 106
あひる歩行	121
アメリカリウマチ学会（ACR）	90, 164, 274
アライメント	44
―異常	6

い

異常感覚性大腿痛症	101
位置エネルギー	18
遺伝性多発性外骨腫症	4
イフォスファミド	286
インドメタシン	100
インピンジメントテスト	27

う

内がえし	58
うちわ歩行	21

え

エコー	78
炎症マーカー	91
円靱帯	13
円背	22
円板状半月板	45
―損傷	219

お

黄色ブドウ球菌	127, 279
横足根関節	60
応力集中	42

か

外果	54
外脛骨障害	313
外骨腫	209, 283
外傷性股関節症	181
外傷性半月板損傷	214
外側円板状半月板	4, 205
外側顆	29
外側広筋	34
外側足根動脈	62
外側足底神経	56, 61
外側足底動脈	62
外側側副靱帯	30, 33, 47, 252
―損傷	236
外側大腿回旋動脈	10
外側大腿皮神経	10
―障害	101
―ブロック	103
外側半月板	30, 214
―損傷	45, 247
外腸骨動脈	9
外反股	8
外反ストレステスト	49, 230
外反母趾	67, **343**
開放骨折	357
下横脛腓靱帯	55
過外排	125
顆間窩	29
顆間隆起	29
鉤爪足趾	343
仮骨形成	155
下肢伸展挙上（SLR）テスト	108, 158
下肢長差	6
下肢痛	108
下垂足	6
仮性嚢	331
仮性麻痺	128
下前腸骨棘	8
―裂離骨折	159
下双子筋	12
鵞足	32, 34
―炎	53, **210**
―滑液包炎	45
家族歴	4
下腿骨幹部骨折	353
下腿三頭筋	57
下腿周径	23
滑膜炎	91
滑膜血管腫	287
滑膜性骨軟骨腫症	17

滑膜肉腫	289
滑膜ひだ障害	211
下殿神経	10
下殿動脈	10
可動域制限	45
化膿性股関節炎	20, **127**, 131, 159
化膿性膝関節炎	47, 276, 278
化膿性脊椎炎	115
ガバペンチン	116
カフェオレ斑	292
果部骨折	360
ガングリオン	291, 389
間欠性跛行	108, 111
寛骨	8
寛骨臼	8
―縁切除術	148
―横靱帯	8
―窩	8
―回転骨切り術（RAO）	141, 169
―荷重部	14
―形成不全	118, 123, 147, 169, 188
―後縁	14
―後壁骨折	184
―骨折	176
―前縁	14
関節血腫	43
関節唇	8
―損傷	**149**, 161
関節水腫	43, 80, 133, 256
関節内骨折	47
関節内遊離体	152
関節包	9
―靱帯	54
関節リウマチ（RA）	17, 45, 71, 78, **90, 163, 272**
関連痛	23

き

既往歴	4
キシロカイン®テスト	147, 150, 313
偽痛風	275
脚短縮	119
臼蓋（寛骨臼）形成不全	14, 118, 123, 147, **169**, 188
臼蓋角	124
臼蓋嘴	123
弓状靱帯	33
急速破壊型股関節症（RDC）	173

396

整形外科　日常診療のエッセンス ● 下肢

境界型臼蓋形成不全	151
境界神経絞扼	23
胸髄症	113
共同腱	98
棘果長	47
局所麻酔薬	103
距骨	54, 61, 64
―下関節	61
―滑車	54
―後方突起	55, 326
―骨折	363
―骨軟骨損傷	365
巨細胞腫	283
距舟関節	60
距踵関節	61
距踵頸靱帯	61
距踵骨癒合	72
―症	302
筋萎縮	6
筋挫傷	98
筋肉血管腫	287
筋膜リリース	160

く

グラム染色	80
クリック	26, 51, 214, 332
―テスト	26
くる病	192
グロームス腫瘍	289

け

脛骨	54
―顆間隆起骨折	224
―近位端	29
―後方傾斜角	29
―神経	34, 36, 56, 61, 101
―粗面	45, 198
―天蓋骨折	357
―天蓋面	60
―内側顆疲労骨折	210
―プラトー	29
―プラトー骨折	245
頚体角	8
頚椎後縦靱帯骨化症	113
頚椎症性脊髄症	113
頚椎椎間板ヘルニア	3
鶏歩	6
血液検査	81
血管腫	287
月経異常	155
血行性骨髄炎	309
楔状骨	60, 64
血清アルカリフォスファターゼ	193

血清尿酸値	275
血中副甲状腺ホルモン（PTH）	193
血糖コントロール	280
血友病	4, 43
―性関節症	269
腱鞘内腓骨筋腱障害	332
原発性骨軟部悪性腫瘍	3

こ

抗RANKL抗体	285
高位脛骨骨切り術（HTO）	259
高エネルギー外傷	177, 245, 357, 367, 377
後外側支持機構	33
後外側線維束	32
後外側複合体（PLC）	236, 252
―損傷	236
後果間靱帯	326
後下脛腓靱帯	54
後距骨関節包	61
後距踵関節傾斜角	63
後距腓靱帯	54, 374
後脛骨筋	58, 64
―腱	339
―腱機能不全	71, **339**
後脛骨動脈	56, 62, 363
抗血栓薬	43
膠原病	81
抗酸菌	80
合趾症	300
抗シトルリン化ペプチド抗体（抗CCP抗体）	81, 91, 164, 272
後斜靱帯	33, 232
後十字靱帯（PCL）	32, 47, 252
―損傷	233
硬性墜下性跛行	20, 119
抗てんかん薬	104
高尿酸血症	276
高分化型脂肪肉腫	289
後方インピンジメント	326
後方除圧術	111
後方引き出しテスト（PDT）	49, 233
絞扼性神経障害	67
股関節	8
―インピンジメント症候群	142
―外転筋不全	6
―開排制限	20, 24, 119
―可動域	24
―鏡視下手術	161
―水症	20
―穿刺	128
―脱臼	**181**, 189
―脱臼骨折	181
―痛	165

股関節唇損傷	26, 77
股臼底突出症	163
股雑音	26
骨化性筋炎	98
骨間距踵靱帯	61
骨間筋	61
骨間脛腓靱帯	54
骨棘軟骨下骨硬化像	16
骨巨細胞腫	285
骨系統疾患	4
骨腫瘍	6, 80, **282**
骨シンチグラフィー	80, 103
骨髄炎	80
骨髄浮腫	334
骨性臼蓋	121
骨性合趾症	300
骨脆弱性骨折	6
骨石灰化障害	192
骨折リスク	18
骨穿孔術	206, 263, 324, 367
骨粗鬆症	3, 22, 157, 181, 367
骨端核	74
骨端症	43
骨端線障害	44
骨端線閉鎖	143
骨端線抑制術	195
骨頭壊死	125, 142
骨頭軟骨下脆弱性骨折（SIF）	173
骨軟骨骨折	365
骨軟骨腫	283
骨軟骨損傷	365
骨肉腫	285
骨破壊	285
骨盤位分娩	118
骨盤前傾	22
骨盤胎児不均衡	119
骨盤輪骨折	178
骨未分化高悪性度多形肉腫	286
コミュニケーションエラー	85
コルヒチン	277
コンパートメント症候群	240, 245, 253, 353, 381

さ

再灌流障害	255
再骨折	157
最小侵襲プレート固定法（MIPO）	246
坐骨	8
―結節	8
―骨折	189
―神経	10, 12, 23, 34, 56, 101
―神経麻痺	182
―大腿靱帯	13
―疲労骨折	155

三角骨	55, 326	一結節	61	**せ**	
一障害	312	一後方突起	57	脆弱性骨盤輪骨折	**178**, 189
三角靱帯	54, 339	一骨折	367	成長ホルモン	139
三環系抗うつ薬	104	一前方突起	61	生物学的製剤	161, 272
三相骨シンチグラフィー	80	一内側移動骨切り術	343	性ホルモン	139
		一裂離骨折	372	脊髄腫瘍	115
し		小趾外転筋	61, 64	脊髄小脳変性症	4
シーネ固定	332	踵舟状骨癒合症	302	脊髄髄膜瘤	21
色素性絨毛結節性滑膜炎	17, 289	上前腸骨棘	8, 23, 101	脊髄癆	266
趾骨	384	一裂離骨折	23	赤沈(赤血球沈降速度)	81, 91, 272, 279
一の骨折	384	上双子筋	12	脊椎圧迫骨折	22
視診	6	小殿筋	9, 12	脊椎カリエス	22
シスプラチン	286	小転子	9	石灰化	282
持続的他動運動(CPM)	250	上殿神経	10	線維性合趾症	300
膝蓋下脂肪体	45	上殿動脈	10	線維性腫瘍	283
膝蓋腱炎	207	上殿皮神経	101	前下脛腓靱帯	54
膝蓋腱症	200	小脳変性	21	前距腓靱帯	54, 374
膝蓋骨	29, 41	踵腓靱帯	54, 374	前脛骨筋	56
一溝	29	小伏在静脈	37	前脛骨動脈	56, 62, 363
一骨折	249	踵立方関節	60	仙骨	8
一脱臼	4, 46	触診	6	一骨折	**179**, 189
一トラッキング	50	シリンダーキャスト	250	前骨盤平面	8
膝蓋上嚢	47	真菌	80	前膝蓋滑液包炎	291
膝蓋前皮下滑液包	44	神経根圧迫	112	前十字靱帯(ACL)	29, 32, 47, 252
膝外側角	38	神経根ブロック	111, 116	一損傷	4, **224**
膝蓋大腿関節	205	神経除圧術	111	尖足	57
一障害	47	神経鞘腫	288	前足根管症候群	390
膝蓋跳動	**47**, 215, 256, 269, 278	神経切除術	104, 107	剪断力	19, 243
膝窩筋腱複合体	33	神経線維腫	288	仙腸関節	8
膝窩静脈	37	神経伝導速度	395	一炎	23
膝窩動脈	37, 56	神経剥離術	104, 107, 395	一障害	115
一損傷	237, 255	人工股関節全置換術(THA)	16, 178	先天性下腿偽関節症	304
膝窩嚢腫	291	人工骨頭置換術(BHA)	188	先天性脛骨列欠損症	305
膝窩腓骨靱帯	30	人工膝関節全置換術(TKA)	259	先天性垂直距骨	298
膝関節	4	人工膝関節単顆置換術(UKA)	260	先天性多発性関節拘縮症	294
失調性歩行	6	人工足関節全置換術(TAA)	339	先天性内転足	294, **296**
しびれ	108	靱帯損傷	47, **374**	先天性内反足	294
脂肪滴	80	伸展機構	34	先天性腓骨列欠損症	305
斜骨折	353	深腓骨神経	56	先天性無痛無汗症	266
ジャンパー膝	45, 52, 53, **207**	深部腱反射	114	前内果動脈	56
習慣性股関節脱臼	26			前内側線維束	32
舟状骨	61, 64	**す**		前捻角	8
一結節	71	髄内釘固定	246	浅腓骨神経	56, 63
舟状内側楔状骨癒合症	302	すくみ足	6	前方インピンジメント	326
終末伸展回旋	40	ステロイド	103, 313, 316	一テスト	144
種子骨	29, 61	一性関節症	264	前方引き出しテスト(ADT)	
主訴	2	一性骨粗鬆症	272		47, 77, 234, 374
腫脹	6, 159	一性骨頭壊死	171	前立腺疾患	109
腫瘍壊死因子	91	一製剤	264, 277		
腫瘍性疾患	82	一注射	327	**そ**	
腫瘍類似疾患	**282**, 291	スペーサー	394	爪床損傷	384
踵骨	61, 64	すべり運動	40	総腓骨神経	36
一亀裂骨折	309			足関節	54

整形外科 日常診療のエッセンス ● 下肢

―インピンジメント症候群　326
―外果裂離骨折　374
―後方インピンジメント症候群　312
―上腕血圧比（ABI）　113, 237, 252
―捻挫　4, **374**
―背屈　69
足根管　61
―症候群　67, **388**
足根骨　64
―癒合症　301
足根中足関節　60
足根洞　61, 336
側支柱延長術　343
足趾中足趾節関節　69
足底筋膜　64
足底腱膜炎　66, **333**
足底靱帯　64
足底挿板　223, 342, 394
足底方形筋　64
足背動脈　56, 62, 113, 355, 35
足部アーチ構造　64
足部のバイオメカニクス　64
鼡径鬆　24
鼡径靱帯　8, 101, 104
鼡径部痛症候群　150, **158**
鼡径ヘルニア　23, 159
鼡径リンパ節炎　128
阻血　253
―後再潅流障害　354
―性壊死　134
外がえし　58, 388
そとわ歩行　21

た

第1Köhler病　310
ダイアルテスト　50, 237
体外衝撃波　157, 208, 330
大坐骨孔　10
大腿筋膜張筋　8, 12
大腿脛骨角　38
大腿骨　8
―インプラント周囲骨折　188
―遠位端　29
―遠位部骨折　240
―外側上顆　45
―滑車　29
―寛骨臼インピンジメント　14, **144**, 165
―近位部骨折　3, 23, **184**
―脛骨角（FTA）　193
―頚部　123
―頚部骨折　18, 185

―頚部前捻角　16
―頚部疲労骨折　155, 159
―骨切り術　142
―転子部骨折　18, 185
―内反骨切り術　137
大腿骨頭　8
―すべり症　165
―壊死　5, 8
―壊死症（ANF）　17, 159, **171**, 177, 181
―窩　8
―骨折　184
―靱帯　8, 13
―靱帯動脈　10
―すべり症　23, 74, **139**
大腿四頭筋　4, 34, 38, 198
―炎　207
―訓練　223
―麻痺　103
大腿周径　23, 46
大腿静脈　8, 37
大腿神経　8, 10, 23, 34, 36, 101
―伸展テスト（FNST）　108
―ブロック　103
大腿深動脈　9
大腿直筋　8, 34
大腿動脈　8
大腿二頭筋　30, 33
―長頭　12
大腿の解剖　8
大腿方形筋　9, 12
大殿筋　12
大転子　8, 152
大内転筋　12
大伏在静脈　37, 56
大腰筋　12
多合趾症　300
多趾症　300
多胎妊娠　119
立て膝　119
タナ障害　45, 211
多発外傷　363
短趾屈筋　61, 64
短趾伸筋　61
単純性股関節炎　20, 128, **131**
短内転筋　12
弾発股　26, 150, **152**
弾発症状　326
短腓骨筋　58
短母趾屈筋　64

ち

チアノーゼ　113

知覚過敏　102
知覚神経　101
知覚鈍麻　102
恥骨　8
―筋　9
―結合　8
―結合炎　23
―結節　23
―骨炎　159
―骨折　189
―大腿靱帯　13
―脱臼　181
―疲労骨折　155
中間型腫瘍　283
中間広筋　34
中足骨　60, 64
―骨折　381
中足趾関節　61
中殿筋　9, 12
―機能不全　20
虫様筋　61
腸脛靱帯　23, 34, 152
―炎　45, 51, **209**
腸骨　8
―下腹神経外側皮枝　101
―筋　12
―大腿靱帯　13
―脱臼　181
―稜　8
長趾屈筋　64
―腱移行術　343
長趾伸筋　56
長足底靱帯　64
腸恥分界線　14
腸恥隆起　26
長内転筋　12
―外側縁　8
長腓骨筋　64
―腱　320
長母趾屈筋　61, 64
―腱　312, 326
―腱溝　55
長母趾伸筋　56, 61
腸腰筋　4, 9
―膿瘍　159
陳旧性足関節外果裂離骨折　317

つ

椎間板ヘルニア　116
痛風　275
―結節　275
―性関節炎　276

て

底側距舟靱帯	61
底側踵舟靱帯	64
低リン血症性くる病	194
デノスマブ	285, 287
デュロキセチン	104
転移性骨腫瘍	82, 286
転移性脊椎腫瘍	115
電気生理学的検査	389, 391
転子果長	47
転子間稜	9
転倒	3

と

頭位分娩	119
頭蓋癆	192
橈骨遠位端骨折	3
疼痛回避性跛行	20
疼痛誘発テスト	51
糖尿病	266, 279
逃避性跛行	6
ドキソルビシン	286
特発性骨壊死	43, **261**
特発性大腿骨頭壊死（ION）	171
特発性大腿骨内顆骨壊死（SONK）	222
徒手筋力検査	6, 28, 114
ドレナージ	129

な

内果	54, 56, 61
内側顆	29
内側広筋	9, 34
内側膝蓋大腿靱帯（MPFL）	34, 231
内側足底神経	56, 61
内側足底動脈	62
内側側副靱帯	32, 47, 252
─損傷	230
内側大腿回旋動脈	10, 184
内側半月板	30, 214
─損傷	45
内腸骨動脈	10
内転筋管	37, 105
内転筋腱裂孔	37
内転筋付着部炎	159
内反股	8
内反ストレステスト	49, 237, 374
内反膝	256
内反母趾	67
内腹斜筋	104
内分泌異常	139
内閉鎖筋	12
軟骨下骨骨折	134
軟骨芽細胞	84
─腫	283

に

肉ばなれ	4, **95**
二分靱帯	61
二分脊椎	294, 298
日本リウマチ学会	90
尿酸ナトリウム結晶	275
尿閉	116

の

脳性麻痺	21, 294
脳脊髄液検査	267
膿瘍	22

は

ハイアーチ	334
敗血症	81
盃状陥凹	192
梅毒	266
排尿障害	108, 114
排膿	129
排便障害	109
廃用	28
薄筋	34
跛行	20, 102, 119, 131
発育性股関節形成不全（DDH）	4, 20, **118**
白血病	131
バットレスプレート	243, 247
ばね靱帯	61, 64, 339
馬尾障害	109, 114, 116
ハムストリング	12, 34, 44, 95, 210
─腱	229
パラテノン	329
半月嚢腫	291
半月板	30, 42
─損傷	47, **214**, 245
─の異常可動性	214
─の損傷形態	214
─のロッキング	215
─部分切除術	218
─縫合術	218
半腱様筋	12, 34
バンコマイシン	130
反復性脱臼	47, 331
ハンマー足趾	343
半膜様筋	12, 34

ひ

ヒアルロン酸	257
─製剤	208, 217, 330
非感染性滑膜炎	278
腓骨	30, 54
─筋腱	331
─筋腱脱臼	331
─神経	37, 56, 101, 395
─神経障害	394
─骨頭	33
─動脈	56, 363
非骨化性線維腫	292
膝関節脱臼	252
膝くずれ	224
膝痛	155, 165
非ステロイド性抗炎症薬（NSAIDs）	104, 260
ピストルグリップ変形	14
ビスホスホネート	287
ビタミンD欠乏性くる病	192
腓腹筋	57
─腱膜切離	69
腓腹神経	56, 101
─障害	394
皮膚溝非対称	119
皮膚性合趾症	300
ひまわり法	251
びまん性巨細胞腫	289
表在性血管腫	287
ヒラメ筋	37, 57
疲労骨折	43, 45, 80, **155, 322**
ピロリン酸カルシウム血症	276

ふ

複合靱帯損傷	252
伏在神経	36, 56, 63, 101
─障害	105
副腎皮質ホルモン	139, 392
服薬アドヒアランス	84
服薬手帳	4
不全骨折	185
プレート	356
─固定	243, 246
プレガバリン	104, 111, 116
プロカルシトニン測定	81
プロトロンビン時間（PT）	269
分裂膝蓋骨	44, 202

へ

閉鎖管	8
閉鎖孔	8, 123
─脱臼	181
閉鎖神経	8, 10, 23, 101

整形外科　日常診療のエッセンス　●下肢

― 絞扼　23
閉鎖動脈　10
閉鎖膜　8
ペースメーカー　282
ヘモグロビンA1c（HbA1c）　267
変形性股関節症（股OA）
　3, 8, 18, 20, 22, 159, 161, **164**
変形性膝関節症（膝OA）
　3, 6, 43, **256**, 336
変形性足関節症　336
変性疾患　3
変性半月板損傷　222
胼胝　383, 384
― 形成　67
扁平足　67, 334, **339**

ほ

蜂窩織炎　128
縫工筋　8, 34
― 内側縁　8
膀胱直腸障害　111, 114, 116
放散痛　73, 103
歩隔拡大　6
北大分類　266
歩行障害　131
母趾外転筋　61, 64, 388
母趾外反角　344
母趾種子骨障害　315
母趾内転筋　61
母趾背屈強制　315
歩容　20
ポリメラーゼ連鎖反応（PCR）　279

ま

マイクロフラクチャー　206
末梢動脈疾患（PAD）　113
麻痺性内反足　294
慢性コンパートメント症候群　394

み

未分化多形肉腫　290

む

向き癖　119
無月経　155
無腐性壊死　363

め

メチシリン耐性黄色ブドウ球菌
　（MRSA）　127
メトトレキサート（MTX）　90, 164, 286

や

夜間痛　155
やぐらいらず　359

ゆ

有痛性分裂膝蓋骨　45, **202**

よ

腰椎骨折　3
腰椎神経根障害　116
腰椎前弯　22
腰椎椎間板ヘルニア（LDH）　3, 114
腰痛　108
腰部脊柱管狭窄症（LSS）　108
ヨーロッパリウマチ学会（EULAR）
　90, 164, 274
横止め髄内釘　356

ら

ラグスクリュー　243
螺旋骨折　353

り

リアルタイムPCR　130
リウマチ性足関節　347
リウマトイド因子　81, 91, 164, 272
梨状筋　12
― 症候群　12, 23, 115
離断性骨軟骨炎（OCD）　47, 76, **204**, 365
立方骨　60, 64
良性骨腫瘍　283
良性軟部腫瘍　287

る

類骨骨腫　83
涙滴　14

れ

裂離骨折　97, 249

ろ

ロッキング現象　45
ロッキングプレート　259, 324

欧文

A

acascular necrosis of the femoral head
　（ANF）　171
acetabular-head index（AHI）　15
anterior cruciate ligament（ACL）
　29, 32, 229
acquired adult flatfoot deformity
　（AAFD）　339
activated partial thromboplastin time
　（APTT）　269
Allis徴候　119
Allis法　183

American College of Rheumatology
　（ACR）　90, 164, 274
ankle brachial index（ABI）
　113, 237, 252
ankle impingement syndrome　326
anteater nose sign　302
anterior drawer test（PDT）　234
anterior talofibular ligament（ATFL）
　374
anterior tarsal tunnel syndrome　390
anteromedial bundle　32
Anthonsen撮影　63, 77, 368
AO/OTA　354
AO分類　185, 240
Apley test　51, 215
apprehension test　50
Arnold-Hilgartnerの Stage分類　269
arthrogryposis　294, 298

B

Baba分類　189
Babinski反射　113
Baker's cyst（嚢腫）　44, 291
Bassett lesion　328
Bassett靱帯　55
Beaty test　115
Berndt分類　367
bipolar hip arthroplasty（BHA）　188
Blount病　195
Böhler角　368
borderline dysplasia　151
buddy taping固定　385

C

C-reactive protein（CRP）
　91, 164, 264, 272, 279
calcaneofibular ligament（CFL）　374
Calvé線　124
camel back sign　45
cancer board　115
Catterall分類　137
center-edge angle（CE角）　15, 146
cerclage wiring法　251
Charcot足　67
Charcot関節　266
Chiari骨盤骨切り術　169
Chopart関節　60, 340, 348
circumference of lower leg（COLL）　23
circumference of thigh（COT）　23
circumferential fiber　42
Clark sign　52
Codman三角　285
common peroneal nerve　36
condylar cut off sign　219
continuous passive motion（CPM）　250
crescent sign　134

401

cross-over sign 146
cross-table lateral view 74
cuff test 388
C反応性蛋白（CRP）
　　　　91, 164, 264, 272, 279

D

Das De法 333
Denis-Browne型副子 295
developmental dysplasia of the hip
　（DDH） 4, 20, **118**
dorsiflexion knee extension（DKE）
　　　　69, 340
dorsiflexion knee flexion（DKF） 69, 340
dorsiflexion-eversion test 388
Drehmann徴候 24, 139
Du Vries法 333
Dunn view 74

E

early morning pain 66
Eichenholtz分類 266
Ender釘 356
erythrocyte sedimentation rate（ESR）
　　　　91
European League Against Rheumatism
　（EULAR） 90, 164, 274
Evans分類 185
excessive lateral pressure syndrome 45
external rotation recurvatum test 237

F

FABER test 27
femoral nerve stretching test（FNST）
　　　　108, 114
femoroacetabular impingement（FAI）
　　　　14, 23, **144, 165**
femorotibial angle（FTA） 38, 193
flexion abduction external rotation
　（FABER）test 144, 155
flexor digitorum longus tendon
　transfer（FDLT） 343
flexor hallucis longus（FHL） 312, 326
footballer's ankle 326
Freiberg test 115
Freiberg病 307

G

Gächter分類 280
Gaenslen test 115
Garden分類 185, 187
giving way 224
gliding 40
gout 275
Grafの手技 121
grasping test 51, 209

grasshopper eye 45
groin pain syndrome 20, **158**
groin triangle 23

H

hallux valgus（HV） 343
hamstrings 34
HbA1c 279
head-neck offset ratio 146
heel buttock distance 53
heel cord tightness 340
heel height difference 46
hemophilic arthropathy 269
herniation pit 146
high tibial osteotomy（HTO） 259
Hilgenreiner線 123
hoop stress 42
hoop構造 42
hop test 155
Hunter管 105

I

idiopathic osteonecrosis of femoral
　head（ION） 171
iliofemoral ligament 13
iliopectineal line 14
in situ pinning 142
interleukin（IL）-6 91
International Knee Documentation
　Committee（IKDC） 47
ischiofemoral ligament 13

J

J sign 50
Jaffe-Campanacci症候群 292
Jansen test 155
Jones骨折 322
jumper's knee 207

K

Kager's triangle 371
Kellgren-Lawrence分類 257
kickstand 359
Kirschner鋼線（K-wire）
　　　　243, 381, 383, 386
Kocher-Langenbeckアプローチ 178, 184
Köhler's disease 310
Koshino分類 261

L

Lachman test 48, 224
Langenskiöldらの分類 195
Larsen grade分類 272
lateral collateral ligament（LCL） 30, 33
lateral column lengthening（LCL） 343

lateral patellar glide test 50
lateral thrust 6, 256
Lauenstein肢位 74
Lauge-Hansen分類 323
Leterner分類 243
Lisfranc関節 60, 67, 296
　―脱臼骨折 377
log roll test 155
lumbar spinal stenosis（LSS） 108
lumbar disc herniation（LDH） 114

M

manual muscle test（MMT） 28
Marfan症候群 4
matrix metalloproteinase-3（MMP3）
　　　　91, 272
McMurray test 51, 215
medial collateral ligament（MCL） 32
medial displacement calcaneal
　osteotomy（MDCO） 343
medial patellar glide test 50
medial patellofemoral ligament（MPFL）
　　　　34, 231
metaphyseal-diaphyseal-angle（MDA）
　　　　195
metatarsophalangeal（MTP）関節
　　　　64, 69, 307, 324, 386
methicillin-resistant
　Staphylococcus aureus（MRSA） 127
methotrexate（MTX） 90, 164, 272
Meyerding分類 111
Meyers分類 229
Mikulicz線 38
minimally invasive plate
　osteosynthesis（MIPO） 246
Morton病 73, **393**
Mulder test 393
musculoskeletal tumor 282
Myerson分類 378

N

Nail-patella症候群 4
Naumann徴候 363
Newton test 115
Noakesの三徴 155
nonsteroidal anti-inflammatory drugs
　（NSAIDs） 104, 111, 260, 327, 392
numerical rating scale 43
Nunleyらの分類 378
Nスポット 322

O

Ober test 152
occult fracture 354
Ollier皮切 369
Ombrédanne線 123

402

整形外科　日常診療のエッセンス ● 下肢

one finger test 66, 115
Osgood-Schlatter病 44, **198**
ossicle 198
osteochondritis dissecans（OCD） 76, **204**, 365
overuse障害 6, 38, 43, 45, 53
O脚 192

P

Pace test 115
painful arc sign 329
parathyroid hormone（PTH） 193
Parkinson病 6
patellar compression test 52
patellar grinding test 52
patellar tendon bearing（PTB）ギプス 355
Patrick sign 27
Patrick test 115, 144, 155
peripheral artery disease（PAD） 113
Perkins線 123
Perthes病 20, 23, **134**, 165
pigmented villonodular synovitis（PVS） 17
Pilon骨折 357
Pipkin分類 182
pistol grip変型 146
pivot shift test 48, 225
plica synovialis syndrome 211
Pomeranz分類 266
positive standing sign 155
posterior cruciate ligament（PCL） 32, **233**
posterior drawer test（PDT） 233
posterior oblique ligament（POL） 33, 232
posterior tibial tendon（PTT） 339
posterior tibial tendon dysfunction（PTTD） 71
posterior tilt angle（PTA） 142
posterolateral comolex（PLC） 236, 252
prothrombin time（PT） 269
proximal interphalangeal（PIP）関節 69, 344
PTB装具 355

Q

Q-angle（Q角） 38, 46
quadrant test 149
quadriceps 34, 38

R

rapidly destructive coxopathy（RDC） 164, **173**
Recklinghausen病 4

rheumatoid arthritis（RA） 17, 78, 90, **163**, **272**
RICE処置（療法） 98, 100, 376
rickets 192
Riemenbuügel（RB）装具 118, 125
Rosenberg撮影 205
rotational acetabular osteotomy（RAO） 169
Round徴候 345
Rüedi-Allgöwerの分類 357
Rüedi分類 357

S

sagging sign 234
Salter骨盤骨切り術 137
Sanders分類 368
saphenous nerve neuropathy 36, **105**
Saupeの分類 202
Scarpa三角 8, 185
Schwann細胞 288
Scour test 149
screw home movement 40
Segoned骨折 225
Sever病 **309**, 334
Sharp角 14
shear force 243
Shenton線 123
short-tau inversion recovery（STIR）法 77, 96
simple disease activity index（SDAI） 93
Sinding Larsen-Johansson病 45, **201**
single heel rise test 340
single-leg decline squat test 52
sleeve骨折 202
Smith-Petersenアプローチ 184
snapping hip 152
soap bubble appearance 285
space occupying lesion 389
spina-malleolar distance（SMD） 23
spontaneous osteonecrosis of the knee（SONK） 222
Steinmann pin 369
Stener like lesion 232
steroid arthropathy 264
Stinchfield resisted hip flexion test 155
straight leg raising（SLR）test 108, 114, 158, 228
stress fracture 155, 322
subchondral insfficiency fracture（SIF） 173

T

tarsal tunnel syndrome（TTS） 388
teardrop 14
temporary shunt tube 255
tension band wiring法 250

Thomas test 24
Thompson test 370
tibial external rotation test 237
tibial nerve 36
tibio-calcaneal angle（TB-C角） 340
Tillaux-Chaput骨折 361
Tinel徴候 6, 73, 102, 106, 395
toe-in gait 21
toe-out gait 21
too many toes sign 67, 340
total ankle arthroplasty（TAA） 339
total hip arthroplasty（THA） 16, 178
total knee arthroplasty（TKA） 259, 268, 271, 277
treat to target（T2T） 93
Trendelenburg徴候 6, 20, 134
Trendelenburg跛行 155
trochanter-malleolar distance（TMD） 23
trochanteric flip osteotomyアプローチ 178
tumor necrosis factor（TNF） 91
turf toe 315

U

ultrasonographic joint space 128
unicompartmental knee arthroplasty（UKA） 260

V

Vancouver分類 189
Veitchの分類 314
visual analogue scale 43

W

waddling gait 121
wave sign 230
Westhues法 369
wide open physis 224
windlass mechanism 64
Windlass test 334
wrinkle sign 359

X

X脚 192

Y

Y軟骨 8, 74, 123

その他

α角 124
β-Dグルカン 279

403

整形外科　日常診療のエッセンス　下肢

2018年11月10日　第1版第1刷発行

■編　集　石橋恭之　いしばし　やすゆき

■発行者　三澤　岳

■発行所　株式会社メジカルビュー社

〒162-0845 東京都新宿区市谷本村町2-30
電話　03(5228)2050(代表)
ホームページ http://www.medicalview.co.jp/

営業部　FAX 03(5228)2059
E-mail eigyo@medicalview.co.jp

編集部　FAX 03(5228)2062
E-mail ed@medicalview.co.jp

■印刷所　シナノ印刷株式会社

ISBN978-4-7583-1863-1 C3347

©MEDICAL VIEW, 2018. Printed in Japan

- 本書に掲載された著作物の複写・複製・転載・翻訳・データベースへの取り組みおよび送信（送信可能化権を含む）・上映・譲渡に関する許諾権は，（株）メジカルビュー社が保有しています．
- JCOPY〈出版者著作権管理機構 委託出版物〉
本書の無断複製は著作権法上での例外を除き禁じられています．複製される場合は，そのつど事前に，出版者著作権管理機構（電話 03-3513-6969，FAX 03-3513-6979，e-mail：info@jcopy.or.jp）の許諾を得てください．

- 本書をコピー，スキャン，デジタルデータ化するなどの複製を無許諾で行う行為は，著作権法上での限られた例外（「私的使用のための複製」など）を除き禁じられています．大学，病院，企業などにおいて，研究活動，診察を含み業務上使用する目的で上記の行為を行うことは私的使用には該当せず違法です．また私的使用のためであっても，代行業者等の第三者に依頼して上記の行為を行うことは違法となります．